【名老中医亲传经验集】

问中医何日辉煌

——王昆文行医四十年经验与感悟

王昆文 著

學苑出版社

图书在版编目(CIP)数据

问中医何日辉煌：王昆文行医四十年经验与感悟/王昆文著. —北京：学苑出版社，2020.12

ISBN 978-7-5077-6129-0

Ⅰ.①问… Ⅱ.①王… Ⅲ.①中医学-临床医学-经验-中国-现代 Ⅳ.①R249.7

中国版本图书馆CIP数据核字(2021)第017141号

责任编辑：付国英
出版发行：学苑出版社
社　　址：北京市丰台区南方庄2号院1号楼
邮政编码：100079
网　　址：www.book001.com
电子信箱：xueyuanpress@163.com
电　　话：010-67603091(总编室)、010-67601101(销售部)
印 刷 厂：北京市京宇印刷厂
开本尺寸：890×1240　1/32
印　　张：10.875
字　　数：250千字
版　　次：2021年2月第1版
印　　次：2021年2月第1次印刷
定　　价：68.00元

身残志坚　不负岐黄

——写在王昆文老师新书出版之际

纵观中医发展史，不难发现，历代推动中医发展的大家很多自学成才者。比如清代的王孟英、黄元御和吴鞠通，民国时期的张锡纯、恽铁樵和岳美中等。自学与师承在我国中医院校建立之前始终是传承中医道统的两个重要途径，就在国家终止中医自学考试之前仍然涌现出李可、李克韶等众多自学成才的中医家，王昆文老师也在其中。

王昆文老师的从医生涯，自运输队业余卫生员做起，到如今成为两家药店的坐堂医，从事中医临床实践40余载，所积累的病历资料上万份，发表学术性论文及其他杂感百余篇，出版了总结其半生临证经验和心得体会的专著《坐堂医笔记》。他不仅实践经验丰富，而且有着较高的中医理论水平，是不可多得的现代民间中医家。王昆文老师虽然双手先天性畸形，却凭着对中医的热爱、信心与忠诚，运用精湛的医术守护着当地人的健康。

我很早就在网络中医论坛里结识王昆文老师，也经常在《中国中医药报》上读到他持续发表的文章。我们都有志于振兴中医，因志同道合而成忘年之交，虽然至今素未谋面，却通过网络神交已久。我们对中医本质的认识有着相同的知见，都认为中医不是科学而是承载天地万物变化的天道医学。我们对中医发展的战略路径也持着相同的意见，共同在网络上呼吁中医走向独立自主的发展道路。

王昆文老师不仅长期活跃在网络论坛，与众多中医同仁谈医论道，也在纸媒报刊上坚持发表卓有见地的学术文章，与那些西化的伪中医展开辩论，弘扬中医道统的正知正见。我后来才从网络上得知王老师身残志坚，通过不懈地自学中医，成为造福当地的名家，从此对他更加敬佩。

“今生我选择了中医，献身于中医，以中医为荣，谨以中医为职业，中医伴我尽余生，吾愿得以满足矣，夫复何憾！”王昆文老师老当益壮，虽然年近八旬，但仍笔耕不辍，持续地思考着中医的本质及其在未来的发展路径。

问中医何日辉煌？这是王昆文老师在新书出版之际，向所有中医同仁发出的灵魂拷问，而这本新书就是他用毕生精力去回答此问题的见证。

“中医没有负我，我也不负中医！”做中医，就做王昆文老师这样不负岐黄的明中医！

王世保

2020 年 6 月 23 日

写给女儿的话

（代自序）

磬萱吾女：

爸爸的第二本书《问中医何日辉煌——王昆文行医四十年经验与感悟》就要出版了，有些话想对你说。

出版这本书，你一直都是支持的。你理解爸爸，知道我习医多年，心思一直在中医上，是一位坚定的中医信奉者和实践者。并且经过这几十年来的临床实践，也多少积累了一些经验和心得体会，对中医的未来发展也尤其关切，故每有所感则笔之于书。

回忆起当年，你还在读中学，因为我不会用电脑打字，所以每一次想要在医学论坛上发文或参与讨论，以及向中医药报刊投稿，都需要由你替我打字。这在一定程度上耽搁了你学习功课的宝贵时间。对此，我心里也是有些过意不去。我让你为我打字的文章至少有二三十篇吧。2012年4月以后，我才学会了在电脑上打字。

在你中学毕业填写高考志愿时，我要你报考中医学专业，后来你被某学院中西医专业录取。然而读大专三年，要掌握两门医学谈何容易，只能说是接触到了一点皮毛而已。故你毕业后也就改了行，在一个非医疗单位工作了一段时间，把原所学专业搁置了。所幸你后来通过自己的努力，先后考取了执业中医师和执业中药师两个资格证书，算是有了一个合法的行医身份，这是使我感到欣慰的。现在，你又尽量抽时间跟随我在临床上见习，认真学习如何诊治病人。我相信，你选择走中医这条路是正确的，也是可行的。

首先，你已经有了一定的中医学常识和基础，初步掌握了一些中医看病的知识与技能。又亲身经历了自己的两个孩子（一个3岁多，一个6岁多）在患病时用中医药治疗得效的整个过程，从而对中医学建立起了信心和兴趣，自然就更能学得进去并学得好。事实证明，学好了中医，这对个人.家庭和社会都有益。

其次，你现在还处于青年时代，记忆力尚好，这是从医必不可少的重要条件。因为作为一个合格的中医，应当背诵和记住的东西太多了，至少要背诵一些经典著作的原文，以及中药药性、方剂、经络和脉学歌诀等。我很羡慕你现在的好记性，因为我发觉你对许多来我处看过病的病人都有较深刻的印象。只要一提到某个病人，你一下就能说出他当时来看病的状况，包括什么面貌及病情等，而我有时却记不大清了。希望你能好好利用这一有利条件，尽可能多地储存一些于治病有用的资料。

再其次，我在自学中医及从医的道路上已经走了较长时间，自然有一些心得体会和经验，至少知道学中医应当读什么书以及怎么用。当然我也走过一些弯路，得到过一些教训。这些我都可以无保留地告诉你，使你更明确今后从事中医职业这条路应当怎么走。学习和从事中医，有无人指导是有很大区别的。所以历代中医都很重视师徒传承。您的祖父，即我的父亲，他在世时曾对我说，他对我从事中医这门职业是满意的，但遗憾的是我未曾正式拜师。我也一直以此为憾。我在幼年时代没有人引领我从小立志走学中医这条路，而把大量时间和精力花在了其他方面，从而浪费了很多大好时光。

就从中医专业来说，我最大的失误是学得比较杂而乱，未能学得精专。比如没能选一种或一类疾病来作深入细致的研究，从而在治疗上有所突破或取得最佳疗效。故我常自称“半医”，即能算得上半个医生都不错了。另外，我也因为写一些与中医临床关系不大的文章而花去不少时间。

现在，全国有一支强大的推动中医发展的希望和力量，那就是活跃在民间的无数中医爱好者和自学者。他们对中医学之热爱，学习中医的热情与积极性之高，讨论问题之踊跃，远远超出了在正规院校学习的中医学子们。而且，这里面一部分人的医术已经达到了相当的水准，甚至不亚于体制内的部分中医。我相当看好这一支队伍，并希望女儿你也是其中的一员。

经此抗御新型冠状病毒肺炎一役，中医的有效性和优越性，已为更多人所了解和认识。再待到民间中医的力量和作用不再受到束缚，真正地发挥出来了，那必将是中医辉煌之时！

我在自编的《中医启蒙三字经》中说过一句话："道也者，不可离，入生活，即中医。"中医是什么？中医就是"道"与生活的结合，是"道"在生活中的具体体现，是把"道"贯穿在生活中。这个"道"就是自然规律与法则，是任何人都不能背离且应当遵守的，违反了这个"道"就容易患病，如"喜怒不节，寒暑过度，生乃不固""饮食自倍，肠胃乃伤"等。所以，人人都应当学中医。学好了中医，就掌握了一股"沛乎塞苍冥"的浩然之气，这有助于调治身体、益寿延年。

我这本小书《问中医何日辉煌——王昆文行医四十年经验与感悟》，尽管不含什么高明的见解和深奥的医理，但也还是用心写成的。内容包括从医感悟、临证医案、坐医堂日记精选，以及20余篇讨论中医的文章。你就权把它当做学医路上一份可供参考的资料吧。

父亲　王昆文

2020年6月17日

前　言

欲问中医的现状如何，我认为常会用到下面几个关键词：式微、困境、西化、结合、自我从属、信任危机。

已故国医大师邓铁涛曾经悲伤地说："非典时期，中医治疗后实现零死亡、零转院、零感染、零后遗症，没有一个人有股骨头坏死。这不骄傲吗？全世界的冠军，却没有人宣传。"

无独有偶，这次中医抗击新冠肺炎疫情的效果与成绩，并不比上次抗击非典差。但就在非典过去已 17 年后的今天，在这次我国抗疫取得重大战果之际，由中国新闻社推出的 5 集纪录片《中国战疫录》，其中第 4 集"医者大爱"却有些令人费解之处。主要表现在它对这次中医抗疫的宣传有失公允或有些失真，对中医的宣传不到位，这自然就引起了许多中医人的疑问和不满。

如本集纪录片对十一位医者之一的中医界的唯一代表张伯礼院士的介绍就不够给力和到位。既没有说明他的中医身份，也没有给他一个露脸的高清镜头（而其余的十位医生都有），只是一个穿着全身防护服的模糊身影。片中只是说他作为中央指导组专家组的一位领导成员，因防控疫情“过度劳累”而患病做了胆囊手术，但他还坚持对完成方舱医院任务后的工作做了总结。视频没有特别指出他是作为中医界的领军人物和代表，临危受命，挂帅出征，以过七十的高龄在正月初三就率领中医国家队奔赴武汉抗疫前线。看着他冒着可能被感染的风险，穿着厚重的防护服奔走忙碌在病床前为病人把脉问疾处方，汗湿衣背，依然精神不倒，真可谓有点悲壮的气氛。他在中医承包的江夏方舱医院克服困难，排除阻力与干扰，设法积极地推广和普及中医治疗方案，还积极联系有关药物公司为病人保证提供足量的中药煎剂。正是由于中医的介入和努力，才使得大量的肺炎患者得到救治而转危为安，或痊愈出院，大大地提高了治愈率。

我还注意到，《中国战疫录》全部共5集，但始终都没有提到“中医”二字，也没有见到有中医抗疫的内容与画面。说实话，我认为这个纪录片并没有体现出中央关于“中西医并重”的卫生工作总方针，好像也没有提到什么“中西医结合”等。

我们再拿这一次中医抗击新冠肺炎来说，过程也不是一帆风顺的。虽然派出了约五千人的中医药队伍进驻到武汉和湖北其他地区，采用了中医药方法进行救治并取得了很好的疗效，但总体来看，中医药的力量和作用发挥得还是不够充分，开始时在有些地方还不大被重视甚至有所抵制。后来在中央指导组督促下才逐渐有所改变，即不得不实行中西医结合来战疫，乃至使中医药成了这次抗疫工作的特色和亮点而令世界瞩目。

贾谦先生等人曾经在《中医战略》一书中说："中国必须建立以中医为主、中西医并重的具有中国特色的新型医疗卫生保障体系"，"必须确立中医药在我国医疗保健体系中的主导地位。"

贾谦先生去世已经7年了，《中医战略》出版也已有13年，但他的这一愿望还未能实现。他提出的"建议尽快让中医药独立于卫计委之外"这一代表了广大中医药人强烈愿望的提议，好像也成了难以实现的一种奢望。

尽管在这一次防疫战中，惊心动魄的事实教育了、惊醒了许多人，改变了他们过去对中医的误解和歧视，但中医要真正地复兴和壮大起来，再现昔日的辉煌，还有许多漫长而艰难的路要走。

我认为，只有当13年前由贾谦先生等人所撰写的"国家中医战略课题成果"真正得以全面地贯彻实施，成为现实；只有当中医学在中国成为主流医学，能独立自主而不受干扰地发展；只有当民间中医队伍自发地成长壮大起来，普遍地建立起遍布城乡的中医诊所和中医馆，成为中医诊疗的主力军；只有当中医学的基本思想和核心价值观深入人心，人们都能自觉地信中医、爱中医、学中医和用中医，让中医融入了人们的日常生活；只有当民众认识到了中医学其实就是我们的一种文化即生活习惯，是我们代代传承、不可或缺的宝贝与常识：此时，也只有在此时，才是中医真正辉煌之日！

让我们就以这次中医药在抗击新冠肺炎疫情中的优良表现和成绩为契机，继续扬旗击鼓，彰显中医个性，使中医在未来的国民卫生体系中的地位大大地提升一步。

中医尚未复兴，同志仍须努力！

目　录

第二部分　临证医案 ……………………………… (103)

第三部分　中医本质探讨…………………………（211）

第一部分

从 医 感 悟

一、诊疗经验

有时治愈，常常帮助，总是安慰

“有时，去治愈；常常，去帮助；总是，去安慰。”——这句话是美国的一位著名的医生特鲁多（1848～1915）的名言，也是他的墓志铭。它深刻地表达了其对医学和医生的作用的理解，我认为这是表达得比较到位的。因为这句话符合实际，说得在理，不仅适合于西医，而且也同样适合于中医，应当让医生们牢记于心。

下面，结合本人及其他医家的案例，以说明以上这句话之正确。

1. 有时治愈

沈某，女，20岁，2016年11月26日初诊：月经推迟，本月又过期约20日未行。兼有胸部略痛，脉滑数，其余如舌象等均正常。该女面容及肤色皆靓丽。

辨证：此证寒热虚实皆不甚明显，似略有血虚兼痰热之象，我只能凭经验用养血豁痰清热通络之法拟方如下：

当　归15g　白　芍15g　山　楂15g　紫丹参15g
益母草20g　柴胡根10g　鸡内金15g　玫瑰花15g

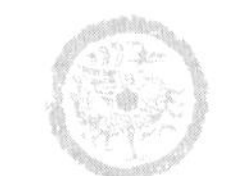

枳　壳 12g　　栀　子 12g　　瓜　壳 20g　　法半夏 10g
连　翘 12g　　丝瓜络 12g　　前　胡 15g

二剂。

以上二剂药由药店用煎药机煎煮，共煎出 12 袋，每次服一袋，一日服 3 次。

11 月 30 日二诊：自诉月经已于今日来了，我诊其脉已不似原来滑数。上方药尚余 2 袋，嘱弃之。改拟养血调经方：

当　归 20g　　白　芍 15g　　柴胡根 10g　　白　术 15g
云　苓 15g　　薄　荷 10g　　明沙参 20g　　麦　冬 20g
盐菟丝 20g　　熟　地 20g　　杜　仲 20g　　益母草 15g
夏枯草 20g　　炙甘草 10g

二剂。

此例如果仅从月经延迟这一症状来看，初诊一次，服药三四日后，月经即行，可谓临床治愈。但自己当时并无绝对随手即能治愈的把握。只不过在该患者本身的调理功能并不差的基础上，我所拟的活血调经祛痰通络方药基本对证，助推了其一臂之力，故见效快。但并不是说所有的月经延后者都这么容易治疗，这是在临床上经常遇到的情况。

如我治大学生谭某，女，20 岁，于 2014 年 12 月 9 日初诊，证见月经已过 5 个月未行，曾先后注射过 5 次黄体酮，仍无反应。患者体甚消瘦，体重仅 65 斤，兼有失眠、食少、肢冷、饮水后即解小便，面色稍显青黄，舌质略暗红，苔白。此证显然比上一例为重，就不是一二剂药或一二诊就能见效的了。我共为诊七次，其共服药十剂，又服阿胶膏一料（方药：人参、白术、山药、黄芪、枸杞、沙苑子、盐菟丝子、阿胶等，共熬膏）。但至 2015 年 1 月末，其月经仍未行，也未再来诊。

隔了两年多后，即 2017 年 11 月，我又在药店遇见了她。此时她的身体比以前长好了，体重已增加至 90 余斤，月经也已恢复正常。当天她介绍了一位同学来看病，并问我："你还认识我吗？"

由此两例说明，疾病之是否得愈，是由多方面的条件决定。除要看医生的医术外，还要看患者的病情轻重、对医生的态度（是否信任及遵医嘱）、是否坚持服药与配合治疗，包括七情与生活上的调适等，正如李渔所谓"主持之力不在卢医扁鹊，而全在病人者，病人之心专一，则医人之心亦专一"。噫，治病谈何易哉！

2. 常常帮助

如患者杨某，女，60 岁，常来我处就诊。其症状经常表现为头晕或头痛，伴心中作难或发慌，或出虚汗，或胃隐痛，嗝气，甚则呕吐，口味淡，睡眠差，脉象多滑数略弦等。虽然她每次来的症状有些差异，但其基本病机都是心气虚夹痰或有肝郁，故我多用参麦饮加养心豁痰佐疏肝解郁及镇静安神之药治之，如白人参、龙牡、枣仁、胆星、法半夏、紫丹参、夏枯草、黄连、浮小麦、藿香等，服药二、三剂后，症状多能缓解。她每次来诊，都显得有些痛苦，眉头紧锁，有时甚至把头俯下在桌沿边，人完全站立不起。由于她是我的一位老病人，已经在我这儿看了好几年的病，大家相互比较了解也信任，故每次发病，她都会来我处就诊，也算是寻求帮助吧。应该说，凡是与医生有过几次接触，治疗

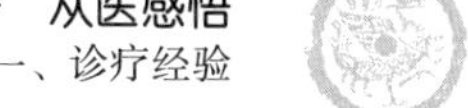

有效果，而时不时来就诊者，一般都建立起了这种帮扶关系，这对医生来说也是一种荣誉更是责任。每一个中医都应该以自己有能力帮助病人而自豪，并且应不断提高这种能力。

3. 总是安慰

《王孟英医案》卷二“疑惧”门中有一治苏某发热、神情恍惚案。患者以“乡试后自以场作不惬意于怀”，怏怏不乐，渐以发热形困、不饥溺少、时时出汗等，孟英诊为“心火外浮”“心阳过扰，火动神浮——是为虚证”。他除用养营益阴安神之甘草、地黄、麦冬、枸杞、盐水炒黄连、紫石英、龟板、龙齿、珍珠等药治之外，还先配合用语言来作其心理疏导，曰：“文之不自惬于怀者，安知不中试官之意乎？且祸盈福谦，易之道也。尝见自命不凡者，偏不易售；而自视歉然之士，恒于意外得之。即此一端，吾可必其中也！”果然，“病者闻之，极为怡旷。服药后，各恙渐安，半月而愈。”王孟英之高明处，就在于他在洞悉患者病源由心情郁结不开引起后，就用自己对世情的了解，包括引用《易经》的话，对患者进行安慰劝导，解开其心中郁结。难怪后来这位“功名念切，屡落孙山”的患者，竟然不仅被王孟英治愈了其“疑惧”之病，而且还中了榜，真可谓一举两得。这正是如王孟英自云“慧吐齿牙，竟成吉谶”。

由本案可以看出，安慰也是良药。在《王孟英医案》中，像这样安慰病人的实例并非个别，还有比这更生动感人的。“如何学会安慰病人”，坚持经常安慰病人——尤其是

对那些长期患病的慢性疑难重病患者，给他们以心理上的慰藉，实在是很有必要，而且是一个大课题，是所有的医生都应该加以研究的。人文关怀应当贯穿于医生诊疗活动的全过程。在病人面前，医生的一个手势，一个微笑，一声问候，一番劝慰，一句话，都能起到相当的作用，有时甚至是不可低估的。而当前，某些医生对病人的安慰不是多了，而是少了，尤其是在一些现代化的大医院里，医生与患者交流的时间甚少。病人面对更多的是各种冷冰冰的检查仪器，患者候诊的时间远远多于就诊时那短短的数分钟，还谈得上什么安慰。

总之，“有时治愈”不是都能治愈，我们不必过分夸大医药和医生的作用与效果。不要以为所有的疾病都是医生给治愈的，不是那么回事。归根到底还是病人的自愈力即自我调节功能在起主要作用。因为每一个人都内藏化解疾病、保持健康的神机；每一种疾病都能通过自我调节而痊愈。医生的任务只是促进其调理，促进其转化，使失和的生命过程转向和谐。这就是中医治病的出发点，所谓“化不可代，时不可违，无代化，无违时，必养必和，待其来复”。有人说，医药对于人体的健康而言，所起的作用只占百分之八。最近也有一位院士兼医生说：三分之一的病不治也好，三分之一的病治了就好，三分之一的病治也不好。我觉得他说得满有意思的。

所谓“常常帮助”，则必须建立在医患双方互相信任与和谐关系的基础上，当医生者须常怀一颗济世救人之心，有如孙真人之“一心扑救，无作功夫形迹之心”。

至于“总是安慰”，则是医生不可或缺的责任和操守。

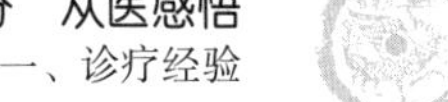

医生不仅要关注各种检查的客观指标，关注病人的症状体征，还应该关注病人的体验及感受，尤其是其主诉及其心理活动，所谓"病由心生""情堪愈疾"是也！难怪清代李渔在其《闲情偶寄·却病小序》中有一段话说得很好："有务本之法，止在善和其心。心和则百体皆和……此和心诀也。"故安慰病人，就是和其心，这是治病的根本大法。

精研中医，请读《本经疏证》

如果你不懂什么是"中医研究"或"研究中医"，请读邹润安先生的《本经疏证》。该书中有许多关于中医理论的名言妙句，认识独到深刻，绝对原创，完全是他个人的覃思深研，用精辟的语言表述出来，显示了一个通儒大家的学识与风范，读之令人不忘。今笔者谨对其中部分内容作一简介。

1. 论疾

（1）虚劳："虚由于自然，劳因于有作。譬诸器物，虚者制造之薄劣，劳者使用之过当。"

（2）风湿："所谓风必淫于外而不返之阳，所谓湿必滞于内而不化之气。""盖风胜必烦，湿胜必重。检《金匮要略》中治痹诸方，其用术者，非兼烦必兼重。""夫风固阴性凝聚，阳在外不得入，则与之周旋不舍而为者耳。"

"故夫人身之阳，在上则欲其与阴化而下归，在下则欲

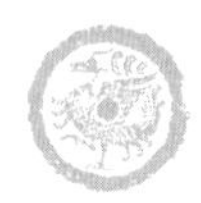

其化阴而上出。设使在上不与阴化，在下不能化阴，斯阳亢无以升降，于是为出柙之虎，失系之猿，而穷而无归，咆哮狡狯，百变不已。”

【按】此处把风的成因即人身阳气自应风化为患，以及风的多变特性描写得何其生动。难怪其又一言以概之曰：“阳在上不与阴化，在下不能化阴，均之风也”，可谓要言不烦。

（3）声喑哑：“声以诏聪，聪以纳声。是故喑哑与聋，源同而派别。第声主发，聪主受。故声者资乎水而发乎金，聪者因乎金而受乎水……故音声者，必使水尽化入金，然后从金而出……大率声者音之概；音者，声之成。声发乎水，音成于金。是声为本，音为标。故治水者，其力全；治金者，其功偏也。”

【按】这里把声音的本源及声与音的关系阐述得何其明白，在其他的医书上我还未见到过如此精辟的论述。

（4）呕吐：“同为水谷逆出也，吐可植躬，呕须曲脊；吐犹器满而溢，毋庸勉强；呕已沸腾于中，出反不易。故吐如弃物，可随手抛掷；呕遭迫胁，必声扬物先。则吐为阴，呕为阳；吐为寒，呕有热；吐属虚，呕属实矣。”

【按】此从虚实、寒热、难易及形态上对二者皆做了清晰的鉴别，并不是如有的教科书上所说呕与吐多同时发生，难以鉴别。

（5）烦躁：“烦之训为劳，为剧，为扰，为乱，为多，为众，似与病之烦不相当者，而不知烦，心病也……躁之训为动，为疾，为狡，为不安静，为暴急，为好变动。是烦为心动，躁为体动。”

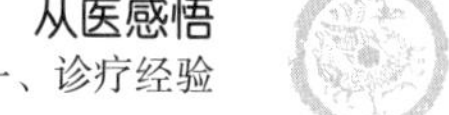

【按】 邹氏书中原文后皆有所训诂字义的注，此处从略。

（6）风气百疾："风气百疾者，心肝脾之气懈于朝肺，肺遂不能输精于皮毛，斯外邪乘而客之，是其责虽在肺，而其咎实在脾。故薯蓣丸以薯蓣帅补气药为君，补血药为臣，祛风药为佐使……"他还认为，薯蓣丸可以谓之脾气丸："曰薯蓣丸者，明脾之气固当散其精而归于肺也。"

【按】 此处说明薯蓣丸何以用薯蓣为君治风气百疾。

（7）悸："夫悸有心中自动者，心液虚也；有它处动而连及心者，水饮也。"

2. 论药

（1）当归："当归能治血中无形之气，不能治有形之气。故痈肿之已成脓者，癥瘕之已成形者，古人皆不用，独于胎产诸方用之最多，则以胎元固血分中所钟之阳气也。"

（2）川芎："川芎之治，不能统主一身之气血不相维，独能提发阳气陷于血分。人身行血中之阳者肝，肝不行阳，则经水绝，用川芎使肝气行，积冷自消，月事自下。"

（3）麻黄："譬如麻黄，其异在所产之地冬不积雪，则其归著在鼓舞阳气，冲散阴邪。故凡束缚难伸之风（贼风挛痛），蔽锢盛热之寒（伤寒），乍扬更抑之热（温疟），迫隘不顺之气（上气咳嗽），皆所能疗。然不能治筋骨懈弛之风，阳气漏泄之寒，鼓荡不羁之热，随火冲逆之气。"

【按】 此处将风、寒、热、气之不同原因鉴别得泾渭分明，亦示人不能笼统用药。

（4）黄芩："大抵黄芩之用，凡气分有余，挟热攻冲他所者，乃为的对。若他所自病，不系热气攻冲者，则不可服，服之必益虚其气……大率黄芩所治之小腹绞痛，必烦热，必口渴，必小便有异于常，舍此则非所宜矣。”

（5）枳实与厚朴：“古人治病，每因势利导，不加逆折。腹满者，其机横溢，故用厚朴随横溢以泄其满；中坚者，其机根固，故用枳实随根固而泄其坚。一横一直之用，即枳、朴至理之所在矣。”

（6）干姜与附子：“干姜既得附子，一主其中，一主其下；一主守，一主走。若轻车，若熟路，风行雷动，所当必摧，所击必败，阴散斯阳归，阳归斯病已。有姜无附，难收斩将搴旗之功；有附无姜，难取坚壁不动之效。”

（7）丹皮：“癥坚瘀血，有舍于藏府之隙者，有留于经络之交者，不能尽在肠胃，惟在肠胃者为牡丹所主……故腹中既有形兼呕血者、溺血者、下血者，皆为牡丹所宜。”

（8）柴胡：“咳、悸、小便不利，不降也；腹中痛、洩利下重，不升也。病同一源，或为不升，或为不降，亦可见其为中枢不旋矣。旋其中枢，舍柴胡其谁与归？”

（9）麦冬：“《伤寒论》《金匮要略》用麦门冬者五方，惟薯蓣丸药味多，无以见其功外，于炙甘草汤，可以见其阳中阴虚，脉道泣涩；于竹叶石膏汤，可以见其胃火尚甚，谷神未旺；于麦门冬汤，可以见其气因火逆；于温经汤，可以见其因下焦之实，成上焦之虚。”

（10）黄芪：邹氏认为，黄芪非升提之药，乃专通营卫二气，升而降，降而复升。凡病营卫不通、上下两截者，惟此能使不滞于一偏。

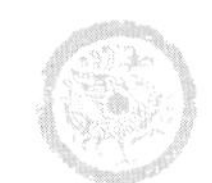

3. 论方

（1）大、小半夏汤：小半夏汤是耕耘顽矿而疏通之，使生气得裕；大半夏汤是沃润不毛而肥饶之，使生气得通。于此见半夏之和，有大有小，可润可燥，不拘拘然于化饮定中。

【按】 明确指出方名大、小之由来及半夏主和及可润之特性，故为调和阴阳之要药。

（2）肾气丸：肾气丸，《金匮要略》中用者凡五处……合五者而观之，不言小便则言小腹……能化气者，非附子而谁？是肾气丸之用虽广，其因阳不足不能化阴，阴不足不能化阳，则一也。

【按】 此为肾气丸所适用的病机。

八味肾气丸，摄土中水气以浚阴之源（地黄拔土气最力，薯蓣入土中最深而喜攀砖附石，山茱萸于春季结实，至初冬乃成，亦吸土气以济水者），动水中火气以振阳之本（附子、桂枝），而使天一之水由下以及上（泽泻），由上以归下（茯苓），浮游之火，郁结之血，借此遂周流而不滞焉（丹皮）。得非降火升水，使两相济而称物平施者耶。

【按】 这是对于肾气丸的作用原理的最佳解释，最独特也最具中医理论特色的解释。

（3）大建中汤与甘干苓术汤：故大建中汤治动（呕不能饮食、腹中上下痛，不可触近），乃镇以静，而抑之使平，是夅侯坚壁于梁；甘干苓术汤治静（身体重，腰中冷，腹重

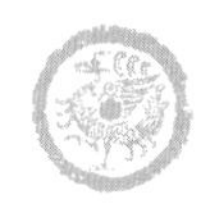

如带五千钱)，乃抚其循良销其梗化，是姬公毖顽于洛。总之，前后诸方皆从温中起见，而击乌合，则宜锐不宜多；讨积猾，则宜围不宜攻。

【按】此从兵法论治法，说明中医的内涵是与诸子百家相通的，所谓用药如用兵也。

(4) 黄连阿胶汤与酸枣仁汤：前方治心中烦、不得卧；后方治虚烦不得眠。同是心烦与不寐，但为何两方无一味之同？邹氏认为，不得卧则或起或寝，并不能安于床席矣。心中烦不得卧，则常多扰乱，且不得静谧矣。乃肾之阴不济，不能常济于心，邪火燔盛，心肾不交。此证多属于伤寒急症，故宜用黄连阿胶汤泻火滋阴。而酸枣仁汤证之虚烦不得眠，是能静谧，但时多扰乱，并无邪火燔烁，属于缓疴虚证，故用此方养肝安神。比较而言，黄连阿胶汤证重于酸枣仁汤证，且更为急迫。

4. 论治

(1) 治病当虚实互求："凡诊病之道，虚中当求其实，实中当求其虚。假使薯蓣丸补气补血之物无所不备，倘无散风消聚之药佐助其间，则藏府填实，气血不行，又何以发生生之机，为旋转阴阳之本？""殊不知病有因实成虚，及一证之中有虚有实；虚者宜补，实者自宜攻伐。乃撤其一面，遗其一面，于是虚因实而难复，实以虚而益猖，可治之候，变为不治。"

【按】王孟英曰：古人治内伤，于虚处求实；治外感，于实处求虚，乃用药之矩矱也。徐洄溪所谓病去则虚者亦

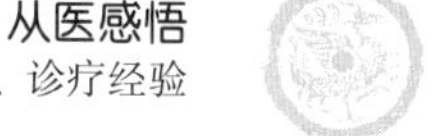

生，病留则实者亦死。

（2）审病之前后缓急，并力解其一面：且病之互相牵属者，必并力解其一面，则所留一面自无所依，不能为大患。

【按】对病情较复杂的病，可分阶段，分步骤地各个击破，如抽丝剥茧，使病患一步步减轻。

（3）用药当审病之大端：夫用药当审病之大端，大端当用则不得顾小小禁忌；犹之大端不当用，不得以小小利益遂用之也。于此见药随时用，虽不可犯其所忌，亦不可守禁忌而失事机，又不可不明君臣佐使间有去短从长之妙矣。

【按】这说明医生治病首先要搞清病的基本状况即主要的病机，以此为指导来用药，要从整体和全面来审视。

（4）见微知著，切勿鲁莽草率：其论大黄曰："大凡峻药治急病。急病在人身，每伏于不可见知之处。如此证（即大黄甘草汤证，食已即吐）之用大黄，亦其一也。他如柴胡加龙骨牡蛎汤证，仅以胸满谵语而用；少阴大承气汤证，仅以口燥咽干而用；大黄䗪虫丸证，仅以肌肤甲错、两目黯黑而用；苓甘五味加姜辛半杏大黄汤证，仅以面热如醉而用，皆其机甚微，其势甚猛。如鲁莽草率，鲜不以为不急之务而忽之。"

（5）用药之巧："药之性固所宜究，用药之巧尤所宜参矣。惟《伤寒论》以泻心汤治心下痞，《金匮要略》以泻心汤治心气不足，吐血、衄血。痞者实证，大黄用麻沸汤绞汁；吐血虚证，大黄与他药同煮。岂不以实非真实，故锐药锐用，能使其无所留恋；虚则真虚，故锐药缓用，能使其从容不迫耶！"

综上所述，说明《本经疏证》一书，是邹润安先生用属

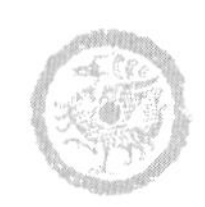

辞比事法研究《伤寒杂病论》和《本经》药物主治的力作，是中医研究的典范。难能可贵的是他对仲景著作的研究，融入了《内经》《本经》之精义于一炉，故“往往于古人见解外别有会心”。尤其是他作为一个学贯儒、道，通晓《灵素》、六经、五雅、诸史、《说文》及名人著作的通儒，又有深厚的古文字功底，可谓文理淹通，所以其著作不仅具幽邈之思和卓越之识，而且文采斐然，足可供后来学医者赏阅，绝非近世医书可比爰。

【按】笔者学习《本经疏证》有年矣，可谓愈读愈有味，越读越为邹氏之疏解所折服。他对《本经》与仲景著作的综合性研究独树一帜，可谓无出其右者！这就是真正的中医研究，这就是原汁原味地研究中医。其书价值及学术水平远远超出现代所编的《中药学》及《伤寒论讲义》和《金匮要略讲义》等教材。它就是中医研究的典范。

从《金匮要略》描述疾病之“感觉”说起

在历代的中医典籍中，张仲景的《金匮要略》对于多种疾病所出现之“感觉”的描述，无疑是颇具有代表性和标志性的，给后世医家以深刻的印象。如其关于肾着病的描述：“其人身体重，腰中冷，如坐水中，形如水状，反不渴……腰以下冷痛，腹重如带五千钱”；关于百合病的描述：“意欲食复不能食……饮食或有美时，或有不欲闻食臭时……口苦……如有神灵者”；关于水饮病的描述：“其人素盛今瘦，水走肠间，沥沥有声。夫心下有寒饮，其人背寒冷如掌大”；关于梅核气的描述：“妇人咽中如有炙脔”，等。《金匮》对于心气虚与心中寒的诊断，也基本上是从病人的感觉来鉴别，即“心气虚，其人则畏，合目欲眠，梦远行而精神离散，魂魄妄行”与“心中寒，其人苦病心如啖蒜状，剧者心痛彻背，背痛彻心，譬如蛊注”。

由于人的生理、病理的复杂性，加上心理、社会和个体差异等因素，导致人的感觉是多种多样的，有时甚至是难以名状。笔者在临床上就经常遇到一些病人所叙述的感觉都是比较新奇的，或是在教科书上所未曾见到的。如某中年妇女因失眠来就诊，说她在刚入睡时即被一种奇特的声音惊醒，就像是电焊时的火焰与焊接的金属接触的一瞬间所发出来的那样。有一中年男子因味淡、纳食减少等症来就诊，说他另外还有一个老毛病久治未愈，就是有时自觉呼吸不顺，气扯不上来，在胸口堵起，引起背胀、颈项闷，须捶背并嗝气后才能舒畅些。又有一张姓妇女 50 余岁，自诉其腰间似有什么东西堵着，总想伸懒腰使其落下去，且早上起来腰部僵直，解便后难于弯腰擦拭肛门。还有一王姓妇女，自诉有痔疮，但目前未出血，只是觉得肛门内有一点干痛，前阴尿道内亦然，走路时有不适感，故来求治。再比如宁某，女，39 岁，自诉每次月经来之前约 10 天即乳房胀痛，且口甚干渴。总之，病人所叙述的感觉各式各样，无论多么全面的教科书都不可能把它讲述得完。这些感觉，有的已为前辈医家所认识，如认为口咸是属肾虚，腰僵直是为风象，等。而有些感觉则尚未被人们所认识，尚未被发现其中所蕴含的病机，这也就正是需要我们通过掌握的中医基础理论去探寻的。

中医重视病人的感觉，就是对病人的尊重，也就是以病

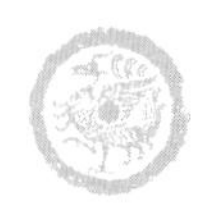

人为本，因而不一定每一次对疾病的诊断都必须要“确诊”出一个什么病名（实际上这也很难做到）。西医重视指标，不太看重病人的自我感觉，也就是在一定程度上对病人生活质量的忽略。因为即使你各项检查的指标均正常了，但如果患者总是感觉到自己身上有不适之处，或有某种痛苦，而这时你能够无动于衷或者不承认其有病而不予处置吗？指标对于现代医学“确诊”某种疾病来说固然重要，但指标与疾病的本质之间往往还隔着一层皮，甚至风马牛不相及。指标和数据并不是万能的。

人并不是靠“指标”而活着，而是靠感觉在生活。如果人整天因为某项指标不符合标准而惴惴不安，而疑惑，甚至惶恐，那实在是不必要和不值得的。现代医学往往把各项理化检测的指标看得比病人的感觉还重要，这实在是舍本逐末，并非明智之举。

再灵敏、再先进的仪器检测，都不如人的感觉。人的许多感觉是仪器所检测不到的，如痛觉、麻木感、冷热感、身痒，以及眩晕、头重、耳鸣、腹胀、腰酸、肢软、畏风或畏寒、心中作难、易饥或不知饥，等。俗话说，自己的肚皮痛自己知道。

很早以前，张仲景就为我们做出了示范：看病要重视、了解病人的感觉，感觉是真实的和可靠的。虽然它是感性的，但从感性中我们可以提炼出理性——只要经过实践的检验。中医的四诊离不开感觉，从感觉中作出判断，虽然有时不一定准确，但虽不中，亦不远矣。

感觉就某种意义上说，就是直觉，它是人经过数亿万年的进化而得来的产物，是十分宝贵的，有时甚至比许多现代

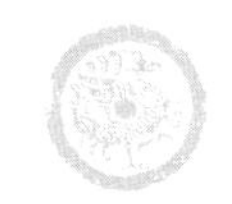

化的科学仪器之检测更灵敏，更精细，更准确。对于人类自身如此可靠、简便而又有效的检测功能及本领，我们难道可以弃之而不利用吗？

坐堂医实录

1. 看这个病用了35分钟

2009年6月9日，早上下了点雨，店里来的病人较少。11点钟来了第四个病人邹某，女，53岁。实际上她刚去过一家医院找一位中医给她看过病，已开了一张方药，只是没有抓药，却又来找我。其主诉是：一个多月前患感冒，已在医院服了数剂中药，但未完全治愈。目前仍然鼻塞，咽干，或咽痒即咳，睡眠差，多汗，大便有些下坠，似解不畅，有时头痛耳鸣。我视其舌质前部略红，舌苔后部稍腻。她拿出前面医生开的方药和病历给我看，其中有苍耳子、辛夷等药。由于她本人看过多次中医，对一些中药的药性也略知一二，所以对医生给开的方药也有她自己的看法，往往有点评头论足，或表示怀疑，甚至认为不该用某些药。这一次我经过详细了解和审视其病情后，给她开了一张方药。她拿在手上，依然有些不放心，将信将疑，并对其中几味药提出质疑。她对我说，她本来大便就有些难解，为什么我还要用黄连？又为什么要用木通、丝瓜络和知母？为什么没有用苍耳子、辛夷？我说，看病要从全面来分析；中医看病，各人的认识不一样，用药的经验与习惯也有差别。如果你相信我，

就服我开的药，不相信就不要这个方药好了，我也不会生气。……后，她还是把那张方药退还给了我，然后离开。

她走后，坐在我旁边的周医生才告诉我：你今天看这个病用了35分钟。那天下午，这个病人也是来找他看过病，结果还是没有要他的方药，说她还是用在医院里给开的那张方药去抓药。

由这件事使我想到，汉代的司马迁曾说过“病有六不治”，而我看在这“六不治”之外，或者还可以加上一条，那就是：对医生怀疑和不信任者，也难治也。

2. 什么是“风”

退休教师邹某，女，63岁，2009年9月8日初诊。

主诉：每天黎明前4时许即醒，不能再入睡，需服安定片（先1片，后改为半片）。而白天则疲倦无力，足软，总想躺着，且自汗重，头晕，忌吹风扇。因近日天气甚热，全家人都要吹风扇，她就只有四处躲让开。喉间似有痰，时欲咯，咽或发痒。心中搁不得事，且心情容易紧张，但食纳尚好。

我诊其脉弦数偏大，舌苔白润。我说，据我的观察，主要是“风”象较重，无论是失眠、足软、眩晕、忌吹风等，都是由“风”引起。病人问：“什么是风?”我答：“‘风’是中医学中一个重要的基本概念，涉及的面较宽，但在中医教科书上并没有给它下一个明确的定义。简单地说，‘风’可以由湿、痰、热、虚等产生。你的病主要是由痰湿及郁热所致。平时在饮食禁忌方面注意不能或少食鸡，因鸡能生

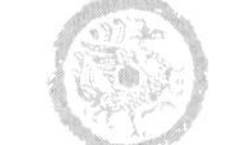

风；少食肥肉，因其能生痰。”病人说：“原来如此！我本来就是打算现在天气凉快点就去买鸡来炖。而自己历来都不能吃参一类，不论是人参或是洋参，服后皆要起热。”另外，她又问我“能否服当归、黄芪?”我也答复她不宜服，我的方药中都没有用，而用的是化痰湿、清郁热、通络息风的药，先服两剂再诊。

从这一病例的诊断过程可以看出，看病主要是分析和探求其病因与病机，而不在于给它确定个什么病名。实际上，真要做到所谓的“确诊”，亦很难。

3. 足掌发热，下气开痰

有一位宁姓老妪（60 余岁）来药店询问我，说她的足掌、足背及小腿一段发热，表面有火辣感，是什么原因？已经有一年多了，有的中医说是肝、肾阴虚，有的说是风湿，有的说是气虚，已经服过几个医生的药共数十剂，有时略减轻，但始终未治愈。我答复她，可能是因为经络为痰所阻。她说，还未听说过此说法，她自己平时又不咳嗽吐痰。因此她有些怀疑这种说法。但后来她还是让我给她开了一张方药。

该患者的精神及身体状况都还不错，说话声音大，向我反复询问，说她对自己的病有些担忧，想去医院做其他检查。我说，你去检查恐怕也查不出什么……此证我曾遇到多例，有的是手心、足心皆发热，有的甚至晚间只能把足掌露在被子外面，不能盖。其治法，有一首歌诀云：手足心烧火热方，前胡白前枳蒌姜，青葙半麦芩吴竹，下气开痰化热良。

4. 湿则伤肾，肝自生风

今日，唐某（女，约60岁）来诊，自诉晚间睡下后约一小时多，（大约在子时）即胸闷、咯痰，兼有上肢关节痛，平时畏风，目下晦暗。她说，如果自己在海南（其女儿在海南工作），则因那里的气候干燥而少有患病，而自贡本地则不一样。

由此使我联想到前辈医家刘潜江说过的一句话，很与此病的病机相吻合，就是“湿则伤肾，肾不养肝，肝自生风”。本病状有痰湿化风之象（畏风，目下晦暗），故我采用除湿化痰祛风法治之。

5. 摸脉是否能诊断缺钙

上午，一位病员给我旁边的李医生打来电话，问她：“李医生，我有点缺钙，您摸脉摸出来没有?”李医生回答说：“我没有那个水平可以摸出来。您就是缺钙，我也摸不出来，何况是‘有点缺钙’。”

湿热久蕴误补之腹泻及干呕案

某女，72岁，2020年10月2日初诊：患者来时精神差，全身乏力，自诉近一星期来腹痛且泻，有下坠感，都是

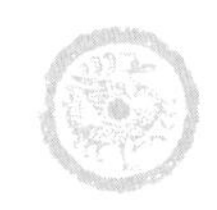

在早上黎明前约四五点钟时解便约 4 次，兼有口内涎，食欲差，足冷，长期失眠，一直在服西药的安眠药。她本人是医生，已退休，问我这个病是否属于中医所谓的“五更泻”？我根据其舌边红，舌苔黄腻，脉象弦数，诊断其不是五更泻，而是属于湿热久蕴、积滞于肠胃所致之腹泻，有似于痢疾，大体上属于实证而非虚证。治疗应以清化湿热为主，可用治疗热痢腹痛之黄芩汤加减，应重用黄连、芦根等药。方拟：

黄　芩 15g　白　芍 20g（炒）　黄　连 15g　枳　壳 15g
葛　根 30g　防　风 20g　芦　根 20g　炒扁豆 20g
炒白术 15g　法半夏 10g　车前子 15g　柴　胡 10g
夏枯草 25g　合欢皮 20g　陈　皮 8g　炙甘草 10g
一剂

10 月 4 日二诊：腹泻减少为每早 2 次，舌苔厚腻化减约三分之一，舌右半边仍有黄苔较腻，口仍涎，有口气（即口臭），时作干呕，脉象弦数。病情既见转机，仍步前法拟方：

柴　胡 10g　法半夏 12g　枯　芩 15g　黄　连 15g
炒白芍 20g　炒薏仁 20g　炒扁豆 20g　葛　根 30g
炒白术 15g　车前子 15g　芦　根 30g　陈　皮 8g
藿　香 12g　防　风 20g　枳　壳 15g　夏枯草 25g

10 月 6 日三诊：自诉上方服后胃中“唠刮刮”的，口略干且涎，时欲呕，大便减为一至二次，舌苔又化薄些，仍略黄，脉象略弦数。为照顾其胃气，使其不作呕，拟方：

泡　参 30g　法半夏 12g　黄　连 12g　芦　根 25g
柴　胡 10g　炒白芍 15g　紫苏梗 12g　枯　芩 15g
竹　茹 12g　夏枯草 30g　枳　壳 15g　炙枇杷叶 25g

佛　手15g　　炙甘草12g

自加生姜两片作引。

10月8日四诊：腹泻已止，自觉足稍有力，仍口涎，有口气，或有恶心，舌苔偏腻，脉象略弦数。湿热尚未尽除，仍需继续清化。拟方：

党　参25g　　法半夏12g　　黄　连12g　　枯　芩15g
柴　胡10g　　枳　壳15g　　紫苏梗15g　　芦　根30g
藿　香20g　　夏枯草30g　　竹　茹15g　　炒白芍15g
薏　仁20g　　佛　手15g　　炙枇杷叶30g　　炙甘草10g
生　姜2片

10月11日五诊：上方服二剂未完，今已知饥，舌苔已化薄腻，精神较前好转，但早上仍有恶心，有口气，脉稍数。仍仿前法调理，拟方：

芦　根25g　　枯　芩15g　　藿　香15g　　紫苏梗12g
法半夏12g　　黄　连12g　　党　参25g　　茵　陈25g
竹　茹15g　　柴　胡10g　　神　曲20g　　佛　手15g
夏枯草30g　　炙枇杷叶25g　　炙甘草10g

自加薏仁、生姜。

【按】今日她来看病时，拿出一张“百乐眠胶囊说明书”给我看，并说她把这次患病的原因找着了。因为她生病前曾服过此药十余天，现在她才发现说明书上对其不良反应及注意事项有如下文字：“服药期间如发现肝化指标异常或出现全身乏力，食欲不振，厌油，恶心，上腹胀痛，尿黄，目黄，皮肤黄染等可能与肝损伤有关的临床表现时，应立即停药并就医。”她说她以往从未出现过全身乏力的症状，只是历来都有湿热，舌苔比较厚，所以没有管它；加上前一段

时间自己吃龙眼较多，因龙眼（即元肉）性温偏补，味甘而滋腻，也对于平日有湿热偏重者不宜。如果从“百乐眠胶囊说明书”上该药的处方组成药物来看，其中含有生地、百合、玄参、麦冬和五味子等滋阴药，故凡舌苔黄厚腻者一般也不宜服之。

10月14日六诊：仍有恶心，有口气，口苦，小腿略胀，舌苔灰腻略黄。拟方：

芦　根 30g　法半夏 20g　枯　芩 15g　生石膏 30g
柴　胡 10g　泡　参 30g　防　风 20g　藿　香 20g
黄　连 12g　郁　金 15g　炒扁豆 20g　厚　朴 15g
夏枯草 25g　炙枇杷叶 25g　炙甘草 10g

一剂。自加生姜两片作引。

10月16日第七诊：上午仍略干呕恶心，口干，舌苔稍黄腻。改用旋覆代赭石汤合橘皮竹茹汤加减，即：

白人参 12g（包煎）　法半夏 15g　旋覆花 15g（包煎）　赭　石 20g（先煎）
炙甘草 12g　大　枣 20g　陈　皮 6g　竹　茹 15g
麦　冬 15g　黄　连 10g　芦　根 20g　炙枇杷叶 25g

一剂。自加生姜两片作引。

注：四天后患者来告诉我，恶心及干呕已不作，病情已基本得愈，只是脉稍有点快，自己就注意生活上调理，可不再服药。她还发来微信向我表示感谢。我发微信回复她：

谢谢您对我的信任！主要是您对中医的信任，坚持治疗，连续七诊，不改初衷，一共服药八剂，终见疗效，使久蕴之湿热得以渐消，诚属不易，由此亦可见治病之于医患双方皆须有信心与诚心也。

【按】注意我在第七诊，也就是最后一诊用了人参。清

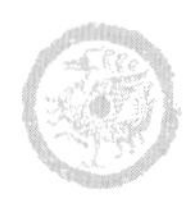

代医家邹润安认为，人参之治呕有专长。盖呕者脾胃虚弱，更触邪气也。人参色黄气柔，味甘微苦，惟甘故补益中宫，惟苦故于补中去邪，呕之必用人参以此。

总之，这个病（腹泻兼下痢及干呕）的根源在于湿热久蕴且误补所致是确切无疑的，古人云：“治病务求其源，源澄而流自洁。”

从一个无妄之疾案例说起

——王孟英治张养之真热假寒案

清代名医王孟英治张养之医案，载于《王孟英医案》卷一“伏热门”。全案约860字，案情曲折，治疗颇多波折，幸亏王孟英的热情帮助与精心治疗，终于才转危为安而得痊愈。

患者张养之是一个贫士而又患病已久，病史至少有七年。他与王孟英之间是属于知己与至交的关系，应当算比较密切。据医案上说，张因得“无妄之疾”，曾经百十三医之手，而病莫能愈。最终还是靠其自购医书学习，自疗而痊，然亦得了“鼻坏”之后遗症。由于自惭形秽，因而“闭户学书，专工作楷”，王孟英对他寄予深深的同情。

“无妄之疾”是什么？这里王孟英没有详述。据《易经·无妄卦》云：“无妄之疾，勿药有喜”。即指得了意料不到的疾病。患者目前的症状是：体怯、面青、鼻坏、易感、恶寒、头痛、咳嗽频繁、吐涎沫、口气极重、不渴、阳痿、大便坚燥、脉沉弦滑，虽夏日亦著复衣，炉火重裘。以

上症状多达十余种，而且复杂，难以辨识。

从这些症状看，似乎属于阳虚而夹寒之证，因其具有恶寒、阳痿、不渴、夏日亦著复衣等症状。但王孟英却根据其口气极重、大便坚燥等而认为是积热深锢、气机郁而不达之真热假寒证。故主张用苦寒泻下法治之，且用大剂力专之药，重用硝黄犀角，使气机流布。然而在开始服药二三剂后，病无进退。于是病者及其亲友对王孟英的治法产生了怀疑，乃至“众楚交咻，举家惶惑”，转而另请其他两位医生前来会诊。

在此病情胶着不解的关键时刻，王孟英并没有“坐观成败”而放手不管，而是“急诣病榻前”向患者详细地分析病情的转化及其成因。他指出：“连服苦寒，病无增减，实由热伏深锢，药未及病。”并说，如果另求医生诊治，可能会出现的三种情况：①医生虽识病，而用药不专而剂量小，药不胜病；②医生不能识证，而以无关痛痒之方敷衍塞责，乃至因循养患；③不识病而动手即补，使邪无出路，而犯了实实之戒。

在王孟英以作为朋友的身份所作的一番努力宣讲和推心置腹的劝说下，终于使患者为之感动和彻底信服，从而继续服王孟英开的药方。最后其治疗结果竟是：大便下如胶漆，秽恶之气达于户外，畏寒递减，糜粥日增，旬日后粪色始正，百日后康复，不再畏寒，阳道复兴，而十余年深藏久伏之疴，一旦扫除。

难怪患者在自谓其属于“奇病”被治愈后，发出了由衷的感叹和赞誉，说：“孟英之手眼，或可得而学也；孟英之心地，不可得而及也。其再生之德，没齿不忘。”

【按】此病难于辨识之处，就在于寒热二字，它也是用药方药的关键，稍有不慎则南辕北辙而使病情加重。王孟英没有为其恶寒、头痛、吐涎沫等表象所惑，直断其为伏热而用苦寒泻下清热治之，调治百日而得康复，诚属不易。似此真热假寒证，非学养功深、具明眼之医者不能治。由此可见，治病谈何容易！孟英先生曾云："治病犹如燃犀烛怪，用药尤贵以芥投针。"——旨哉言乎！

附：王孟英医案原文

（关键词：实热内蕴、通泄、药未及病、气机、心地）

张养之弱冠失怙后，即遘无妄之疾，缠绵七载，罄其资财，经百十三医之手，而病莫能愈。因广购岐黄家言，静心参考，居然自疗而痊。然鼻已坏矣。抱此不白之冤，自惭形秽，乃闭户学书，专工作楷，其志良可悼也。孟英因与之交。见其体怯面青，易招外感，夏月亦著复衣，频吐白沫；询之阳痿多年，常服温辛之药。孟英常谏之。而己亥九月间，患恶寒头痛，自饵温散不效，逆孟英诊之。脉极沉，重按至骨则弦滑隐然，卧曲房密帐之中，炉火重裘，尚觉不足以御寒。且涎沫仍吐，毫不作渴，胸腹无胀闷之苦，咳嗽无暂辍之时。惟大解坚燥，小溲不多，口气极重耳。乃谓曰："此积热深锢，气机郁而不达，非大苦寒以泻之不可也！"养之初尤疑焉，及见方案，辩论滔滔，乃大呼曰："弟之死生，系乎一家之命，唯君怜而救之！"孟英谓之曰："我不惑外显之假象，而直断为实热之内蕴者，非揣度之见，而确有脉证可凭。但请放心静养，不必稍存疑畏。"及二、三帖后，病

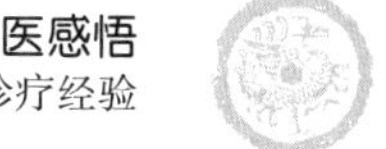

不略减。诸友戚皆诋药偏于峻，究宜慎重服之。有于某者，扬言于其族党曰："养之之命，必送于孟英之手矣！"众楚交咻，举家惶惑。次日另延陈启东暨俞某并诊。

孟英闻之，急诣病榻前谓曰："兄非我之知己也，则任兄服谁之药，我不敢与闻也。兄苟裕如也，则任兄广征明哲，我不敢阻挠也。今兄，贫士也；与我至交也。拮据资囊，延来妙手，果能洞识病情，投剂必效，则我亦当怂恿也。第恐虽识是病，而用药断不能如我之力专而剂大也。苟未能确识是证，而以无毁无誉之方，应酬塞责，则因循养患，谁任其咎也？或竟不识是病，而开口言虚，动手即补，甘言悦耳，兄必信之。我不能坐观成败，如秦人视越人之肥瘠也。今俞某之方如是，陈医殊可却之。速着人赶去辞绝，留此一款，以作药资，不无小补。况连服苦寒，病无增减，是药已对证，不比平淡之剂，误投数帖，尚不见害也。实由热伏深锢，药未及病。今日再重用硝黄犀角，冀顽邪蕴毒得以通泄下行，则周身之气机自然流布矣。"

养之伏枕恭听，大为感悟，如法服之。越二日，大便下如胶漆，秽恶之气，达于户外，而畏寒即以递减，糜粥日以加增。旬日后，粪色始正。百日后，康健胜常。嗣后虽严冬亦不甚畏冷，偶有小恙，辄服清润之方。阳道复兴，近添一女。

养之尝颂于人曰："孟英之手眼，或可得而学也；孟英之心地，不可得而及也。我之病，奇病也；孟英虽具明眼，而无此种热情，势必筑室道旁，乱尝药饵，不能有今日矣！况不但有今日，而十余年深藏久伏之疴，一旦扫除。自觉精神胜昔，可为后日之根基。再生之德，不亦大哉！"

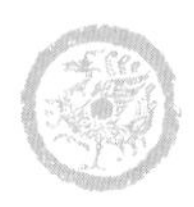

王孟英畏药如虎案

清代名医王孟英先生，素体脾胃虚弱，自言“畏药如虎，稍有恶劣之气者，饮之即吐。若吞丸药，则不能尅化，生冷硬物，概不敢尝。尤其畏食冬舂米饭，偶食之即小病”。

《王孟英医案》卷二、胀门详细地记载了他患此病的经过，读之颇令人感慨，说明治病之不易，名医亦有如此之疾乎！

这一次患病的起因，缘于“舟人忘备白米，强啖冬舂米饭一餐，遂腹胀不饥”。以后身渐发热，虽服药多剂（由其友人徐君亚枝拟方），而仍不能进食，“至十六日始解极坚燥矢，解后大渴喜饮，少顷则倾囊而吐。吐则气自少腹上涌，味极酸苦，甚至吐蛔”。另一位医生赵君笛楼为拟参苓椒梅萸连橘半茹姜等四剂（似为乌梅丸、左金丸、半夏泻心汤等方化裁），服后“吐止，稍进饮食，然肌肉削尽，寐则肢惕，而稍一展动则络痛异常。大解必旬日一行，极其艰涩……两跗皆肿”。看来此次孟英先生的病不是小病，而是大病，也不仅仅是伤食那么简单。但由于他脾胃甚虚，性不受药，所以就自己采用食物疗法以调养将息，“遂啖肥浓”。可见他是一个阴虚肠燥、津液亏少的体质，中气弱，肝强脾弱，因伤食后肝木乘侮脾胃而呕吐且虚风内动（寐则肢惕）。其所以络痛、跗肿者，皆属于气虚的表现，故“稍或烦劳，即作寒热”。据《归砚录》所记：“盖米愈陈则愈劣。

纳稼之时，但宜藏谷，随时碾食，则香味不减而滑。乃嘉兴等处不谙藏谷之法，刈获之后，则舂而入囤，用糠蒸盦数月，米色变红，如陈仓之粟，名曰冬舂米……不但色香味全失，而汁枯性涩……故煮粥不稠，造饧酿酒皆不成。”又据《重庆堂随笔》记载，猪肉功专补水救液，为滋阴妙品，有人认为解渴莫如猪肉汤。

孟英先生此次患病从当年九月下旬至冬杪才消肿，大便始润，津液逐渐恢复，可见其阴难充长也。至次年三月，“各恙始休，步履如常，惟肌肉不能复旧”，前后治疗及调养了近半年之久。其间，他仍勉力图维，间或应邀出诊为人治病，奔走于吴越之间，不辞辛苦。虽然他一生曾患过多种疾病（如泄泻、鼻衄、暑疡、痢、疟等），体质羸弱，仅活了约六十岁，但一部《王孟英医案》及《温热经纬》《霍乱论》等著作，足以说明他三十余年读书临证之勤奋用心，足堪后来医者效仿。

邹润安论薯蓣丸

薯蓣丸是《金匮要略》治疗虚劳症的一个著名方剂。然而仲景为何以薯蓣名方，其立方本意是什么？《方剂学》《医方集解》（汪昂著）和《中医治法与方剂》（陈潮祖著）等书都没有对此方作一讲解，而邹润安先生在《本经疏证》一书中对此作了精辟的阐述。

他说：“仲景书中凡两用薯蓣，一为薯蓣丸，一为肾气丸。薯蓣丸，脾肺之剂也；肾气丸，肺肾之剂也。”《金匮》言薯蓣丸之主治是“虚劳诸不足，风气百疾”。那么，何谓“风气百疾”？邹润安先生的解释是：“风气百疾者，心肝脾之气懈于朝肺，肺遂不能输精于皮毛，斯外邪乘而客之。是其责虽在肺，而其咎究在脾。故薯蓣丸以薯蓣帅补气药为君，补血药为臣，祛风药为佐使。”因此，它是一个治疗因伤中而致之虚羸，因伤中而受之寒热邪气的主方。

邹润安认为，薯蓣肉最厚，体滑多涎，黏稠色白，不寒不热，不润不燥，为脾胃之所均喜。故其用为能致胃津于脾，而脾胃以和。薯蓣丸中，薯蓣用三十分为君药，且补气之参苓术草干姜大枣用量亦重，而补阴之芎归地芍麦冬阿胶则用量较轻，而祛风之桂枝防风黄卷柴胡白蔹仅用共三十三分。可见其方立意在使补气药辅君药以扶正补中，使血药佐风药以祛邪；再用少许之杏仁桔梗以开肺而出治节，用神曲以启脾。全方补中有消，扶正祛邪，此正仲景方药精义入神之处。

他还认为，薯蓣丸既然所针对的病机是脾气受损而不运，是脾气不能散精上归于肺，因此此方虽谓之脾气丸也可。方剂之所以取名于此者，就表明“脾之气，固当散其精而归于肺也。”

他还特别指出，何以《本经》言薯蓣可“补中益气力、长肌肉”，而将其生捣又可消热肿？“斯固为肉中之气运掉不灵，致有所壅也。得厚肉多脂不爽生气之物，其壅何能不解？”

曹颖甫先生亦认为，薯蓣丸证为虚证中夹有实邪，即气血两虚而外感风邪，故含有中气虚、咳嗽、纳食少、里

寒、畏风等症状。故补虚用重药（共 12 味），开表和里用轻药。

近代医家张锡纯可谓善用薯蓣者，其所自制之薯蓣纳气汤、滋培汤、资生汤和清带汤等方中，皆重用生山药一两，可治喘逆咳嗽、女子血枯不月等。又创薯蓣粥，单用生淮山一味，治阴虚劳热、或喘或嗽、大便滑泻、小便不利等，皆取其有健脾补肺益肾之功。

总之，《本经》记载“主伤中补虚羸，除寒热邪气”为薯蓣之首功，而邹润安对此的解释是：薯蓣“补伤中而致之虚羸，除伤中而受之寒热邪气也”，“薯蓣所主之虚之邪，须审定其由伤中伤气分方得无误”。故薯蓣丸又可称之为脾气丸，为补中扶正祛邪之的方。

先“闻”而后“问”

——从一个复杂病例谈病人之感觉

感觉是症状的一部分，有时甚至是主要的部分，作为一个临床医生怎么能够不重视呢?

2003 年我在新生国药店坐堂应诊，有一位何姓病人（男，五十余岁）来诊。他第一次来找我看病时，把他的病情写在一张纸上递给我。他写的字比较大，一张 16 开大的纸基本上写满了。其原文是：

> 病症：咽炎、胃下垂、神经衰弱、肝结石、肝郁、体弱。

病情：

1. 头部：头昏、重、痛，心难，看物目眩，头嗡嗡响，耳鸣聋塞，牙痛，眉毛痛痒，眼看火不清（起圈），生稀眼屎，时常鼻干，出气不匀，脸木，口淡无味，时苦，后脑时痛，头不清醒，失眠，多梦，抽噎，深呼吸舒服，长期鼻不通。

2. 颈部：下颈痒，有子，颈筋时胀痛，喉左方挡，咕咕响，喉或痒痛，两肩酸胀，颈筋弹麻，颈犟直。

3. 胸部：胸痛，心前区痛，胸周围有子，小咳（早上干咳、欲呕），心过速、心跳重、快慢不均，心惊、悸，无精神，无力，心烦意乱。

4. 胃肠部：不思食，多口食胃胀，打饱（按：欲呕的意思），饿（时）胃响，时痛，呕气多，屁少，十二指肠痛，腹胀气多，右腹时小痛，右胯内侧痛，大便稀而解不出，小便时黄。

5. 四肢：筋痛，这痛那痛，肉跳，手抖，小腿冷，腿软无力。

6. 遗精，早泄，尿急。

从这张纸上写的病情可以看出，何某是一个慢性虚弱病患者，病情较重而且复杂，其全身不适的感觉就 36 种之多，这还仅是其症状的一部分，但无疑是占据主要的部分。他把其感觉及其他症状归纳为六部分，分别为：头部 14 种（包括头、目、耳、鼻、牙、口），颈部 5 种（颈、肩、喉）；胸部 3 种；胃肠部 9 种（胃、腹、大便下坠）；四肢 5 种；最

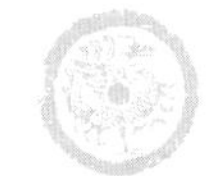

后一部分是属于肾病的症状（遗精、早泄、尿急）。

可以说，他的病情从头至足皆有反映，全身多处备受病痛的折磨，甚以为苦。笔者将其归纳为以下几个字，即：痛、晕、重、酸、麻、僵、痒、鸣、颤、胀、塞、悸、烦、软、眩、淡、苦、糊，这些都是自觉的症状。对此，中医该如何辨证？应该说颇为棘手。不过总的来看，应是属于气血两虚而瘀滞，兼有湿热，风邪窜络，病已伤及肝、脾、心、肾诸脏，治之非易。治法宜先调理肠胃，以扶脾为主，并佐以养心益肾疏肝，清热补虚，通络熄风，缓以图之。所谓治内伤如相也。

这位病人后来又诊过两次，将他的病状又写在一张小纸上给过我，所写的与上次大同小异，基本未变，但以后就未再来诊治。

体会：

首先，我要感谢这位患者把他的病状（主要是全身不适的感觉）如此详细而较全面地告诉了我。一方面这是他对自己病情的重视，希望给医生提供一个较全面的信息，以便于医生诊断；另一方面也说明他知道自己病情的复杂性和较难诊治，所以预先就把病状分门别类地写好，唯恐有什么遗漏。临床上，像这样的患者确不多见，一年半载内恐怕有时也难遇到一两位。在多数情况下，病员对自己病情的介绍都比较简约，这相当于后来所谓的“主诉”。

这里我顺便要指出，“主诉”其实应当是属于中医四诊中的“闻诊”的范畴。

望、闻、问、切，这四诊中的“闻”是闻什么？我认为首先就是要倾听（而且是认真倾听）病人自己的感受（或

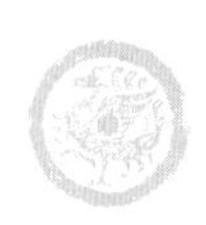

感觉），这是患者感到难受或不适而需要你医生为他解除的。正如有学者指出："人体在处于正常健康状态的时候，对于身躯的构建，比如哪里有什么，哪里没有什么，人是没有感知的。一旦有所感知了，那一定是哪个地方出了问题"。至于"问"那是在"闻"之后你医生还需要向病人了解而提出来的问题，它与病人自己的主诉（主要是感觉）是有区别的。你所问到的，未必是患者最希望告诉你的他个人的痛苦感受。所以，中医在看病时，往往应是"闻"在前而"问"在后，即病人先向你介绍他本人的感受（或感觉），然后你再根据所闻向他询问，进一步了解一些有关方面的问题。没有"闻"，何来"问"？不"闻"而即"问"，往往有点茫然或盲目性，或者有点无的放矢，可能问得不着边际。

因此，闻诊具有特别的内涵和意义，它绝非目前中医教科书上所说的那样仅仅包括"听声音"和"闻气味"两方面。如《中医诊断学》上对闻诊的介绍就过于简约，仅有短短的4页（而有的《中医学基础》讲闻诊只有2页）远远少于其余的望、问、切诊，而且将闻诊中一个很重要的内容即病人的主诉（多数时候是病人自身的感觉或感受）给遗漏了。这个"感觉"往往是病人前来就医的原因，一切诊疗活动就由此而展开。多数情况下，一般的常见病，多发病，病人的声音和气味都不会有明显的改变和异常，此时的闻诊主要就是要倾听病人自己的陈述，尤其是他自己的感觉。

临床上，只有善于闻诊，才善于问诊，闻诊应当作为问诊的核心。王孟英问张雨农司马"公其久不坐噫乎"，就是

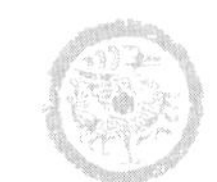

由其谈及“体气羸惫情形”时才发出此问的。喻嘉言说“如疑难证，着意问对，不得其情；他事间言，反呈真面。”这就是善于闻诊者。

再以扁鹊治虢太子暴厥一病为例作说明，先前扁鹊所“闻”者，仅有中庶子对虢太子“暴厥而死”过程的简单介绍，扁鹊还未见到虢太子其人，当然就谈不上“听声音和嗅气味”的问题。可见扁鹊此时所“闻”的，仅是别人的代诉（是一种在特殊情形下的“主诉”），但是扁鹊的高明之处就在于它从这个“闻”中就一下子嗅出了问题和端倪，立刻就指出太子还没有死，仅是出现了尸厥的假象。所以，扁鹊说自己是“闻病之阳，论得其阴；闻病之阴，论得其阳”，可见这个“闻”的对象是“病”（当然也包括病人自身的感觉或感受），而不仅仅是声音和气味。

其次，从患者何某自己所列出的6个病症（即咽炎、胃下垂等）来看，显然是不太准确的，可能还没有抓住疾病的实质与全貌，也并非这几个病名所概括的那么简单。像如此复杂的病症，若是由现代医学来诊治的话，不知道要经过多少个临床科室（如内科、神经科、呼吸科、心血管科、五官科等），要经过多少种仪器的检测，得出多少种数据，而最后也未必能够完全“确诊”。因为现代医学所重视的首先是各种影像，数据或指标，而不是病人所叙述的“感觉”，其作出诊断的依据也是前者而非后者。

由于西医具有越来越明显的实体化特征，“明明有身体方面的症状，因为无法落实到具体的实体，便无法作出诊断，从而也就无从治疗”。再加上西医分科太细，在如此复杂的病症面前，更容易如盲人摸象一般，把握不住整体及其要害，看不到这些病症之间的联系，因而，即使是其所谓的“确诊”，也往往是需要打问号的。假设这位何姓病人不把他身上有关病情的诸多感觉（或感受）告诉医生，或只告诉了一小部分而不充分，甚至把一些重要的方面给遗漏了，那么再高明和有经验的医生也未必能作出符合实际的诊断，哪怕你具有不错的望诊、问诊和切诊的本领，哪怕你使用了一切现代化的检测仪器和设备。

总之，病人的感觉永远是实在的，而不是虚的，其感觉反应的灵敏度、准确性和广泛性，远非现代的各种检测仪器所能比。因此，它应当成为我们临床中医诊断的依据和判断疗效的重要标准。也就是说，“感觉”远比现代医学所称的各种理化检测的“指标”重要。中医如果忽视了病人的感觉，也就失去了辨证论治的有力证据，失去了处方用药的目标。

我看“马兜铃酸事件”

尽管我在临床上治疗咳嗽很少或几乎不用马兜铃，但我还是想对目前热议于网络和媒体的“马兜铃酸事件”谈点个人的认识。

1. 中医是怎样看待马兜铃的

首先，中医不以成分论药物。当然，也就不知道什么马兜铃酸及其肾毒性。但这并不影响中医对该药的应用。只要

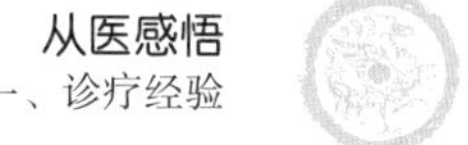

我们掌握了中医自己的一套理论和依据，就能在临床上有效地使用它而不至于发生危害。

如我们中医师经常阅读的《药性歌括》有云："兜铃苦寒，能熏痔漏，定喘消痰，肺热久嗽。"清代医家徐灵胎曰："马兜铃苦辛微寒，轻虚象肺，入肺而清金治嗽，降气定喘，为湿热伤肺专药。"

中医用此药的历史由来已久，已有1000多年，至少在唐代已开始应用于临床（见《千金方》）。而在晋代的《肘后方》中也已有用马兜铃根捣烂治疗疔肿的记载。宋代钱乙的《小儿药证直诀》有一个名方补肺阿胶散，治肺阴虚损。咳痰带血，方中就用有马兜铃。陈潮祖先生在阐释本方时说，马兜铃用量宜轻，重用可能导致吐泻不止。他已经意识到用此药要审慎，注意用量。这种不良反应也许就与其所含的某种成分有关，但更可能是与患者当时的病情与体质等不宜用此药有关。

《本经疏证》的作者邹润安先生就是以象形论药，即用的一种象思维。他说："观其匪能自立（指其绕树而升），偏出高巅（有似于肺之居于胸廓上焦），如铎如铃，率皆下向，……而苗春花夏，结实非晚，偏至霜降以后，叶已尽脱，铃已四裂，累累骈悬，犹傲睨寒风，浸淫霜雪而不坠，此其苦寒为何如?"这里，他就是从马兜铃生长的时间。形状，结合五行学说（其于秋冬系铃成实，由于金水以成者）来分析其所对应的病机。他指出马兜铃"所治之热，为缘木而升之热；其所治之痰，为附金而壅之痰"。他认为："痰之所以结者因乎火，火缘木而升者因乎郁。郁极斯升之火，……一旦受侮弥深，情极激发"，此说明马兜铃有理郁而解浮越之火之效。

总之，中医用药之原理，正如徐灵胎所说："药之用，或取其气，或取其味，或取其色，或取其形，或取其质，或取其性情，或取其所生之时，或取其所成之地。"这就是中医衡量一切中药的药理观。可见马兜铃之用，就是取其形、质和所生之时等，而不是取其所含的什么成分。

2. 中药当用还需用，治病见药更要见人

尽管马兜铃含有马兜铃酸，但二者并不能等同。我们使用的是一味天然的中药而不是其中提纯的某种单一的化学成分。虽然有些人说"马兜铃酸可致肝癌"，但它仅是一种推论，并无直接证据，因而值得怀疑。

据说马兜铃酸的水溶性差，在煎剂中含量极低。它经过高温煎煮后，是否还有原先那么明确的毒性？加上它通常是与其他一些中药配伍应用，在共同混合煎煮中又会发生哪些化学反应，以及进入人体后的消化吸收过程，都是难以明确的，很难说得清。

因此我认为，关于治病，我们不能只论药。不论人。归根到底，是人"化"药，而不是药"化"人。人本身的调节作用或机能，才是在疾病的发展和治疗过程中起主导作用的。何况中医历来有许多有效掌控和驾驭中药的方法，包括合宜的配伍组合及炮制加工等，从而能最大限度地减毒增效或化毒为利，并就此已积累了相当丰富的经验，值得我们学习和研究。

因此，中医在临床上，当用之药还是得用。关键是要用

得其当，用得其宜。即使是生半夏、附子、南星、细辛、山慈菇、马兜铃等药，也不应该忌讳。所谓中药的毒与非毒都是相对的。正如王孟英所云：“用得其宜，硝黄可称补剂；用失其当，参术不异砒硇。”

我们中医人从来不否认某一些中药有毒，但问题是如何来驾驭和应用它，如何化毒为利，如何减毒增效，如何以毒攻毒。张仲景所创立的经方中使用的有毒药还少吗？

马兜铃以及它所含的马兜铃酸，并不是如有的人说的那么可怕，它不是洪水猛兽。我们中医人并不畏惧它。如果今天有人想利用当前在媒体热议的所谓“马兜铃酸事件”来夸大“马兜铃酸致肝癌”的宣传，从而企图达到冲毁人们几千年来对中医药所建立起来的信仰与信任，那是徒劳的。由“马兜铃酸事件”所掀起的一股抹黑。贬低和否定中医，从而使人们对中医药心存疑虑甚至畏惧的这样一股风潮应当遏止。

当前，在对癌症的成因还不是很明确的情形下，单纯地谈论某种化学成分致癌，是否有些片面性和简单化？癌症（包括肝癌）的成因是复杂的，绝不是由单一的因素尤其是某种药物成分所造成，不应过分夸大某一中药的致癌作用，何况它仅仅是一种“可能”即推测而已！“可能”不是“必然”，不是“肯定”，更不是直接证据！

3. 中医药不能走用西药的成分标准来衡量和控制的路

如果那样作，那现行的不少中药都成了问题药而不能使用了。比如现在在中药店里就很难配齐含生半夏、雄黄、轻

粉等所谓毒药的方药——即使是有正规的中医师方药也不行。药店根本进不到货，或者说不允许你卖。这样做，那张仲景所创立的一些经方都难以应用了（因缺少当用的一些药），或者说因此而使药效降低。这哪里还谈得上什么继承和发扬？

有一篇题为《对中医药争议话题，我们需要更多“冷思考”》（见 2017 年 10 月 30 日《中国中医药报》）一文中说：“对于危害人们健康的中药，中医药工作者肯定会……去其糟粕……”我认为，这句话中“对于危害人们健康的中药”这几个字说得欠妥，值得商榷。哪里有“危害人们健康的中药”？不能笼统地这么说吧？我们能够因为马兜铃含有马兜铃酸，就把它看成是“危害人们健康”吗？就应当去其所谓糟粕吗？就丢掉了中医自己的用药理论和依据而屈从于西医以成分论中药的标准吗？

当然，我们在临床上应用这些目前有争议且已引起众人关注和担心的中药时，还是要更加谨慎，更加把细和小心，多方面权衡。比如细辛，既然据研究说北细辛（多为根茎）不含马兜铃酸，且散寒祛痛的功能又较南细辛强，而南细辛多为叶，且含马兜铃酸，那我们何不就一律使用北细辛呢？——尽管北细辛的价格要高于南细辛（在我们这里，前者的价格为后者的两倍多）。我的一位同行说，他早就不用南细辛了。不过他主要还是从药效方面的强弱来考虑的，而不是因为含不含有马兜铃酸。他甚至还不知道最近这个闹得沸沸扬扬的舆情。

他对我说，我们要坚持传统的中医药理论，不能离经叛道。

“脉滑曰风”之临床验证

《内经》在多处论及滑脉，但往往不是单一的，如说：“脉盛滑者，曰病在外”；“脉滑浮而疾者，谓之新病”；“缓而滑，曰热中”；“尺涩脉滑，谓之多汗”，等。唯独在其“平人气象论”中有云“脉滑曰风”，这是说得很明白的。另外，在同一篇中，它还有“面肿曰风”的说法。

高世栻是从“风为阳邪，善行数变，故脉滑也”来解释“脉滑曰风”这句经文的。然而，我在多年的临床实践中，却更偏重于以滑脉主痰，因痰而生风这一机理来解释和理解此句。

下面，将我临床所见“脉滑曰风”的诸多症状表现举例以说明之。

例 1　某女，35 岁，经常头痛，或突然身软无力，不想做事，咽痒，目痒，阴痒，脱发，痰多，脉有滑象。

例 2　某妪，79 岁，头晕，心烦，咽痒，喉间巴痰，眼雾，足软，脉略沉滑。

例 3　某女，12 岁，哮喘多年，面青，左手脉细滑略数。

例 4　某妪，78 岁，头晕痛，身软无力，或心悸，脉滑且结。

例 5　某男，10 岁，咳嗽月余，痰多，气略紧，目下青，常易感冒（按：此由内外风相引，同气相求也），右手脉细滑。

例6 某妪，63岁，舌尖麻，且舌红无苔，左手寸脉滑略数。（按：此心阴虚而夹痰热，风象已露）

例7 某男，51岁，近来前臂肌肉时有抽掣，一日发数次，舌苔黄厚腻，脉略滑。

例8 某女，50岁，患癫痫病约三十年，长期服西药。目前有头晕、心悸、咬牙（不自主），喉间痰鸣，脉虚滑而结。

例9 某女，7岁，左臂及下肢多疮疖及紫斑，发痒，久不消散（自己原先怀疑被蚊虫叮咬所致），略兼咳嗽，右手脉滑数。

例10 某女，41岁，右耳鸣，巅顶作张或发热，早上咯痰不爽，脉滑数，右手尤明显。

例11 某女，54岁，面部觉木，头似被拘束，口或歪，脉稍弦滑。

例12 某女，70余岁，白天欲睡，无精神，头晕足软，坐不稳，食少，咯痰，或失眠，舌偏红，脉滑，左寸明显。

例13 某女，75岁，黎明前足软，流泪，头闷痛，脱发，白天欲睡，或心悸，或肤痒，或欲呕，脉略细滑。

综合以上病例，不难看出，临床上属于风象而又比较常见的症状有：头晕、足软、肢麻、舌麻、肌掣、面青、嗜睡、疮痒、耳鸣、眼雾、流泪、脱发、心悸等，它们大多与痰有关，故其脉往往兼滑。

我在2004年第一期《国医论坛》上发表的《浅谈因痰生风证》一文中，曾总结有因痰生风的诸多表现，如“痒、眩、软、僵、动、痛、冷”等，这些在临床上某些具有滑脉的患者病情中皆时有所见。笔者也往往根据其滑脉而按因痰

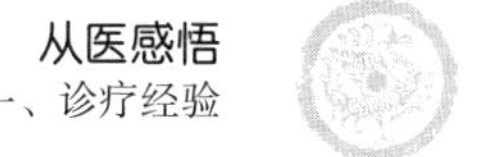

所生之风论治，收到了较好的疗效。这些患者除了表现有一定的肝风症状外，其脉象大多含有滑脉的成分，如弦滑、滑数、细滑、左寸滑略数、滑而且结，等。

总之，“脉滑曰风”，此言诚不我欺也！故曰：善治风者，必善治痰。

不要忽视了水、火在疾病治疗中的作用

——中药煎煮法有感

中药的常用剂型是汤剂。任何一剂中药汤剂都需经过水、火的烹调煎煮，才能溶解混合成一罐具有一定治疗作用的药汁。这罐药汁中不知道含有些什么成分，也很难搞清楚它是些什么成分。（实际上中医治病的理论依据或原理也不在于这些所谓成分）它是混沌的，模糊的，就像其药汁本身黑黑的颜色一样。然而，恰恰就是这模糊而混沌的物质发挥了对疾病的治疗作用，而且往往有效（堪称神奇）。此为何故？就是因为人的疾病在多数时候往往也是模糊而混沌的，而其根源都在于阴阳不和。中药经过水、火的烹调煎煮，充分搅和化合后，就具有了调燮阴阳的作用。这就是所谓“治病必求于本”。我们中华民族的祖先真是太聪明、太伟大了，他们发明了这样一种既源于自然、源于生活而又确实具有实效的治病方法，福泽华夏，恩施后代。虽然说水、火二者不能相容（这是一般情况），但是在某种特定的情形下（比如加入中药于水中熬煮一定的时间）二者却可以发生既济，使人体内外发生和谐的结果。

中医历来还有一种观点认为：药食同源。而水是饮食中最重要也是最必需的一种物质，故把它应用在对疾病的治疗中就是很自然的事。即水就可以当药，或者说：水就是一种药。

古代哲学家老子说："上善若水。水善利万物而不争。""天下莫柔于水，而攻坚强者，莫之能胜……"由此可见，老子对水是十分推崇并加以赞颂的，极言其功用之大。当然，再顽固不化的疾病在水的作用下（以柔克刚）都可能被攻破。

清代医家王孟英在其著作《归砚录》中，开头就有一篇有关水的论述（水的重要性、水的卫生和凿井取水等），其眼光是很独到的。他说："窃思人赖饮食以生，而饮食之烹饪必籍于水。水之于人，顾不重欤?"还说"止水藏垢纳污，饮之多主病"。故其号召杭浙一带居民"当以凿井为急务"。

李时珍在《本草纲目》中也有一段关于"水"的精彩论述，应当说比《辞源》对"水"的解释更为深刻。他说："水为万化之源"，"其体纯阴，其用纯阳"，"饮资于水……水去则营竭……水之性味，尤慎疾卫生者之当潜心也"。他本人即对"水"做了深入的辨识，故"集水之关于药食者，凡四十三种"，其中就有十一种是他所新增加的。他还在《本草纲目·火部》中说："火者五行之一，有气而无质，造化两间，生杀万物，显仁藏用，神妙无穷，火之用其至矣哉。"故"撰火之关于日用灸焫者凡十一种"，其中10种皆为《纲目》所增。

为什么煎药需掌握火候，如文火、武火，或先煎、后煎，或使用桑柴火等？还有药物的炮炙亦多离不开火，如：

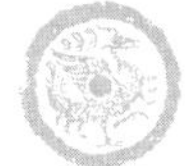

炒、焙、晒、炙、烧灰等，这些都有一定的道理和讲究。另外，使用艾灸（即灸法）治病也是中医的一个重要方法，称为火攻，沿用已上千年。诗云："捣作缠绵絮，烧来清淡香，'法灸'记《西厢》。"

所以我们一定不要低估了水、火在疾病治疗中的作用。在关于中药的诸多著作中，把"水、火"列入其中论述的并不多见，这不能不说是一缺陷。美国医学博士F巴特曼写了一本书，书名就叫《水是最好的药》。对他的这个观点我表示赞同。据说，他不用药，只用水治愈了三千多例病人。想来应当是可能的。

总之，这种用水、火煎煮中药治病的方法，既是中医的传统和特色，而且也有实效，应当永久地保留下去。不要说这种方法原始、古老、不科学，也不要嫌其麻烦或费时而欲抛弃它。

二、行医经历

中医坐堂二十年

本人于20世纪90年代就开始在本地的中药店坐堂行医，迄今已有二十年矣。从五十三岁至如今七十三岁，我已分别坐过三家药店，各坐了七年、八年和五年，其间没有间断过。几乎每天都在药店里接触各式各样的病人，也接诊过各种各样的病症。疗效虽不敢自夸如何突出，但也算得上中等吧，故受到多数病人的信任。一年大约能接诊四千人次。随着年齿渐长，阅历渐增，已积累了相当多的病历资料，也时有所感悟。这些资料见证了我二十年来投入的精力与心血。

记得我坐堂的第一天上午下着小雨，还好，没有白坐，当天诊治了四人。当时收的诊费是每人次2元。在我坐堂的第一年，全年仅诊治不到两千人次。以后逐年有所增加，但每天始终在十多人次上徘徊，没有红火起来。最多的时候也不过二十来人次，这主要是跟本人在医术上没有什么特别显著的特长有关。二十年间，我收的诊费已由2、3、4、5、8元渐升至现在的10元。当然，随着物价的提高，中药价格也涨了许多，基本上翻了数倍。尤其是一些常用的稀缺药材，如川贝、砂仁、甲珠、阿胶、白及、龟胶等，而且质量

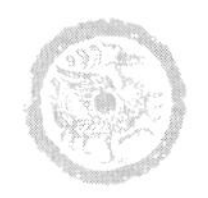

也有所减低。

2016 年我写的《坐堂医笔记》一书已由中国中医药出版社出版。该书收入了我的医案八十则和论文五十五篇，并承蒙著名中医学者曹东义先生作序。他在序中这样写道："他虽然是一位草根中医，却承接着中医的传统，脚踏着实地……有王昆文先生这样的基层中医坚守阵地，实在是当地民众的一种福音。"简单地说，我就是一个民间中医，一个纯中医。

回想当年，即 1997 年 5 月，我在居住地的四川自贡自流井区卫生局领得了一张《个体开业行医证》，所坐堂的第一家中药店名叫"新生国药店"，在一条较热闹的小街上。

当时，全国对于中医坐堂还不是那么提倡，还没有怎么放开。所以在我区中药店坐堂的中医并不多，可能不足十来位。但相对而言，比起其他地区来应是走在比较前面的。我的坐堂申请也是经过了一年多时间才得到批准。

十年前，也就是我坐堂已有十年后的 2007 年 4 月，我在《中国中医药报》上发表了第一篇文章，题目是《中医坐堂，一道靓丽的风景线》。文章不长，仅有短短的六百余字，相当于一块豆腐干。编辑马骏为此文发表，还专门打来电话，询问我的基本情况。以后她又陆陆续续发表了我的好几篇文章，包括我写的《中医坐堂有利于满足群众看病需求》等。另外，我还应该感谢该报的常宇、白晓芸等几位编辑老师，经她们之手为我编发了《坐堂医医案拾零》《坐堂的那些日子》和《怎样同中医"西化"划清界限》等文。我先后给《中国中医药报》投稿约百篇，共被采用了 62 篇。

我认为，中医坐堂要取得病人的信任，首先是要靠疗

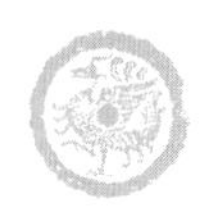

效，要靠医生良好的医德。如某日上午，我在药店接连看了十九位病人，从八点半至十一点半，大约三个小时没有间歇。其中就有一对祖孙二人是专门从洪雅瓦屋山避暑地开小车四小时回到自贡来找我。因该小孩（现在四岁多了）在一岁多时发高烧，曾经我治愈，以后就对我产生了信任。这次，他因受凉咳嗽，其外祖父说，走，干脆开车回自贡找王医生诊治。也就在我写这篇文章的时候，一位53岁的妇女刘某因咳嗽及晚间喉痛等来诊，她就是我大约在三十年前治愈过的一位急性黄疸病患者，故给我留下了较深的印象。即是说，有的求诊者是从小起就在我处看病，多年后仍或有时来诊，甚至跨越一两代人。这就是在医患之间已建立起一定程度的信任。

每天来看病的患者，大部分都面带微笑，抱着一种虔诚、尊重和信任的态度，如实告诉我病情及前后治疗经过及其效果，有的还抱着一大堆各种检查化验的病历资料，自诉是“慕名”或远道而来。有个别患者因为晕车，来看病时就只能步行，甚至来回一趟就要花六个小时。还有，如果是病人真正信任你，哪怕他在医院里住院，或在家里输着氧、戴着呼吸机，也会来请你去出诊。

在临床上，由于病情的复杂性和随时会转化，有时会遇到一个病人在一天内两次来求诊。如某女孩，十一个月大，上午来时主诉前夜呕吐，今食纳差。我给开了一剂健脾和胃之六君子汤加减方。孰知她回家后仅服了一次中药，在下午二时许又出现发烧（39℃）及腹泻，虽在夏季而身无汗，再次由其父母带来复诊。于是，我嘱其停服前药，另拟一药方。后来，她服药后好转。所以我平时开处方，每次大多只开一剂药，多则两剂，没有像有的地方的医生一次就开七剂药甚至更多。

临床上有一些慢性疑难病患者，包括一些癌症患者，他们往往更愿接受中医治疗，并寄希望于中医。如我曾治疗一顽强的肺癌患者刘某，他在我这里服了一年多的中药，但同时他又在医院里做了 13 次化疗和 55 次放疗。我劝他最好不要再反复去做放、化疗了，但他说，他想赌一把，就这样最后终于不治。惜哉！

临床上有时也会遇到个别不大了解中医，甚至对中医存有误解或偏见的人。他们往往是偶然遇见或抱着一种试一试的心态来就诊。即使他来看了病，但仍将信将疑，不一定抓药，或干脆找个借口（如说忘了带医保卡等）而离开。

又如某日，一位中年妇女来说，她的女儿在外地即将临产，要求我给她开一剂产后的散寒药做准备用。这种方药就不大好开，因为难以预料她产后是什么情况，我就只好给她做解释。总之，我是不开无把握的方药，也不开与病情无关的药，不开大方药，更不向患者随意推销贵重的补药和保健品之类。我也没有开西药。

现在我依然每天上午在本地康芝林药房坐堂问疾，风雨无阻，哪怕是周末和周日也未休息。因我的家就在药店附近，只走得三五分钟的路，所以即使我下班回家后，如有人来看病，一个电话打来，我是随叫随到，哪怕是正在吃饭，也从不推辞。

这些年，我从未发生过一起医疗事故或医患纠纷，从未有人向医政部门投诉。我感觉到，中医坐堂是受群众欢迎的、认可的，只要你拿出真心诚意，拿得出较好的疗效，使群众看得起病，看得好病，你就能在医疗市场上立足。一般而言，坐堂医大多是纯中医或所谓的铁杆中医，也近似于全科医生，内外妇儿科的病都看。群众看病一般都花不了许多钱，也不用做过多的检查化验，比较能体现出中医简、便、验、廉的特点。现在我国的坐堂医不是多了，而是少了，并且十分奇缺，大多数中药店都很难聘请到。中医管理部门应当认识到，办好这件事的必要性和紧迫性，应当给更多的坐堂中医以一席之地。中医的根在民间，发展好民间中医是中医振兴的关键所在。

我在当坐堂医期间学会了打字上网，学会了用手机发微信，可以与更多的朋友交流和学习。我于 2016 年发在《中医书友会》微信平台上的《感悟中医》一文成了一篇热帖，阅读数超过了十万；另一篇《一个草根中医的坐堂日记》阅读数也接近四万。我于 2013 年 8 月发上《华夏中医论坛》的一篇短文《从搬运工到坐堂医》，也引起了众多网友的热议。其中一位网友（全球中医药论坛）千秋雪先生并赋诗一首，曰：拜读王昆文先生帖子有感，随手记之，以相勉励：

好个花甲坐堂医，曾作脚夫卖苦力。
立志献身攻岐黄，独占鳌头天不弃。
昔日读书龙凤山，今朝注册卫生局。
英雄何必问出身，夙愿得偿快我意。

几年前，某女士带其女儿来我家看病，正好看见我的沙发上堆着《坐堂医笔记》一书。她也感兴趣，我于是送了一本书给她。她问我："这书上有没有你治愈我胃痛的那个医

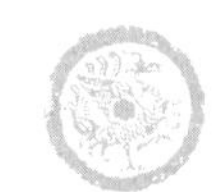

案?”我答:“我记不很清楚了，你可在书上找一下。”她很快就翻到了那一个案例。她还说要我收她为徒弟。我说，我自己都还学得不好，不敢收你为徒。我说的也是实话，并不是谦虚。后来，据说她把《坐堂医笔记》的封面发到了她的微信朋友圈。

我当坐堂医二十年，最深的体会，就是美国医生克鲁多所说的一句名言:“有时治愈;常常帮助;总是安慰。”我并就此写了一篇阐述性文章，被《中医出版》微信公众号发表。编者对此文所加的按语是:“他是老中医，却只对这三句外国话情有独钟!看病的本质，很多医生都一知半解……”

我对这句话的体会就是:医学的作用是有限的，虽然医生有时也能起死回生，但那是有条件的。神龟虽寿，犹有竟时，任何人都不能长生不老，包括医生自己，哪怕你是一代名医。每一个中医都应该以自己有能力帮助病人而自豪，并且应不断提升这种能力。但不能忽略的是，安慰也是一种良药。如何学会安慰病人，是一门高深的学问。人文关怀应当贯穿于诊疗活动的全过程。如果病人的心态好，医生治疗也会更有信心。如我最近诊治一位42岁的妇女，她要我给她调理月经，以准备要生二胎。我看她的心情很好，饮食、睡眠等各方面的情况都不错，故要实现其愿望也并不是不可能的。但愿她能如愿。

今后，随着《中医药法》的通过与实施，我想，中医诊所及中医坐堂等都会大大增多，民间中医也会发展壮大起来，或许会成燎原之势。我在这古稀之年，尚能以残疾之躯和并不算高超的医术服务于大众。这既是老有所为，而且生

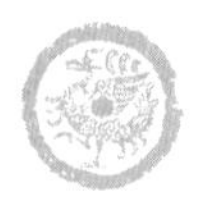

活也过得充实、无忧。中医伴我尽余生，吾愿得以满足矣，夫复何憾！

从搬运工到坐堂医

2007年5月22日，中午回家路上，与我同在一家中药店里坐堂的医生周某，对我讲了他当年参加个体行医考试的情形。

时间在1985年，他与康某（二人都是自学的中医）在本地的一个公园里（龙凤山）复习了整整半年时间。每天下午，他们二人对照着书本互相提问及解答，多次反复，就这样把中医内科学教材背得滚瓜烂熟。所以后来他们二人皆考试合格，拿到了个体行医证（由区卫生局颁发）。全区100多人参加这次考试，只通过了他与李某二人（康某在另一个区参考）。据说全市应考的人数为399人，合格的为60人。

周某原先是当搬运工，拉了十年的架子车，每天就为几家糖果店运输糖果及酒等商品。他参加考试时已32岁，故从33岁开始坐堂行医（即在1986年），由此改变了他个人的命运。如今他已60周岁了，行医已二十多年。

【按】 实际上，我的经历也与他有些相似。我也曾干过几年的搬运活，每天在码头或工地挑运河沙、元石、砖、瓦等。我参加的是当地的街道运输队，当时只有二十余岁，艰苦备尝。岁月悠悠，韶华易逝，转瞬余已接近古稀之年矣，往事如烟……

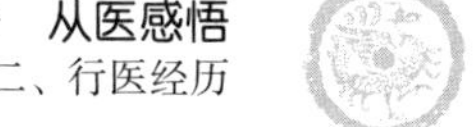

附：网上回帖摘录（《华夏中医论坛》）

甲：英雄不问出处，是金子总会发光。

乙：很期待现在还能有那样的机会，让更多的自学中医的朋友，有个名正言顺的行医。

丙：阳光总在风雨后。

丁：我干过几年钢筋工。

戊：机会人人都有，希望能从容把握。

己：我17岁后初中毕业后务农，随后上天津中医函授班自学，初学爱好颇多，爱好诗歌、书法绘画，庞杂不专不精，20岁后主攻中医，22岁参加了天津市行医资格考试，一次通过，23岁正式行医。

庚：呵呵，咱也算是当过搬运工吧。

辛：学医之初和以后的一段时间内，利用节假日、午休、课余时间，肩背、手提、自行车带、三轮车蹬、轱辘马车送等，补贴家用。那么热的天，蹬一三轮货，走十几里地，挣五块钱，买上一块儿冰糕，甜丝丝的，那是透心凉的高兴呀！

壬：现在考资格证的门槛太高了，这是为什么呢？

癸：我也是打工一路走过来的。想当年白天打工维持生计，晚上及业余时间学习！拼到最后才这副样子，还天天冒着被抓甚至是坐牢的危险非法行医。

子：民间很多中医都是自学的。

丑：有志者事竟成，天道酬勤。

寅：兴趣可能是最大的动力。

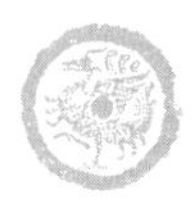

卯：呵呵……可是现在听说需要国民大专学历方可报考执业医师资格！

辰：前辈辛酸历程走来不易，可赞可敬。

巳：买个毕业证。上有政策，下有对策。

午：中医大夫若都出身搬运工的话，你说，中医能有前途？真是笑话！要说，中医传承方式是祖传，师承这种形式，还可以；学校教育方式，最佳。若搬运工通过自学成为中医，说明中医是极不负责的!！而且是很低档次的医术!！我自知此生与大夫无缘，因为我再学医已经来不及了，医学，修理人体，不是修汽车，可以随便实验。俗话说，医不过三代都不能相信，何况自学的土郎中呐？自学中医，给自己看病，或者用于自己的保健，这个，很正当！但是，若这样的人可以给大众看病，放在过去缺医少药的时代可以。如今，大医院林立，专门医学人才遍地都是！专门培养中医的中医学院各地都有。国家，就该明令禁止这等毫无负责能力，随便拿病人做实验的土郎中行医，私下里谁愿意找他们看病，随意；但，不准在市面上行医。

笔者：这位网友根本没有理解我的《从搬运工到坐堂医》一文所说的意思。他藐视所有自学中医而成为医生的人，称他们为“土郎中”。试问：土郎中就不能给人治病吗？土郎中就不能取得执业医师证吗？土郎中照样有相信他的病员和取得一定的疗效。就是旧时代所谓的“走方医”，也不是一无长处。我的文章中何曾说过“土郎中能够治疗所有的疾病”？2009 年的《中国中医药报》上就刊登有本人写的《坐堂医医案拾零》和《坐堂的那些日子》，这位网友不妨找来看一下。你的认识显得肤浅了一些。中医的培养，主要

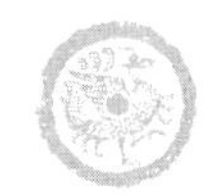

应当是师带徒，加上自学钻研，读经典，做临床。只要努力，终会有所成就。

【作者后记】《从搬运工到坐堂医》这篇短文，我于2013年8月发上《华夏中医论坛》，未想到成为一篇热帖，引起了众多网友的热议。至今年2月上旬，其点击数已超过13000，回帖超过200。从中可以看出，大家对怎样才能成为一个合格且称职的中医，还是各有认识，故都热烈发表意见。看来，还是支持与持肯定意见者居多，持反对与否定意见的甚少。总之，多数网友认为，搬运工也罢，其他各行各业的人也罢，只要他爱好中医，对中医有兴趣，都可以自学，都可以投身到业余自学中医的队伍中来。中医是一门很适合于自学的学科，只要坚持不懈地学习，说不定有朝一日，你也可以成为一名合格的、受人欢迎的中医。

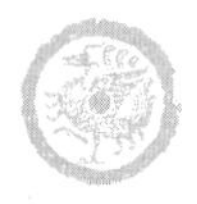

三、诊余杂议

新编中医启蒙三字经

中医学，是什么？法自然，致中和。整体观，天人合。论阴阳，奥义多。观天文，察时变；自感知，自调和。天之道，犹张弓：高者抑，下者举；有余损，不足补。

人命贵，万物灵，非机器，组合成。气循环，五行生。木火土，与金水。既相生，又相克；亢则害，承乃制。制则化，造化机。有升降，有出入，此生命，即存在。不干扰，不破坏，自变化，不可代。顺四时，从其根，与万物，共浮沉。

治未病，善养生。心为君，重七情。许多病，由心生，故治病，首治心。心安定，气则顺，顺则和，神自清。

人之命，悬于天，可不畏？可不敬？守真气，避虚邪，劳不倦，气从顺，饮食节，起居常，志不贪，法阴阳。

阴阳者，生之本，神明府，万物纲。春夏阳，秋冬阴，生与长，收与藏。

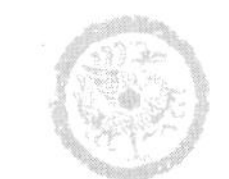

阴藏精，阳卫外，阳密固，神乃治。水火者，阴阳兆，此二者，乃大药。

血气者，人之神，顺四时，宜谨养。得神昌，失神亡。

理论美，数内经，至道宗，奉生始。天为玄，人为道，地为化，生五味，道生智，玄生神。

阴阳平，神乃治，精神守，病不侵。无太过，无不及，如斯者，谓平人。寒暑过，生不固。既调神，又调形，慎起居，适寒温。损有余，补不足，气功练，有助益。

中即一，也即道，使天清，使地灵，使谷盈，万物生。道也者，不可离，入生活，即中医。大自然，无穷秘，教中医，变聪明。

中医学，象为据，其本位，非形体。象比体，更丰富，不确定，动不居。模型脾，非实体，切不掉，缘虚拟。象思维，凭直觉，病无形，费斟酌。

病之始，极微精，恍惚间，生毫厘。病须辨，内外因：外因天，内因人；天六气，人七情。不内外，亦所因。

中医学，重感觉。诸化验，难超过。既真实，又可靠，比数据，更重要。

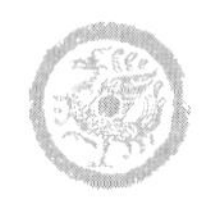

无形气，非病灶，求病机，即可治。异病者，可同治；同病者，可异治。其关键，在病机。若病名，难为据。有诸内，形诸外，治病者，求于本。脏腑者，固有部。视五色，病可显。卧则喘，水气客；阳明逆，息有音；九窍涩，肠胃生。出入废，神机灭；升降息，气孤危。顺四时，养五脏。法天地，象日月，守精神，合于道。医者意，并不错。病机藏，难捕捉。

人百病，生于气：喜怒悲，忧恐惊，寒炅劳，皆成疾。气成形，天行健。

气犹风，百病长，阳蓄积，隔当泻。肝不疏，郁为火；肺不肃，结为痰；胃不通，废容纳；脾不达，滞其枢；气若愆，疾生焉。邪留著，必成患。调其愆，使不愆，通法者，乃大端。通则和，是真诠，元真畅，人即安。开鬼门，洁净府，逸者行，结者散，留者攻，客者除。穷则变，变则通，通则久，而致远。

小柴胡，仲景言：通上焦，下津液，和胃气，身濈然，结气除，中枢旋。清浊淆，气机乱，藿香剂，属首选。

五色正，元气足，宜明润，宜含蓄。赤鸡冠，忌衃血；白豚膏，忌枯骨；黑乌羽，忌如炲；青翠羽，忌草兹；黄蟹腹，忌枳实。

夫脉者，血之府；取寸口，决死生。从四时，谓可治；

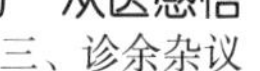

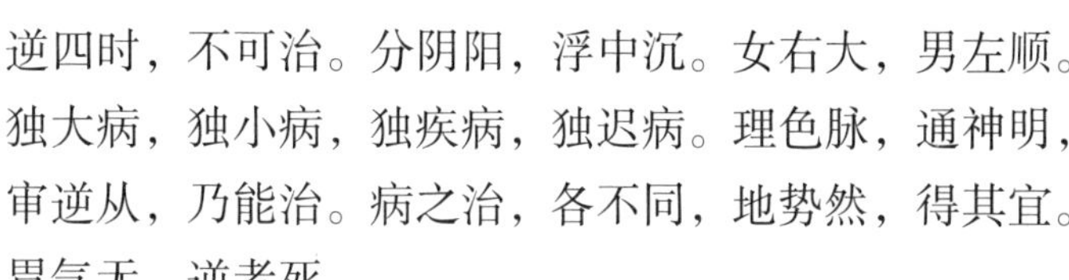

逆四时，不可治。分阴阳，浮中沉。女右大，男左顺。独大病，独小病，独疾病，独迟病。理色脉，通神明，审逆从，乃能治。病之治，各不同，地势然，得其宜。胃气无，逆者死。

病至变，医至精。极其精，穷其变。可恃形，可据理，形求理，简驭繁。达乎此，通乎彼，天下理，可得焉。惟其简，乃易变，乃能传，致普遍。

所有病，可自医；所有物，可当药。或酷好，或急需，或钟爱，或契慕，或常乐，或痛恶，凡满足，病即失，凡胃喜，即为补。凡感觉，应重视。

不服药，得中医。人患病，可自愈。自检测，自调节，自修复，养与和，是上策。和心法，为第一。

心豁达，世事明，愈疾道，贵能忘。正气存，邪不干；生机失，神不转。

中医学，是文化，察文采，行教化。穷天纪，极地理，取诸物，取诸身。主张养，主张和，察心态，观志意，明人事，术乃通。因此说，是人学，最大用，化人心。

中医理，何妙哉！收得拢，化得开。善观察，善理解，诸危候，亦可排。治急症，有担当；慢郎中，是误解。有者求，无者求，守病机，司其属。

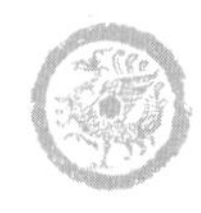

病为本，工为标；标本得，邪气服。平易药，愈重症，百炼钢，绕指柔。

治之要，取流通；若呆补，阻气机。病若去，虚亦生；病若留，实亦死。

善言天，验于人；善言古，合于今。善言气，彰于物。善言化，通神明。夫道者，上知天，下知地，中知人。阴阳化，无穷尽，难意料，玄生神。

医小道，通大道。医可为，不可为。常自警，可不慎？常牢记：或治愈；常帮助；总安慰。天资颖，万卷书，多临证，作明医。

附：关于我写《中医启蒙三字经》的说明

上文虽然说是“启蒙”，但并不都是很浅而易懂的，有的地方仍然需要解释或讲解，所以作者不能写完就了事。也还需要做进一步的探究和修改。

由于中医学深刻的思想内涵和丰富的理论与实践，要想用由短短的三个字为基本单元组成的一篇短文来作概括性的阐述，是相当困难的。我为此篇的写作差不多酝酿了七年的时间，至今才动笔，现在总算勉强完成。预先我还拟定了一个简要的写作提纲，即要在此文中表达些什么——当然是表达对于中医学而言最基本、最核心的部分。因此，我不是以七年前由赵歆等人所撰写的那篇《中医启蒙三字经》（全文

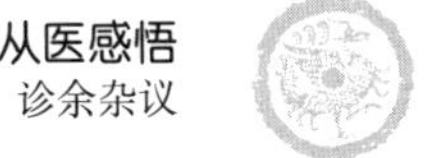

约近600字）为蓝本来进行增减或补充，而是完全另起炉灶，依照自己的想法来写，也未分章节。

《中医启蒙三字经》表达了以下思想观点：

1. 中医学的本质（法自然，致中和）；

2. 敬畏生命（人为万物之灵，悬命于天）；

3. 重视养生治未病；

4. 中医治病的基本原则和出发点（不干扰，不破坏；自变化，不可代）；

5. 尊崇《内经》；

6. 生活中处处有中医；

7. 大自然是中医的老师；

8. 中医重视人的感觉（远超仪器化验的数据等）；

9. 中医谨守病机，各司其属；

10. 百病皆由气愆，故通法是治病的根本大法；

11. 病至变，医至精；以形求理，即以简驭繁；

12. 所有病可自医，所有物可当药；

13. 不服药，得中医；人患病，可自愈（凡病，阴阳自和者，必自愈）

14. 平易之药可愈重症；

15. 中医学是文化，其最大功效是教化人心，而不仅是治病。

对本文的开头和结尾两句，我认为有必要提出来多说一下。

开头："中医学，是什么？法自然，致中和。"这一问一答，即展开全篇。我认为，这个开头开得好，可谓开宗明义，开门见山，从中医学的本质来回答了这一问题。陈修园先生的《医学三字经》开头是从中医学的历史起源说起，如果沿用这个写法，很难超越。故我从另一角度来写，就显得新颖。正是由于这个开头，才使我有了继续写下去的底气（因为万事起头难）。而且，关于中医学的本质，本身还存在着争论。有人认为是“科学”，并不同意我的说法。当然，有争论未必是坏事，也才会越辩越明。

末尾一句，是以中医人的追求做结：“多临证，作明医。”这个“明”，是明白的“明”，聪明的“明”，世事洞明的“明”，不是有名的“名”，不是名人的“名”。“明”与“名”，二字的音同而义不同。

我找出曾经发表在2010年5月27日《中国中医药报》上的那篇与本人所写题目完全相同的文章，并把二者对照阅读，加以比较。就可看出，拙文从内容的深度和广度上都超出和前进了一步。实际上，我在七年前阅读了该报的那篇文章后，就有意想把它重新改写——因为该文的内容实在是显得有些单薄——但我一直迟迟没有动笔，一方面由于要把它写好有些难度。虽然当时我也曾写了一篇对该文的读后感，题目是《让更多的人关注〈中医启蒙三字经〉》（发表在同日的报纸上）。七年来，经过对中医学的进一步学习与实践，自己对中医学的认识有所提高，也才有了这篇文章献给读者。我希望能引起中医界的共鸣，引起大家对中医学的本质、核心思想、诊治特色及思维方式等问题的深入思考及讨论。我认为这是完全有必要的。

此《三字经》着重在“启蒙”二字。或问：启蒙的对象是谁？答曰：凡欲对中医学有所了解及认识的人，其中不仅有普通百姓，也包括某些从事中医药工作者。本文虽短，

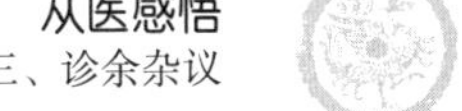

仅一千二百九十九字，但包含中医学中一些最基本的东西。如中医学的本质、核心指导思想及原则、诊疗特色和思维方式等，都是正确认识中医学所不得不提到和强调的。作者特别是在开头一句，就开门见山地指出了“中医学是什么”，即“法自然，致中和”这六个字。这就是中医学的本质。它言简意赅，提纲挈领，回答准确，无可替代。

我为《中医启蒙三字经》进一言

2010 年 5 月 7 日的《中国中医药报》上载《〈中医启蒙三字经〉诞生记》一文，我感到很高兴。我认为，这是一个宣传及普及中医的好举措。特别是为传承中医要从娃娃抓起，在青少年中灌输中医基本知识，使之对中医药有所了解并树立起信仰，乃至于消除社会上某些人对中医的误解等，都很有意义。因此，编出这么一本“经”书，是很有必要的。

虽然前面已经有了清代医学家陈修园先生编著的《医学三字经》并曾经对习医者起过很好的启迪和引导作用，但它的内容毕竟显得更专业化一些，尤其是那些关于各种疾病的病因及治疗方法的论述，因此它更适合于专门从事或初学中医的人阅读。而这本《中医启蒙三字经》，其阅读对象是普通人群，尤其是少年儿童和中小学生，要广泛得多。因此，更应着重于向读者讲明中医究竟是个什么东西，它究竟是好在何处，它的特色和优势是什么，还要介绍中医的起源和在历史上的贡献，中医的基本思想和疾病观，中医对人体健康的认识，中医治病的方法，中医在现代社会的价值与责任，等。这些都要以明白易晓的语言生动地表达给读者或听众。因此，要编写好这本“经书”并不容易。

我个人认为，既然这本《中医启蒙三字经》已经诞生了，不妨把它在中医药报上公布出来，全文刊载，广泛征求公众意见尤其是中医业界人士的意见，展开讨论，进行修改，争取把它打磨成一本宣传和普及中医的精良之作。这是为传承和发展中医所做的一件实事和大事，各级中医药主管部门应当把它认真抓好。还有，一切真正关心和支持中医事业发展的各有关部委（如卫计委、文化和旅游部、宣传部等）都应当尽其职能，通过努力，将孩子们朗读的《中医启蒙三字经》的形象，搬上中央和各省市的电视荧屏。孩子们抑扬顿挫的朗诵声，将在亿万听众的心中发挥多么大的作用呵：“少学医，志昂扬，长悬壶，济四方……明日才，吾辈找，早启蒙，渐通晓……”

感悟中医：中医是用智慧看病

马有度老先生等人为祝贺新中国中医药高等教育六十年大庆，在全国诚征“感悟中医格言”以编辑成书出版，这个创意很好！本人不揣僻陋，斗胆献言，算是抛砖引玉吧。

1. 什么是中医

“中”与“和”是天下的根本，把它贯彻到医学和人们的生活中去，这就是中医。中医离不开人们的生活，正所谓

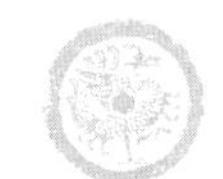

“道也者，不可须臾离也，可离非道也”。因此，中医就是天下最根本、最符合自然之道的医学。

我对中医下的定义是：中医就是中国人的生活方式在医学上的反映，就是效法自然，以自然为师，以阴阳自和为基础，重视并强调人的整体性、非实体性、自我感觉及七情，以直觉思维、司外揣内的四诊方法做出判断，并以调理、治本与自和为治病原则，以防患于未然且执简驭繁的医学知识体系。

中医学的本质就是“法自然”的“道”，以及研究人怎样“法地、法天、法道”。“法自然”是没有止境的，无限的，因而这个“道”就显得无限的大和遥远。中医学的生命力盖在于此。

弄清中医学的本质，就是要批驳某些人所宣扬的所谓“中西医学在科学本质上的趋同性”。如果中医的本质“被科学”了，中医也就完蛋了，或者消亡了。

今天中医学即使被摆上了现代科学的手术台，任人摆布，但这个手术最终也只能以失败告终。突出中医特色，不是“要与现代科学对立”，而是要走一条不受现代科学制约与改造的路。

2. 中医文化

中医文化就是以“中”为主位、君位、准绳和圭臬的文化，就是“执中无权，犹执一也”的文化。“中”就是“一”，就是“道”，因此它（中医）归根到底是效法自然的。中医学的性质、面貌和发展，不是由“科学”决定的，它也决定不了。再先进、发达的科学，在充满无穷威力和奥秘的大自然面前，都显得渺小。试看钱塘江的大潮浩浩荡荡，如万马奔腾，是何等壮观！

3. 自然是伟大的老师

大自然蕴藏着无穷无尽的奥秘，中医在向大自然的学习中变得聪明睿智。所以我说，自然是中医伟大的教师。是大自然的无穷奥秘、神奇绚丽、多姿多彩，启迪了、孕育了、教导了中医，也丰富和完善了中医。

4. 科学与中医

在医学这门领域，应当是现代科学向中医“问道”，而不是中医“问道”于现代科学。“会当凌绝顶，一览众山小。”在研讨人体复杂的生命现象及其深层次规律的这一范畴中，中医无疑是居于“绝顶”，而科学不过是要小于它的“众山”。我们不能把主宰健康的权力交给科学，也不能把中医和人异化为科学改造的对象。

最好的医学不是什么科学的医学，而是自然的医学，即“道法自然”的医学。对此我深信不疑。

5. 中医学的特色

我认为中医学的特色应当是：顺天应时，阴阳自和，以自然为师，重视人的非实体性及养生，强调或重视人的自我感知与自我调和，重视七情致病，执简驭繁。再一言以蔽

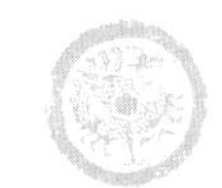

之，中医学的特色只有六个字，即：致中和，法自然。

6. 中医与“玄”

我们大可不必谈“玄”色变。“玄”的本意是深奥难解的意思，世界上的许多事情（尤其是牵涉到人的生命活动问题）本来就如此，不是都一目了然，也不是都能说得或解释得一清二楚。中医正因为“玄”，才充满了神奇奥妙，才值得人们推崇学习，才出了一代又一代的名中医。《内经》理论之美，也正在于此。

7.《内经》的思想美

《内经》是传经布道之书。这个“道”就是养生却疾之道，这个思想就是所谓“法自然，致中和”的思想，这是中医学的本质与灵魂，也是中医学的优势和生命力所在。

8. 中医药文化的核心价值观

天人合一；整体观与动态平衡；致中和；道法自然；心为君主，重视七情；治人与治未病；执简驭繁；化不可代，阴阳自和。

9. 所谓“玄生神”

“玄”就是阴阳不测的意思。阴阳的变化是无穷无尽、

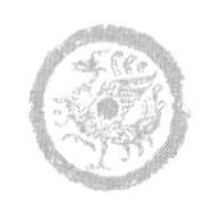

千姿百态的，难以意料，有时就像划破长空的闪电雷鸣，让人惊叹它的奇异。自然界和宇宙是玄远幽深的，在这玄远中就蕴含着无穷无尽的阴阳变化及其奥秘，这就是所谓“神”。因此我们不必回避中医的玄秘性，因为大千世界本来就如此。

10. 所谓“神转不回”

“神”就是自然界以不可抗拒的规律循环旋转，如春夏秋冬四季循环，如木、火、土、金、水五气循环，不衍其序。若四时颠倒，五行倒置，则称为“回”，回则不能旋转，从而失去生机。

11. 我看中医药文化

所谓中医药文化，是指中医药学发展到较高阶段所表现出来的、以文字记载为主的、反映中医药发展历史方方面面的物质和精神财富的总和。

12. 中医学是形而上者

它必须以“文”为载体，而“道”则是主宰。罗浮道人曰：“文而无道，焉以宰之?”一个高素质的中医，必然具有中医药文化的深厚底蕴。

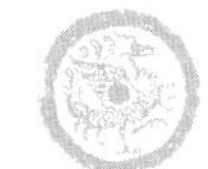

13. 治病需要灵感

所谓灵感，就是医生智慧的火花在对疾病诊治的过程中所随机触发的突发式的闪现。由于这一触发，往往会使医生看清疾病的本质和症结。作为一个临床医生，尤其是传统的中医，其灵感的有无十分重要，有灵感与缺乏灵感，其治病效果大不一样。

14. 中医是用智慧看病

中医是用智慧看病。当然，这是中医看病的最高境界。由于各人的智力有高低，因而看病的效果也有差异。所以有人说："病无常形，医无常方，药无常品，在人之善学善用耳。"

15. 医学需要"象思维"

对人的非解剖结构和无形的功能态（如中医学所谓的"证"及病机等）的认识、把握与探索，在医学上属于更高级别的层次，这就需要"象思维"。它包括直觉、顿悟、意会、揣度等，而不是仅仅停留在依靠病人身体上所发现的形迹。

16. 中医重视感觉

中医之所以有力量，之所以神奇，就在于它十分看重并利用了人的感觉——这个由造化自然加工了亿万年的、不能

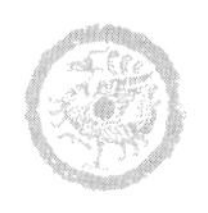

被现代任何精密仪器所具有或代替的东西。因此，感觉远比指标重要，而且更可靠。中医就是凭借病人和自己的感觉来诊治疾病。

17. “医者意也”并不错

灵感就是对疾病病机的捕捉，虽然它是一闪现的东西，但却需要长期的积累，也很难传授。所以说，“医者，意也”这句话是有道理的。

18. 闻诊主要是听主诉

闻诊主要是指听取病人的主诉，而不仅仅是听声音和闻气味。如果那样，就把闻诊的重要性和诊断意义大大地降低了。

19. 好一个“化”字了得

每一个人体内都内藏化解疾病、保持健康的神机；每一种疾病都能通过自我调节而痊愈。医生的任务只是用药物或其他方法促进其调理，促进其转化，使“失和”的生命过程转向和谐。这就是中医治病的出发点，所谓“化不可代，时不可违，无代化，无违时，必养必和，待其来复。”

20. 做有文化的中医

当今的中国，不缺乏所谓“科学的中医”（即以科学为

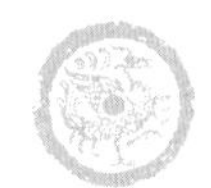

时尚，为真理，为标准），但缺乏有文化的中医。这里的“文化”，是指中医药文化或中华传统文化，因为它是中医的根，也是中医的外展形象。所谓“有文化的中医”，可以用一句话来概括，即：有医德，有医术，会宣讲，能著述，会传承，有贡献，是明医。

21. 中医绝不越俎代庖

“中”就是有节度，“和”就是调和而使之和谐。而这都是通过人体自身的调节功能来实现的，中医就是要尽可能地调动和促进这种功能，但它绝不越俎代庖。

22. 中医不能西医化

中医不能走西医实体化、技术化（机器化）和科层化（高度细化）的所谓“科学范式”的道路。在一个发源并传承了中医数千年的国度，今天还要把它作为一个需要实现的梦想（中医梦），岂不令人唏嘘！

23. 医乃仁术

人吃五谷生百病，医有良方起沉疴。常将人病如我病，救得他生似我生。

不是中医，胜似中医——我所欣赏和特别推荐的两本书是《问中医几度秋凉》（艾宁著）和《闲情偶寄》（清代李渔著）。它们不是医书，但可以当医书读；二书的作者不是

中医，但胜似中医。其对医学的见解，不在许多医生（包括笔者本人）之下。

24. 中医应回归民间

中医中药可以不退出国家医、教、研、防体系，但重点是一定要回归民间。回归民间，是回归其本位，回归自然发展之道。有人说，没有私有化就不会有中国三十多年的大发展；我要说，同样，没有私有化就不会有中国医疗卫生改革的成功。如果医疗机构的所有权都落实给个人，那就根本用不着政府出面来操心其经营，也用不着大量的政府财政投入，而医疗的服务质量却反而更好，所谓“看病难，看病贵”的难题自然迎刃而解。

25. 天不绝中医

中医之所以不绝，在于有个“天”。“天”是什么？就是实实在在、牢固地存在于无数患者心中的疗效与信仰，就是人心，就是深入人们骨髓与血脉的东西。人心就是天意，就是力量。人心永存，中医永存。

什么是中医思维

现在有相当一部分中医，看了好多年的病，却闹不清什么是中医思维。你喊他说一个“子曰”，他还真答不上来。

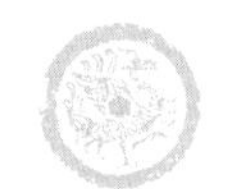

就是中医药报刊上也少有见到这方面的论述。为此，笔者不揣鄙陋，特就此一问题做一初步探讨。

清代江笔花在《笔花医镜》序言中早就把中医思维的内涵说得较清楚，简括而言，中医思维就是“以形求理”。《内经》中的许多内容就是这样讲的“以形求理”，如“肺热者，色白而毛败；心热者，色赤而络脉溢”。

我个人认为，中医思维是一种既简易而又有效的思维，它是中医药文化核心价值观的一个重要的组成部分，只有具有中医思维的人才能成为真中医。

中医思维来源于古人对天地自然万物包括人的生命活动的长期观察，从而求得认知及其解决办法。正如《周易·系辞》所云：“古者包牺氏之王天下也，仰则观象于天，俯则观法于地……以通神明之德，以类万物之情。”

中医思维就是靠人的直觉、顿悟、想象、模拟或推理来认识疾病以及与其相关的所有自然现象。它就是靠这种直观的、人人都具有的、并不借助于其他辅助条件的方式来认识世界，认识纷繁复杂的生命现象包括疾病。从而能及时地作出判断，以采取相应的措施。这里就有点“医者，意也”那么一层意思。

换言之，中医思维就是象思维，就是直觉思维，就是模糊思维，就是“以形求理”，就是以执简驭繁的方式从容面对复杂的病情，并当机立断地作出判断和结论，从而让医者能充分发挥主观能动性，充分发掘大脑潜能，开发智慧，用智慧看病。

中医思维的建立自《内经》始，但它又深受《易经》所谓“易简而天下之理得”思想的影响。这里的“易”就是平常；“简”就是简约。因之，“易简”就是中医思维的特色。

中医思维，首先就具体体现在中医学的名词术语等概念中，如：阴阳、五行、运气、经隧、营卫、三焦、正邪、太过、不及、相火、壮火、未病、寒、热、虚、实、神等。这些名词概念是中医学所独具的。

中医思维对病因是高度概括的，它一方面强调正邪之间的关系变化，如所谓“正气存内，邪不可干”；另一方面又把六淫的致病特点做了归纳，所谓“风胜则动，热胜则肿，燥胜则干，寒胜则浮，湿胜则濡泄”；“清气在下，则生飧泄，浊气在上，则生䐜胀”；“夫百病之生也，皆生于风寒暑湿燥火，以之化之变也”。

中医思维绝不仅仅停留在人的有形实体上找问题，而是更重视“关系”“信息”、时间和动态。所以中医学是时间医学而不是空间医学。它把人体生命看成一个稳定的开放系统。它不仅要见到“有”（有形实体），而且更要见到“无”（无形，非实体），强调“无中生有”，强调“有者求之，无者求之，谨守病机，各司其属”。

病机是什么？病机实际上是一种推理，是无形的，肉眼所不能见到的，只有通过分析来获得。也就是说，病机是思维的产物，是中医藏象理论在临床上的运用。中医的藏象，就是由外在信息而推知的脏腑内在联系的图像；而所谓病机，就是由外在信息而推知的这种图像发生异常变化的原理。

中医思维不是依赖现代物理学、化学、生物学及数学方法等来认识和诊治疾病。所以它不是以成分、结构、分子式

或元素来论中药，而是讲药的四气五味、升降浮沉、药性归经及配伍，以及应用它后的反应。除了临床常用的几百味中药外，它很少有什么“新药”；即使有，它也不是靠人在实验室里“创造”出来的。几千年来已发现和运用的中药太多了，人们一般都只能运用其中的一小部分。但是，即使只用这一小部分，也能治疗许多病。若要真正把这些药用好、用活，用得出神入化，也够我们穷尽一生的精力。何况疾病是如此的复杂和千变万化，每个中医能治愈其中的极少一部分就已属不易。如果仅仅在现有中药中加入一些西药混合，那绝不应算作是所谓的中药新药！这种新药，按照中医思维该怎么用？

因此，中医思维不是在实验室里通过小白鼠来寻找病因，用小白鼠的病理来说明人的病理。人的生活环境及复杂性与小白鼠等试验动物有天渊之别，根本不可同日而语！

就中医藏象学说来说，如《内经》所谓“五味所入”“五藏所主”“五藏化液”“五藏所恶”“五藏应象”等，皆是中医思维的产物。有了它，中医才会把肝与泪联系起来，肾与唾联系起来，脾与湿联系起来，肺与皮毛联系起来等。又如中医思维所论述的脾，就涉及了湿、甘、肉、肺、哕、土、黄、宫、歌、思等多方面，它已远远超出了西医解剖学上的“脾”的概念和范围。

中医思维还擅长于用类比或模拟的手法来描述人的生理病理，如《内经》所谓“心为君主之官，肝为将军之官，肾为作强之官，脾胃为仓廪之官”；又如所谓“浮脉如循榆荚”，“滑脉如珠走盘”，以及增水行舟、釜底抽薪等。

中医思维把“法自然，致中和”作为中医学的最高准

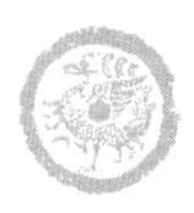

则和核心理念。因为“法自然，致中和”就是中医学的本质。这是中医学所固有的、决定其性质、面貌和发展的根本属性。

中医思维还强调“化不可代，阴阳自和”，“把保持、维护、调理、恢复人自身巨大的自我修复的潜能，作为其防病、治病的根本出发点和目的”。这就是中医的治病观，也即《内经》所倡导的“化不可代，时不可违”，“无代化，无违时，必养必和，待其来复”。也就是说，中医把一切治疗的希望主要放在患者自身的“养”与“和”上，而使用的一切治疗手段（包括药物及针灸等）都不过是起一定的辅助作用。所以要想把疾病治愈的原理及其所以然都解释得百分之百的清楚明白，那几乎是不可能的。因为其中起主要和关键作用的还是在于人体本身，这是大自然赋予人身的神奇力量。

中医思维是以疗效说话，疗效是检验诊断与治疗是否正确的标准。因此中医十分重视病人的主观感觉或感受，而主要不是看检查的数据达标与否。中医诊断也不是非要像西医那样“确诊”出一个所谓的病名，但它一定要找出病因病机。

中医思维是阔大的，灵活多变的，故有“病无常形，医无常方，药无常品，在人之善学善用尔”之说，其治法与《孙子兵法》相通，所谓用药如用兵。治病当随机应变，因人因时因地制宜，不呆滞，不胶柱鼓瑟。故《内经》有云：“小大不利治其标，小大利治其本”；“大积大聚，其可犯也，衰其大半而止”，等等。

必须指出，中医思维的表现是十分个性化的，不同的中

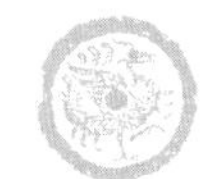

医面对同一个病人，其思考和处理方案是有差异的，不会完全相同和一致，这里就有高下及优劣之分。不要看十个中医面对同一个病人会有十张不同的方药，然而他们的诊断和治疗的大方向，多数还是有些类似或接近的，还是各有所据的，对于病之大体还是有比较相同的认识。只要他的中医不是学得太差，只要他能辨得清寒热虚实，所以一般都能取得一定的疗效，殊途可以同归。这就是中医的奇妙处，因此，很难说哪一个中医方药就是绝对的、唯一正确而不可替代、不可修改的。

我们所有中医人的目标应该是努力提高自己的中医思维的能力和中医思辨能力，尽可能地为病人解除疾苦，为病人服好务，争取作一个心如明镜、治病不糊涂的“明”医。

清代名医叶天士临终前告诫后人的一段话很有启意义。他说：“医可为而不可为，必天资颖悟，又读万卷书，而后可借术济世。不然，少有不杀人者，是以药饵为刀刃也。吾死，子孙慎勿轻言医！”他说得何等深刻啊！说得何等令人心颤！这就是他对自己行医一生的总结和心得。但是，我们也应该全面而正确地理解这一段话，绝不要因为掌握中医思维有一定难度而放弃对中医的学习和追求。虽然我们中医的大多数很难达到“三指能回黍谷春”的水平，但只要我们在从医的道路上精勤不倦，进与病谋，退与心谋，经年累月，就一定能大大提高我们的中医思维能力。

由此可见，中医思维是建立在中华传统文化基础上的，以“道”为指引的，重视研究人的整体性、非实体性、七情及自我感觉，强调“玄生神”，强调“有生于无”，并通过“观物取象，象以尽意”，即通过“以形求理”的认识方法，

以达到“谨察阴阳所在而调之，以平为期”之目的。这种思维能触发医生的灵感，从而迸发出智慧的火花，因而它是先进的和有效的，我们应当继续坚持并发扬之。

正是中医思维，使中医学上升为“形而上者”的“道”，使其对人体生命现象包括疾病的认识深刻而全面，开启了医生的智慧和创新能力，造就了一代又一代名医。在他们所留下的医案和其他医学著作中有不少地方都闪烁着中医思维的光芒。

请看邹润安对“风”与“湿”的解释：“所谓风，必淫于外而不返之阳，所谓湿，必滞于内而不化之气。”他对“风气百疾”的解释：“风气百疾者，心肝脾之气懈于朝肺，肺遂不能输精于皮毛，斯外邪乘而客之，是其责虽在肺，而其咎实在脾。”这是何等精辟的解释，又是何等正宗的中医思维！再看王孟英医案中的这些话，如“千年之木，往往自焚；阴尽火炎，万物皆然”；“岂可因不见痰面，遂云无痰?”“勿投血药，经自流通”；“法天行健以为方”等，皆属于中医思维。

总之，中医思维是一个中医师必须要了解和掌握的硬指标和基本功，否则就是不称职的，就是“失常”，就不可能对中医学建立起坚定的信念，也很难在临床上取得骄人的疗效。

《内经》的中医思维是最典型、最丰富，也最具有代表性的。先秦医家扁鹊曾教导我们医生要“闻病之阳，论得其阴；闻病之阴，论得其阳”；这些前辈医家启示我们要“视之无形，尝之无味”，告诫我们“治病必求于本”，昭示我们从另一角度正确看待中医的“玄”。

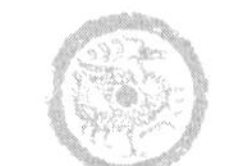

因此，坚持中医思维，就是要坚持《内经》的理论体系，坚持它所建立的阴阳五行学说和藏象、经络、气血、病因病机，以及治则、治法等。因为《内经》就是“至道之宗，奉生之始”。近年来有些人怎么能够荒谬地提出所谓要重新构建中医理论体系呢？这不就是要改变中医思维，也就是要自毁根基、自废武功而革中医的“命”吗？

一句话，中医思维就是司外揣内，就是揣想、揣测、类推、意会，就是以形求理。

中医思维何其简哉！何其难哉！何其妙哉！何其神哉！

从另一角度看待中医的“玄”

一说到中医的“玄”，有的人就直摇头，把中医看得似雾中月，朦胧、模糊，难以捉摸，难以被世人所认识。有的人甚至认为：“‘玄’往往是‘不科学’的代名词，正是这顶‘玄’的帽子，令中医越来越走进死胡同”。对此，笔者却另有一些看法。

中医的“玄”，并不体现在什么“悬丝诊脉”，而是体现在它神奇的疗效，体现在它理论上的玄远幽深，难以掌握得精透。“玄”的本意是深奥难解，玄妙，黑色，也含“不真实”之意（但在《古汉语常用字字典》中并没有这层意义，而另有“天、天空”之义）。世界上的许多事情本来就不是都一目了然，也不是都能阐释得很清楚——尤其是当涉及人类包括人体和人的精神自身的问题时。作为中医经典和理论基础的《内经》清楚地认识到这一点，故在经文中做

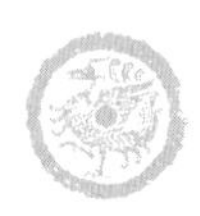

了明确的表述，即："其在天为玄，在人为道，在地为化，化生五味，道生智，玄生神。"这段文字在《素问》中至少凡三见：一见于"阴阳应象大论"，一见于"天元纪大论"，一见于"五运行大论"。这说明《内经》是再三强调了"玄生神"的问题。这句话中有几个关键词是：天、地、人、道、化、智、神，它们都与"玄"字连在一起。由此可见，"玄"并不是什么坏事，也不应代表贬义，并不是什么"不科学"的代名词。王冰注："玄，远也。天道玄远，变化无穷。"《老子》曰："玄之又玄，众妙之门。"中医的理论及临床实践，难道不正是这样吗？所以前辈医家说："病无常形，医无常方，药无常品，在人之善学善用耳。"正是因为"玄"，中医才充满了神奇奥秘，才值得人们推崇、学习。然而，现在一些人却片面地把"玄"仅仅看作是中医的缺憾、短处或致命伤，都想把它去掉，甚至有人欲把中医理论体系进行重建，而不是辩证地在更深层次上看待中医的玄秘性。从某种意义上讲，如果没有了"玄"，也就没有了中医。试想，如果中医"走下'玄坛'"了，那它就与所谓的现代科学没有什么区别了，或者说与之"大同"了，于是就合二为一，也就失去了它本身的特质和独立地位，因此也就自然地消亡了。哲学家黎鸣说："在不把'科学的'理解为'完全正确的'，尤其是不把西方'科学的'理解为'完全正确的'前提下，我要指出，中医中药的确不属于西方意义下那种'科学'的范畴。"（《哲眼看中医》，第97页）正是"科学的"三个字害了中医，苦了中医，边缘化了中医，也使得不少中医人千方百计地要向这三个字靠拢，似乎中医不靠拢它就不能生存，不能发展。

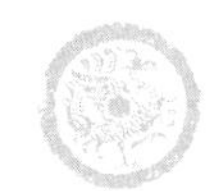

然而我却要说，真正使“中医失去了公众赖以信任的基础”的，不是“因为‘玄’”，而是由于现代科学主义的泛滥，使人们总喜欢用“科学”的标准来衡量中医，评判中医，检验中医，认为中医没有“可以让人信赖的依据”，甚至认为它是“唯心”的。难道中医的诊断治病真的不是“有据可依，有理可寻”吗？难道它的理论经受不住实践的检验吗？事实并非如此。虽然我们出于好心地向人们解释了一通“中医的整体平衡观”和“中医如何辨证施治”，但那就能“让中医走下‘玄坛’”吗？我看未必。因为中医的“玄”是客观存在的，要想去掉这层神秘的外衣并不那么容易，也可以说是去不掉的。须知“人是大自然演化的产物，是宇宙全息的缩影，生命的奥秘原本就是宇宙的奥秘”。所以裘沛然老先生慨然有诗云：“如此人天藏秘奥，晚年何敢侈谈医！”这真是一个经历了数十年临床感悟的老中医的肺腑之言。当然，我们也应当向人们宣传中医，尽可能地用通俗一些的语言普及中医药常识，这是必要的。有人说，中医要六十岁才能成才。这个话虽然说得有些绝对，但也有它一定的道理，也基本上符合事实，也许就与中医的“玄”不无关系吧。

总之，我的理解，中医的所谓“玄”，就是“阴阳不测”的意思。经曰“阴阳不测谓之神”。阴阳的变化是无穷无尽的，千姿百态的，难以意料，有时就像划破长空的电闪雷鸣，让人惊叹它的奇异。这就是效法自然之道的中医。我们不必回避它的玄秘性，因为大千世界本来就如此。说中医“玄”而欲去之的人，也许是还真不懂得中医。让我们永远记住《内经》的那句话：“玄生神。”

也谈“失语的中医”

——《中医真的说不清治病机理吗》读后

2015年7月23日《中国中医药报》上张效霞先生的文章《中医真的说不清治病机理吗》一文，他认为是说得清的，但是“不用去、也用不着探讨每个疾病发生的具体原因”，“最重要的是要寻找出那个维系‘平衡’的关键点”即病机，“并根据‘病机’立法、处方、用药”。然而，中医现在却得了“失语症”，是自己把话语权丢失了。

我基本同意他的这个说法，不过他讲得还不是很透彻，如他说“中医要说清楚治病机理，有效的途径与出路可能是回归中医原有话语系统”。而我则认为，这不是“可能是”，而是“必须是”，即应“让中医自己解释中医，把‘西化’了的概念、范畴重新加以厘正”。而这样就必须做大量“扳正”的工作，从中医教育、科研到临床等诸方面，都必须加以厘正，而不仅仅是“概念、范畴”的问题。因为目前中医西化已经积重难返，已经成为普遍现象或习以为常，成为中医界的主流趋势。“西化”了的中医还能说清中医治病机理吗？如果中医继续这样“西化”下去，那么终归有一天它会完全失语，更何论说清其治病机理。

观2015年第6期《新中医》上共有临床研究论著111篇，其文章题目中所用病名有80%都是西医诊断的病名，而使用中医之病名者甚少，只有寥寥数篇。在本期中，只有“医案感悟杂谈”栏目的9篇文章（共18页，排在末尾）属

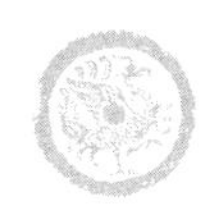

于比较传统的纯中医理论探讨，然而属于中西医结合式的或中药联合西药应用的文章内容，却占了绝大部分篇幅（共有234 页）。二者之比为 234∶18，悬殊得多么大！

在如此众多的西医病名和西医名词面前，我不知道作为一个传统中医或所谓纯中医是否会有一种头晕的感觉？或者说简直如堕五里雾中，而还能保持清醒的中医思维的头脑？这样的《新中医》杂志，有多少传统中医读得懂或感兴趣？

要说真的能把中医治病机理说得清的人，我认为要首推邹润安与王孟英。每一个阅读过他们的著作，且有一定理论基础和临床经验的中医，都不得不承认这一点：那才是中医的高手和大师！如王孟英治潘妪痛吐一案："潘妪久患痛吐，多药莫痊。孟英视之：脉弦劲而数，曰'口苦而渴乎？大便不畅乎？小溲如沸乎？'病者云'诚然！但冷气时冲，欲呕不畅，渴喜饮沸，吐沫极酸，总由积寒深重耳！'孟英曰：'因此谅诸医必用温燥之药矣！须知气冲觉冷者，热极似寒；渴欲饮沸者，饮邪内踞；吐沫作酸者，曲直所化。其病在络，故吐之不易。'方以茹、旋、栀、楝、枇杷叶、丝瓜络、木通、生姜衣、海蜇、凫茈、苏叶、炒黄连，煎吞当归龙荟丸。一剂知，五剂愈。"

像这样说得清病机的案例，在一部《王孟英医案》中比比皆是，可谓脍炙人口。有的医案洋洋上千言，对病情的描写和分析既准确又形象，议论精辟，说理入微，使无形的病机脱颖而出（如治何氏妇腹胀善呕一案）。虽然病情复杂，但他审症犹如燃犀烛怪，独具慧眼，辩论滔滔，难怪有人说他"议病迴出凡流；要知识见之超，总由读书而得"。尤其可贵的是，在许多案例中，王孟英都把疾病发生的具体原因也是讲清楚了的。可以这么说，一部《王孟英医案》，就是中医说清了治病机理的杰作或代表。

关于中医的治病机理，不排除有的中医的确因为“说不清”而现在就说得越来越少，甚至不说，或干脆就用另一套西医理论来说。仿佛那样才说得清，或得到认可。在这样的语境和氛围下，中医特色自然就越来越淡化。就连陆渊雷先生都说“古人之悬揣，不合生理、解剖、病理”，即他也是在用西医的观点与理论来衡量及检视中医。而今天在中医学界，与陆先生持相同观点的还大有人在。归根到底，他们还是更相信科学，而对中医理论有所怀疑。

我认为，所谓“中医让人糊糊涂涂地活，西医让人明明白白地死”这句话未必是“戏言”，而是有它一定的真实性。不过，这个“糊涂”与“明白”都应该加引号。因为中医的所谓“糊涂”中实含有清醒，而西医的所谓“明白”中未必不糊涂。

因此，要找回中医的话语权，就必须撇清中西医结合带来的影响，否则，我认为中医西化的现实是不会有改观的，“中医说不清治病机理”的现象也许在人们的头脑中还会长期存在或加剧。

中医急诊发展受限根源何在

——《传统观念对中医急诊发展的影响》一文读后

有学者发表在2009年2月20日《中国中医药报》上的《传统观念对中医急诊发展的影响》一文，是一篇值得商榷

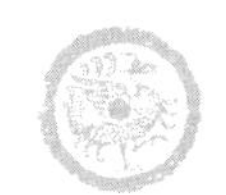

的文章。

综观全文，该作者把中医急诊发展受限归责于中医自己的传统观念所造成，归责于中华文化。如他说什么“中医急诊缺少发展的文化原力”，中医家“尚古顺旧”、不思“进取”，受“中庸观”“孝悌观”和“宗法观”的困扰或阻碍，受“文化的潜移默化”，“在‘宗法等级’划定的圈圈里打转转”等。这些说法显然都有失偏颇。

首先，该作者以古代中医内治法则之一（即攻补兼施，或补益中辅以行气）为例，说“在强势药物中佐以缓和之药，有时就会大大削弱了药力的急速发挥”，“明显地表露出”“负面效果”，从而以此来批评中庸思想是中医急诊发展的障碍。其实，他的这一论点是站不住脚的，也是对前人用药经验的贬低和否定。何况中医内治用药法并不都是这样，专门祛邪或攻下的方剂也有不少，如大承气汤、大陷胸汤、大黄牡丹汤、黄连解毒汤和白头翁汤等。它们是否也如该作者所说是“植入了温和基因”呢？

其次，该文说“在很多情况下对急诊患者只能实施创伤性急救，如颅内清瘀、静脉穿刺、气管切开、开胸、开腹等，才能达到预期的救治效果……”这样说，难免有把中医急诊所涉及的范围似乎局限在主要对创伤急救的处理方面之嫌，从而凸显其不足。诚然，这类外科手术固然是西医的强项，然而它只占各种急诊中的一部分，而在其他内、妇、儿科许多急危重症的诊治上，中医却可以发挥自己的长处和优势，尤其是它“以调动自身的正气为主要治疗特点”，通过调理和辨证论治，可以避免许多无谓的外科手术对身体的干扰和损伤，并能取得较好的疗效。

有人说，中医不能治急证，那实在是一种误解。中医不但能治急证，而且可治内、外、妇、儿各科的急证。如中风、厥证、出血、癃闭、崩漏、狂证、跌打损伤、骨折、小儿惊风、抽搐、霍乱、中暑等。据《扁鹊传》，“太子暴死而厥，越人针维会而复醒”。在仓公淳于意的 25 个医案中，至少有 9 个属于急证的范畴。在《华佗传》中就有关于华佗为人动大手术，“断肠湔洗，缝腹膏摩”的记载。在这篇传记中也至少有 7 个治急证的案例，包括妊娠腹痛、蝎子蜇伤、死胎不下、肠痈等。

中医急诊发展的历史悠久，已经积累了十分丰富的理论和经验，包括许多有效的急救方法、方药和制剂。如远在战国秦汉时期的《黄帝内经》就已建立起中医急诊学的理论框架，记载了一些急证的病名、病因与治疗等，如所谓“卒心痛”“薄厥”“喘息鼻张”等。汉代《伤寒杂病论》中已有关于中风、心悸、胞阻和食物中毒等急证的论述。

一部《伤寒论》和中医温病学说，基本上都是中医在与急性病的斗争中建立起来的。仲景所创立的四逆汤、抵挡汤、白通加猪胆汁汤等都是治疗急证的名方。

晋代《肘后备急方》相当于急诊手册，论述了常见急证的应急处理，还创立了肠吻合术。清代医家吴鞠通等人针对急诊的特点，创审脉、察舌、验齿、辨斑疹、察热型、审汗液、别闭脱、辨痉厥等鉴别诊断方法，创立了卫气营血辨证和三焦辨证，这都是对急性外感热病做出的极大贡献。

再比如现在民间常用的云南白药、十滴水、清凉油、安宫牛黄丸、七厘散、通关散、六神丸、琥珀抱龙丸等，不都是中医常用于急救的成药吗？很多现代医学所采用的急救方

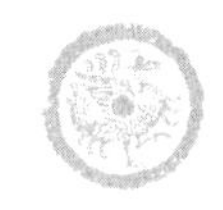

法，实际上在中医急诊的医疗实践中已经有所应用。如《中藏经》记载了世界医学史上最早的口对口人工呼吸法（距今已有1600多年）；《金匮要略》中已记载有胸外心脏按压术，还载有用猪胆汁蜜饯煎导法通大便；唐代的《千金要方》载有导尿术；宋金时代的《圣济总录》已载有鼻饲术；明代《种杏仙方》已载有用绵纸捻吸痰等。另外，中医用外治法治急证的方法也很多，如外敷（止血、止痛）、灌肠、催吐、催嚏、开噤、刺血、针、灸、刮痧等。

然而，该文作者却对中医在急诊领域所取得的辉煌成就避而不谈或视而不见，总是认为中医急诊守旧、落后，说“对中医急诊理论的探讨一直在‘经典’里面打转转”，“技术上也基本停留在‘独参汤’、针灸、火罐、刮痧等方法上”。这里，他真的是把中医急诊小看了，难怪他把中医师们都说得那么的保守，说他们“喜欢复制古人已有的东西，不愿或不敢有‘想法’”。他还说，中医急诊“以技术传承为主体”，这就说得更有些不对了。因为中医急诊确实有一套理论作为指导并得到了有效的传承。

如果说，传统观念（即所谓中庸观、悌孝观和宗法观等）“从思维上严重地制约了”中医急诊的发展和创新的话，那么，在中国已经进入现代化建设的今天，这些传统观念无疑是比以前淡化了许多，但为什么中医急诊的应用及其范围却反而更加萎缩了呢，或如该作者所说“其发展进程大打折扣”了呢？

因此笔者认为，中医急诊的发展之所以受限或萎缩，关键并不在于受到什么传统观念的影响，而是由于受到近代唯科学主义思潮的影响和冲击，对中医药文化的漠视和贬低，

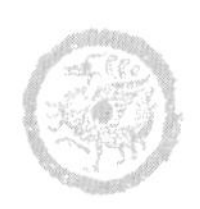

对现代西方医学的盲目迷信和崇拜，中医从整体上已经被严重异化或“西化”，丧失了自己的特色和优势，也丧失了相当大面积的医疗阵地，比如中医外科和骨伤科已经越来越难觅踪影，一些在历史上很有名的丸散膏丹已经在市场上近乎消失。难怪“现在很多中医院的急诊科被认为是西医科”，就是很自然的了。

总之，中医急诊发展进程之“大打折扣”，是随着整个中医学术被异化、临床阵地萎缩、中医人员锐减而出现的，它并不是孤立的现象。相信随着中医的振兴和重新崛起，中医急诊的发展必将会有长足的进步和改观。

中医形态学何须重建

有一种观点认为，“整个中医学是建立在没有形态的功能变化之上”，因而必须“要对自己现有理论体系做一番重构”，即“建立中医形态学”，并认为这是实现中医现代化或中西医结合的前提。他们认为，东方医学未来发展趋势应该是“逐步走上形态研究的道路，最终将中医学建立在人体形态结构学之上。”

笔者并不赞同这一观点，这种观点实际上是对中医学理论的科学性的否定，是要从根本上改造中医学，使之符合西医学所要求和所能接受的一种模式，那样就不是真正意义上的中医学了，或者说就是有其名而无其实的了。

中医学真的是“没有形态”或者说没有“形态研究”的吗？否！中医形态学自古就有之，而且曾经辉煌灿烂，光

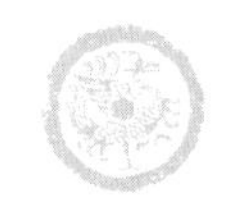

耀千秋，何须改造与重建。

中医经典著作《内经》早就为中医形态学的形成和建立打下了牢固的基础，且内容相当丰富，只不过它并没有作为一门独立的学科，而且是与中医的生理、病理学说浑然融为一体的，很难将它们完全分开。《内经》上将天癸、任脉、太冲脉、肾气，“夫精明五色者，气之华也”，以及“阴者，藏精而起亟也；阳者，卫外而为固也”，“阴平阳秘，精神乃治”等，这些都属于中医形态学的内容。它与西医的同类学科如解剖学比较起来，无疑显得有些抽象，但同时也更概括、更广大、更深刻，因为它更接近于人体生命现象和疾病的本质。它不仅研究人体可见的形态如所谓五脏六腑、皮、毛、筋、骨、肉、血、四肢、九窍等，还研究到了与这个形态有关联的其他许多方面，如天文、地理、人事，尤其是人体内无形的气化功能活动与经络等。其范围涉及之广，就以脾为例，《内经》是这样认识的：“其在天为湿，在地为土，在体为肉，在藏为脾，在色为黄，在音为宫，在声为歌，在变动为哕，在窍为口，在味为甘，在志为思。”你看讨论一个“脾”，就联系到与之相关联的至少十个方面：天、地、体、色、音、声、变动、窍、味、志等。实际上还有所谓的“其畜为牛，其谷为稷，其数五，其臭香”，其位在中央等。可见它远远超出了解剖学意义上的“脾”的范围，其内容就形态学而言论述得是何等的透彻和全面，这对中医临床之诊断和治疗都有很实际的指导意义。

再如经络，虽然从解剖学上无法找到它的形迹，但我们不能因为其无形而否认它的存在。我们在临床上确能见到许多反映经络现象的实例。如《素问·奇病论》云：“黄帝问曰：人有重身，九月而喑，此为何也？岐伯对曰：胞之脉络绝也……胞络者，系于肾，少阴之脉贯肾系舌本，故不能言。”《素问·平人气象论》云：“胃之大络，名曰虚里，贯膈络肺，出于左乳之下，其动应衣，脉宗气也。”可见古人对于经络的认识并不是凭空想象的，而是有所实验和依据，是通过长期无数次的观察而总结得出来的。

《内经》上还有一段关于“形”的阐述很耐人寻味：“岐伯曰：请言形，形乎形，目冥冥，问其所病，索之于经，慧然在前，按之不得，不知其情，故曰形。”“视之无形，尝之无味，故谓冥冥，若神仿佛。”（《素问·八正神明论》）这段对话，我的理解是：对“形”这个东西，不能光靠眼睛去观察它可见的、有形的一面，更重要的是还要去感觉，去思考，去揣摩它无形的、看不见的一面。因为一切有形的东西都产生于无形，所谓“天下万物生于有，有生于无”。只有这样，我们对于“形”的认识才更全面，更接近于真实。

所以，中医形态学不仅要研究有形，而且更着重研究无形。“东方科学，东方医学强调对无形的功能态的把握。”因此说，中医学没有、也不应当主要建立在有形的人体形态结构学之上。

再拿脉诊来说，它是中医形态学中最具特征的一部分。脉诊独取寸口，可以说不诊脉不足以成其为中医。但是，脉象二十余种很难用图形来表现其形态，只有靠医生的细心体会。尽管它有时候显得有些“心中易了，指下难明”，但我们不可否认中医脉诊中确实蕴涵着科学而且实效的道理，故至今仍为四诊中不可或缺的一部分。

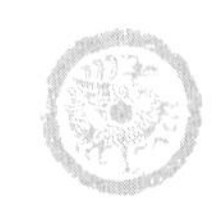

几年前，“变亦变，不变亦变”（上海中医药杂志，1999年第5期）一文明确提出“要建立中医形态学”，因为据说“中医缺少对人体形态结构方面的科学认识”。这种观点目前仍然具有相当的代表性，如后来有人在《世纪之交的多元化选择》一文中也强调对中医理论要做“质”的变革，“要对原有理论体系做一番伤筋动骨的改建”。不过，我认为，朱丹溪也好，明清医家也好，温病学派也好，他们何尝这样做了？今天如果我们过分地依赖和侧重于用现代医学的观点、方法来研究、评价和规范中医学理论，那将不会对医学的发展、进步带来有益的突破。质言之，中医西化的趋势应当遏止。

当然，中医形态学不需要重建或重构，并不是说它就已经十分完善或完美无缺了，它也还有不足和缺陷。中医学（包括中医形态学）以及现代医学，在人类疾病和人体奥秘面前，还有许多难题需待解决，还有许多问题没有阐述清楚，有的还是“知其然，不知其所以然”，正如岐伯所说的“不知其情”。这些难题的破解，正有待于我们去不断地探索。然而有一条就是：中医学术不能被异化，不能开变异的花、结变异的果。祝世讷教授说得好：“中医理论只要正确反映着健康与疾病的客观规律，必将是‘万岁’的。”

婴儿救命药

——切莫忘了中医

在2014年2月27日的《南方周末》上有一篇报道，题目是《婴儿救命药，去了哪里?》，说的是治疗婴儿痉挛症的

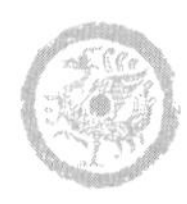

首选西药 ACTH（促肾上腺皮质激素）目前在全国任何医院都买不到，十分紧缺，家长们四处苦寻无果，甚至濒临绝望，有的被迫在黑市以高价购得，但从正规售价的 7.9 元一支被炒卖到几百元甚至 1000 元。

这种病，即婴儿痉挛症，又称小儿癫痫。据说在中国的患病率为每万名新生儿中有 2～4 人，即每年新增病儿 3000～6000 人，这就造成了数以万计的家庭为之做噩梦与饱受折磨。即使用这种西药治疗，也仅能得到部分控制而不能治愈，而且不良反应较大。该病的症状是：婴幼儿突然发愣，呆滞，似乎一瞬间失去知觉与反应，头、目偏向一侧，或频频点头，肢体颤抖或抽搐，或腿足无力而摔倒，失语，或迷糊而嗜睡，出现智力和体格发育障碍，如不会说话及走路等。

这篇报道还这样写道："要命的是，医学界普遍认为这种病非常棘手，穷尽所有医术都只能让病情暂不发作。"注意：这里说的"医学界"显然不包括中医；这里说的"医术"，也未包括中医的医术在内。因为这篇文章全文皆未涉及中医药，即未提到用中医药治疗本病。可能那些患儿的家长们也大多数未曾想到求助于中医药来诊治此疾病。报道还说"国外也是首选这个药（ACTH）"，但我们为什么不首选中医药呢？须知：中医药说不定对此病的诊治效果还会好一些呢！比如在《中医临床家谢谢海洲》（中国中医药出版社，2004 年出版）一书中就收载有三个治疗小儿痫症的医案，都是基本上治愈或使病情得到了控制的。

也就是说，只要中医经过正确的辨证施治，婴儿痉挛症就能得到有效的控制或改善。因此，这样的中药就是此类患

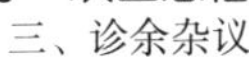

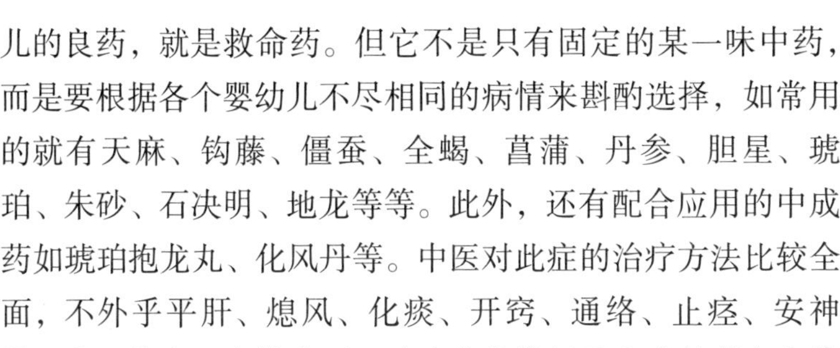

儿的良药，就是救命药。但它不是只有固定的某一味中药，而是要根据各个婴幼儿不尽相同的病情来斟酌选择，如常用的就有天麻、钩藤、僵蚕、全蝎、菖蒲、丹参、胆星、琥珀、朱砂、石决明、地龙等等。此外，还有配合应用的中成药如琥珀抱龙丸、化风丹等。中医对此症的治疗方法比较全面，不外乎平肝、熄风、化痰、开窍、通络、止痉、安神等。在历代中医书籍中不乏治疗小儿惊风及癫痫的药方和临床经验。如《医宗金鉴·幼科心法要诀》就有所谓阴痫、阳痫、惊痫、痰痫、食痫、风痫之分，且各有主方。

严格地说，ACTH 不是抗癫痫药，婴儿痉挛症也不完全等同于癫痫。癫痫病一般无智力发育倒退的现象，发作过后又如常人，可以走路，可以说话。而这个婴儿痉挛症似比癫痫还要严重些，西医对它的病因尚不明。因此它用激素来治疗此病，实在是没有办法的办法。

所以，我在此呼吁：婴儿救命药，不要忘了中医！在所谓“婴儿痉挛症”的治疗上，千万不要忽视了中医药！中医药中有许许多多的救命药，就看你会不会发掘和使用。应当打破西医一家对一些疑难病包括“婴儿痉挛症”所下的“权威”结论和诊疗定式。

王老吉与张仲景

夏夜，闷热难当。渴甚，于是从冰箱内拿出一听王老吉。只见大红色的外壳上写着黑字说明：凉茶始祖王老吉，创于清朝道光年，已逾百年历史。其配料是：水、白砂糖、仙草、鸡蛋花、布渣叶、菊花、金银花、夏枯草、甘草。

该饮料并没有标明有什么功效或作用，只是说“冷热皆宜”。喝在口内，略有些甜，但无什么苦味——虽然其配料中有几味中药，但可能是因其含量不多吧。

由于每天的电视里都能见到王老吉凉茶的广告：数桌人围坐在一起聚餐，满口被辣得直喘气，然后人人都高举起王老吉凉茶一饮而尽。这显然是起一个清热泻火的作用，所以其广告词就是“怕上火，喝王老吉!”这样，王老吉的知名度当然是相当的高，买它的人不少。于是，我想到了另一个人——中医医圣张仲景，他老人家的知名度可远远不及王老吉。全国的老百姓中，尤其是青少年及学生，有多少人知道这个一千多年前的老前辈，这个医中之圣，知道他对中医辨证论治做出的巨大贡献呢？虽然清代的陈修园先生在其所著《医学三字经》里曾经介绍过他，说：“越汉季，有南阳，六经辨，圣道彰，垂方法，立津梁。”但是，这个《医学三字经》在全中国人的心中有多大一丝影响，有多少人能读到或学习它呢？它能像王老吉的广告那样使得家喻户晓吗？

有谁会为张仲景其人其书打一个轰轰烈烈的广告，让许许多多的人了解张仲景，了解中医，从而了解我们悠久而又优秀的中医药历史与文化呢？

呜呼！一个为中华民族的传统医学做出了伟大贡献的张仲景，一部其配方深含妙理与奥义的《伤寒杂病论》，其知名度却远远不如一个王老吉，这就是现实，是不能不令人由此而感叹唏嘘的。

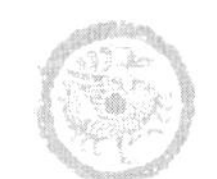

一桩杏林趣事

某日下午，我在去药店的路上，恰好遇见一位来复诊的病人李某（64 岁）。她说，她本来是打算到我家中来找我看病的。于是我就说，那我们一起到药店里看吧。当我们到达药店时，正好还有另一位老妪（72 岁）也在那里等我，她手上还牵着一只狗，是遍身黄毛略卷曲的一只小狗。上次她来看病时也是带着那只狗，拴着铁链。

这时，牵着狗的那位老妪马上站起坐到我的诊桌旁，准备就诊。但与我一起来的李姓病人却有些意见，表示应当是该她先就诊。于是二人为此发生了一点小小的争执。刚争议了两句，却不料旁边的那只狗也汪汪地叫了起来，声音里明显地带着几分愤怒，它面朝着李姓病人，似乎是在为自己的主人说话，表示抗议。

最后，还是牵着狗的那位老妪先看的病，那只狗也没有再叫，此事算和平解决。在我诊病时，她们二人还互相交谈，问起了双方的家庭境况，如子孙辈在何处工作等，气氛还是很友好的。

俗话说，狗通人性。看来，这也算是趣事一桩罢。姑且录之。

浅议电视剧《老中医》

何谓老中医？我总觉得2019年二月下旬至三月上旬热播的这部电视连续剧《老中医》所表现和塑造的老中医形象差了那么一点儿，即真实性。它与历来我所认识和了解的、我心目中的那些老中医形象不太吻合，也不太相似，似乎还隔着那么一层皮。

从剧的开头，老中医翁泉海卷入的那一场官司就使人有些疑惑：翁仅仅是应邀出诊给一个重病患者看病，而且已经有言在先，向患者家属说明了其预后不良，此不过是尽人事而已。但随后却被患者家属无端告上法庭，要翁承担所谓医疗事故的罪责。这在中医历史上是很罕见的，何况这样的事情在翁身上就在此剧中还不止发生这一次。请问：当时在中国的中医医疗环境和医患关系是如此的恶劣不堪吗？

尤其是作为全剧主角之一的老中医赵闵堂，在本剧的前面部分剧情中，其所作所为更离一个普通而真实的老中医的形象和状态相距甚远，其言行夸张做作显得太过了些，给人一种完全是在演戏的味道。这是不是在戏说中医呢？像他这样的人不能说完全没有，但仅只是极个别的，（而且不会集若干不良品行于一身），故不应把他这些方面尽情渲染，从而有损中医形象。

所谓老中医，历来给人的印象是严肃、稳重、不苟言笑，对患者坦诚相待，耐心细致，方药谨慎，下笔再三斟酌，绝不敷衍塞责。他们医德好，临床经验丰富，治病有一

定的疗效，诚所谓“博涉知病，多诊识脉，屡用达药”，“九折臂终成良医”。这样的老中医普遍受人尊重，不论在任何朝代皆如此，何况那些知名一方的老中医就更不用说了。怎么会被人蒙着眼睛或被捆绑、押解着去给人看病呢，有的甚至还被举刀逼着？

再说赵闵堂在此剧中又是一个什么样的老中医呢？他开着一家诊所，室内挂着一幅“术冠中西”的条幅，作为上海有点名气的老中医，开头不是以正面人物的形象出现的，而多数时候是在反衬另一个老中医主角翁泉海。翁泉海医德高，医术好，精勤好学，对患者关怀备至，甚至主动叩门去为患者诊治，还亲自煎好药送上门，哪怕遭受冷遇而碰壁。他还发慈悲之心，主动带着徒弟及药材去到发生霍乱传染病的矿场免费救治工人，不惜遭人嫉恨或被传染，甚至被人打击和伤害。而赵闵堂呢，却一直显得有些猥琐，心眼小，医德差，虚伪，不诚实，装神弄鬼或故弄玄虚，医术不高而喜自我吹嘘。什么神龟探病，什么悬丝诊脉，什么用老虎须及原配之蚱蝉一对做药引……还有他作为去南京请愿抗议“废止旧医案”的代表，却中途装病退出，等等。总之，他患得患失，整日为追求名利而绞尽脑汁，每每被其悍妇妻子所指使，而令人啼笑皆非。难怪其徒弟小铃医都说他是“一文钱能捏得出水的人”，在医德和做人方面不值得为师。

全剧把赵闵堂作为一个老中医的主角之以上行为过分渲染（尤其是剧情的前面部分，包括与其妻及其徒之间的互动），我认为是不太适宜的，这是全剧的缺陷——尽管它能为剧情增加一些笑料。但它难免不使人产生疑惑：难道老中医竟是这种人吗？须知，无论在什么时代，老中医的主流和

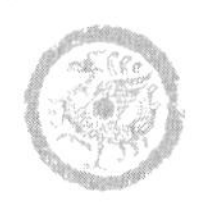

多数都不是那样的人。虽然在剧情的后面部分，编者又把赵塑造成了一个正面人物：他有爱国心，痛恨日本侵略者，为了使患病的日本兵服药无效，他偷偷修改了药方。最后他因此而被日本人杀害。他的此种行为当然令人尊敬，但此又另当别论。不过，此种剧情转化在剧中好像有些勉强和生硬。

当然，这部电视剧也有它出彩的地方，比如其中的第二十四集、第二十五集就比较好看，即关于中西医打擂和中西医结合问题之争。前者是对中医药疗效的肯定；后者是关乎中医发展的方向，都至关重要。尤其是中西医结合之争的这一集拍得不错，相当精彩，也值得人们深思。翁泉海与其父亲之间矛盾尖锐，可谓针尖对麦芒，不可调和。翁父请出祖宗来教训翁并痛击之，但翁仍坚持不改，说他至死不渝。

由此可见中西医结合之争已约百年，这场论战仍在继续，至今仍在困惑着广大的中医药工作者。“结合”之路是否正确？是否能走得通？它给中医事业发展带来何种影响？中医究竟应当向何处去？人们还在彷徨，还在思索……这部剧没有回避这个中医的要害问题。它使我们不得不思考：在当代还有多少坚持用中医思维治病的老中医？他们一辈子矢志岐黄，衷心不改，甘守清贫，精心带徒，为中医源源不绝地输送新鲜血液。这样的老中医在城市医院里已经越来越少，在农村更难寻觅。现在，为什么一大批中医大学毕业的本科生却都纷纷报考西医研究生？我们的中医教育到底出了什么问题？如果中医自学成才的路被阻断或不被重新开放，那未来的老中医在哪里？

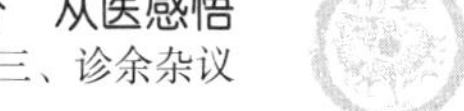

总之，这部电视剧还是花了不少的精力和心血来打造，至少他把以往在银幕上很难作为主角来宣传的中医药题材隆重地搬上了舞台，使人眼前为之一亮。该剧编者的初衷和出发点还是好的，是为了弘扬和宣传中医，是为了弘扬优秀传统文化，让更多的人对中医有更多更深的了解与认识。从而相信中医，走近中医，使祖国优秀的传统医学发扬光大。对此，这当然应当充分肯定。但由于剧本本身存在的缺陷与不足——主要是掌握的写作材料还不够丰富，作者非中医专业人士，对中医的认识有限，因此凭想象和虚构的成分略显多了一些。故对这一部专业性较强的剧作表达得不是那么完美及理想，这是可以理解的。科普和宣传中医，诚非易事，我们还有很长甚至很艰难的路要走。振兴中医，吾侪有责！

文学作品的灵魂就是真实（艺术的真实，也包含现实的真实），哪怕它是虚构的、经过加工再创造的，但只要能给人以真实感，就有感动人心的力量。同样是关于中医药的题材与故事，即电视剧《老中医》与《大宅门》，同样是属于中医药的两块招牌，即“泉海堂”与“百草厅”；它们又都是由同一个名演员（陈宝国）领衔主演。但有人认为，从打动人心的力量上说，《老中医》不如《大宅门》；“泉海堂”不如“百草厅”。是否真的如此呢？

以上，就是我作为一个从医约四十年、时年七十五岁的老中医，对于电视剧《老中医》的基本看法。

其实，《老中医》这部电视剧，还不如以民国时期一位上海的著名中医陈存仁先生为原型来塑造，来构建。因为他就是老中医的优秀代表，一生致力于弘扬祖国传统医学而做出了卓越贡献。《中国药学大辞典》就是他编的。他一生的事迹足以编写出一部内容丰富且真实感人的剧作《老中医》，而且用不着夸张、渲染和虚构。剧作完全可以以之为中心来反映民国时期的老中医们的奋斗历程和从医业态。何况陈存仁就是当年到南京请愿的五位中医代表之一，他并写下了一段真实而生动的记录。著名中医程门雪曾有诗赞他“占尽江南一角春”。这个真实存在过的老中医，其史实比目前正热播的电视剧《老中医》生动和丰富。大家不妨阅读其著作《银圆时代生活史》，书中顺带介绍了老中医谢利恒、丁甘仁、丁仲英、秦伯未、张赞臣、姚公鹤等人。作家阿城说：“写老上海的书，这一本最好。”我也在此特向各位同仁推荐。

小诗三首

题拙作《坐堂医笔记》出版

坐堂问疾二十年，
几多甘苦鬓发斑。
且喜《笔记》今出版，
奉与诸君仔细看。

咏邓公铁涛

复兴中医阻力多，
邓公发怒又如何？

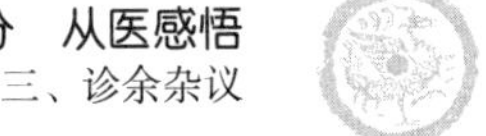

西化之势难遏止，
又见文章在“唱歌”。

“科学篮子”信口夸，
中医问题装得下。
掘墓之人仍在掘，
邓公发怒奈何他！

邓公虽老志不衰，
卫我中医意满怀。
科学主义是危害，
执笔战斗扫尘埃。

注：邓公铁涛当年曾给其弟子曹东义先生写信，说：“我希望你以批臭‘告别中医’者的精神，执笔战斗”，批判近日在某报上不断出现的宣扬科学主义的文章。所以，刘世峰先生说：“邓老义愤填膺，怒斥科学主义对中医的危害！”

与班主任老师逾半个世纪重逢

五十余年咒逝川，
师生邂逅大观园。
且喜共享桑榆晚，
信步闲庭把心宽。

附记：五十三年前的班主任杨老师，与昔日的学生（高中时期的我），今秋邂逅相逢于昆明大观楼公园。老师似乎已认不得学生，学生终于认得了老师。大家惊喜相逢，莞尔一笑，握手，互道珍重，言谈不多而转瞬告别。老师时年已八十有六，满头白发，而学生亦七十有一，皆垂暮之年矣。所谓光阴荏苒，世事茫茫，皆两相忘于江湖也。可叹！（乙未年八月于云南旅游途中）

第二部分

临 证 医 案

一、内 科

头 痛

案例1

何某，女，23岁，2019年10月8日初诊。

头部后面痛近一月，口略涎，咯痰，鼻涕黄，睡眠欠佳，舌苔偏腻略黄。辨证：口涎、舌苔及鼻涕黄腻均说明有湿热；头后部属太阳经，有寒则痛；因有痰湿阻遏，故影响睡眠。治宜外祛风寒，内清痰热，拟方：

羌　活10g	防　风15g	葛　根25g	北细辛6g
紫苏叶12g	芦　根25g	枯　芩15g	连　翘15g
银　花20g	生石膏30g	法半夏12g	陈　皮10g
夏枯草25g	前　胡15g	薏　仁20g	桔　梗15g

二剂。

10月12日二诊：头已不痛，但鼻涕黄稠且臭，仍咯痰，口渴，舌偏红。辨证：鼻涕黄稠且臭，说明肺胃之热尚重，加之口渴、舌红、咯痰，故需继续清化肺胃之热及痰，拟方：

生石膏30g	济银花20g	连　翘20g	薄　荷10g
桔　梗20g	胆　星15g	枯　芩15g	丝瓜络12g
炒栀子15g	白　芷10g	桑　皮20g	皂角刺15g

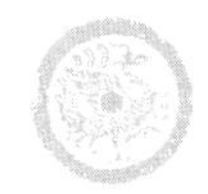

蒲公英20g　　瓜　壳15g　　浙　贝12g

二剂。

【按】本例初诊方用表里双解法，外祛风寒，内清痰湿热。复诊时，头已不痛，风寒已解，唯余肺胃痰热，故不再用羌活、防风、细辛、紫苏等药，而纯用清化肺胃痰热之药，故加桑皮、蒲公英、浙贝、栀子等。

案例2

袁某，男，71岁，2019年10月22日诊。

头侧痛，睡眠差，口干苦，指尖麻，苔略白腻，脉稍弦。肝风夹湿热上扰，有痰。方药：

防　风20g　　钩　藤30g　　石决明25g　　芦　根25g

胆　星15g　　法半夏12g　　枯　芩20g　　夏枯草30g

桑　枝30g　　竹　茹20g　　枳　壳15g　　黄　连10g

杭　菊20g　　磁　石30g　　夜交藤30g

二剂。

10月28日二诊：头痛、口苦等均减轻，仿前方。

防　风20g　　钩　藤30g　　黄　连10g　　柴　胡10g

枯　芩15g　　磁　石30g　　胆　星15g　　石决明25g

枳　壳15g　　桑　枝30g　　杭　菊20g　　夏枯草30g

法半夏12g　　芦　根20g　　竹　茹20g　　夜交藤30g

二剂。

【按】头侧痛、口苦、脉弦属少阳，肝胆风热夹痰上扰，故用平肝祛风清热化痰法治之。

案例3

万某，女，72岁，2019年10月28日初诊。

患者头胀痛，眼泡浮肿，目痒，肢软乏力，漱口则干呕，有痰，大便不成形，曾做脑瘤手术，手颤已有十年。辨证：风热夹痰上扰。治法：宜平肝熄风，清热化痰。方药：

石决明25g　僵　蚕15g　防　风20g　钩　藤30g
云　苓20g　法半夏15g　黄　连12g　夏枯草30g
白　芷12g　枳　壳15g　杭　菊20g　桑　枝25g
炒白术15g　车前子10g　蝉　衣10g　醋制香附15g
陈　皮10g

一剂。

10月31日二诊：证同前，仍头痛，手颤，兼有睡眠差，肢软痛，有痰，舌苔黄。方药：

石决明25g　僵　蚕15g　防　风20g　钩　藤30g
云　苓20g　法半夏15g　黄　连12g　夏枯草30g
白　芷12g　杭　菊20g　桑　枝30g　炒白术20g
车前子15g　鸡血藤30g　紫苏梗15g　制香附15g
藿　香15g

一剂。

【按】 眼泡浮、肢软乏力、大便不成形，皆属脾气虚而湿盛。前贤有云：湿则伤肾，肾不养肝，肝自生风。故头胀痛、目痒、手颤；干呕、有痰，故曾患脑瘤而做过手术。此例较第二例之肝风更重。

头、腰痛

李某，女，72 岁，2019 年 12 月 8 日初诊。

在睡眠中头痛而醒，或时腰痛，喉巴痰，口或臭，左足或时略肿，双手脉皆滑偏数。方药：

生石膏 30g　北细辛 10g　炒栀子 15g　防　风 20g
桔　梗 20g　瓜蒌仁 20g　胆　星 15g　紫丹参 20g
杜　仲 30g　怀牛膝 20g　枳　壳 15g　川　芎 15g
夏枯草 30g　藿　香 15g　丝瓜络 15g

一剂。

12 月 11 日，据诉上症有减轻，再转上方一剂。

12 月 15 日二诊：头、腰痛均减轻，或打鼾，舌边红。方药：

独　活 20g　防　风 20g　怀牛膝 20g　杜　仲 30g
北细辛 10g　胆　星 15g　川　芎 15g　夏枯草 30g
瓜蒌仁 20g　炒栀子 15g　生石膏 30g　藿　香 15g
紫丹参 20g　桔　梗 15g　枳　壳 15g　云　苓 15g

二剂。

【按】 睡中痛醒，说明其痛较甚而有寒；脉滑、有痰、打鼾、口臭，说明内蕴痰热，经络受阻。故用细辛、防风、藿香等散风寒止痛，又用生石膏、炒栀子、胆星、瓜蒌仁、桔梗等清化痰热，更用川芎、丹参等活血通络。

眩晕

案例1

刘某，女，46岁。2019年8月20日诊。

眩晕，月经后头痛，太阳穴胀，背、颈疼，胸左略胀痛，稍咯痰，小便黄，舌质淡，苔薄白。辨证：气虚夹风寒湿热。方药：

云苓 15g	法半夏 10g	炒白术 15g	防风 20g
天麻 20g	黄芪 25g	陈皮 10g	僵蚕 15g
夏枯草 25g	玄参 20g	浙贝 15g	牡蛎 30g
连翘 15g	粉葛 30g	羌活 10g	枯芩 12g
钩藤 25g	炙甘草 10g		

一剂。

8月22日二诊：仍眩晕，背心疼，项僵，午后六时即饥且心难，唇略紫，或咯痰咸。方药：

羌活 12g	防风 20g	当归 20g	北细辛 8g
黄芪 25g	陈皮 10g	夏枯草 30g	紫丹参 20g
泡参 25g	桔梗 15g	粉葛 30g	僵蚕 15g
麦冬 20g	北五味 12g	炒白术 15g	天麻 15g
炙甘草 15g			

一剂。

【按】月经后头痛，一般多属于虚。此证虚中夹实：虚者气血两虚也，实者风寒湿热也。故治宜二者兼顾。

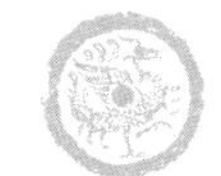

案例 2

刘某，女，71 岁，2020 年 1 月 17 日诊。

患有胃癌、膀胱癌等症，曾经手术及化疗，已两年多，体质虚弱。目前头晕气弱，语音低，睡不好，食纳少，舌净少苔，脉虚大略滑数。辨证：因癌症几经折腾，病久体虚，元气大伤，五藏皆损，食少体瘦，总宜培元养胃扶正为主，不可再用消耗之药。拟方：

太子参 30g　泡　参 30g　麦　冬 25g　北五味 20g
龙　骨 30g　淮　山 25g　制黄精 20g　莲　米 20g
灵　芝 20g　紫丹参 15g　炒枣仁 30g　芡　实 20g
夏枯草 25g　白　芍 15g　杜　仲 20g　柏子仁 20g
炙甘草 15g

一剂。

1 月 20 日二诊：头晕稍减，语音略升，心累，有痰，牙略疼，舌暗红少苔，脉虚大弦数。拟方：

太子参 35g　泡　参 30g　麦　冬 25g　北五味 20g
制黄精 20g　灵　芝 20g　紫丹参 15g　柏子仁 20g
夏枯草 25g　炒枣仁 30g　白　芍 20g　龙　骨 30g
炙甘草 15g　杜　仲 20g　淮　山 25g　芡　实 20g
瓜　壳 20g　黄　连 3g

一剂。

【按】癌症久病，元气大虚，加之纳少、眠差、心累、头晕等，皆元神失养，属虚损之疾，只宜扶正固脱以治之。

头晕心悸

曾某，女，43岁，2019年12月13日诊。

头晕较显，太阳穴胀，或时心跳，稍咯痰，手指胀。体略胖。辨证：气虚湿滞，兼有风痰。其心跳者，心气虚夹痰也；太阳穴及手指胀，为有风湿，故治宜平肝祛风、化痰除湿并养心。方药：

石决明25g　桑　枝30g　羌　活10g　陈　皮10g
粉　葛30g　益母草20g　防　风20g　泡　参30g
麦　冬20g　北五味12g　桂　枝15g　炒白术15g
云　苓20g　泽　泻20g　紫丹参20g　夏枯草25g

一剂。

12月21日复诊：心悸，头晕，眼雾含泪，手指胀，小便偏少。治法：温阳化湿，活血利水。方药：

防　风20g　紫丹参20g　云　苓20g　泽　泻20g
桂　枝15g　桑　枝30g　僵　蚕15g　石决明25g
麦　冬20g　前　胡15g　桔　梗20g　北五味15g
泡　参30g　夏枯草30g　炙甘草10g
天　麻15g（研吞）

一剂。

【按】头晕心悸，以心气虚夹痰者居多。我在临床上常用生脉饮加活血化痰祛风药治之，其中桂枝、僵蚕、天麻等皆为要药。

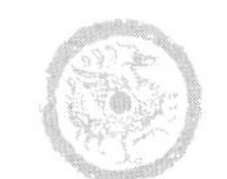

头晕耳鸣

宋某，女，65岁，2019年6月15日初诊。

头晕，欲呕，足软，睡眠差，耳鸣已久，早上口苦。辨证：肝胃湿热上扰。方药：

枯　芩15g　黄　连6g　柴　胡10g　法半夏15g
磁　石30g　蝉　衣10g　紫苏梗15g　夏枯草30g
麦　冬20g　神　曲20g　芦　根25g　僵　蚕15g
泡　参25g　茯　神20g　炙甘草10g

一剂。

6月17日二诊：头晕足软略减，仍头略闷，耳鸣，口苦臭。方药：

防　风20g　生石膏30g　藿　香15g　炒栀子15g
磁　石30g　神　曲20g　紫苏梗12g　麦　冬20g
柴　胡10g　枯　芩15g　夏枯草30g　蝉　衣10g
茯　神20g　法半夏10g　黄　连6g　炙甘草10g

一剂。

6月20日三诊：足软，耳鸣，头略闷，稍咯痰。方药：

磁　石30g　生石膏30g　蝉　衣10g　麦　冬20g
神　曲20g　怀牛膝20g　桑寄生20g　杜　仲25g
独　活20g　桔　梗15g　防　风20g　夏枯草30g
黄　连8g　杭　菊20g　黄　柏12g

一剂。

【按】经云：诸风掉眩皆属于肝。肝热犯胃，故口苦欲

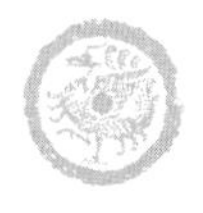

呕且睡眠差。而耳鸣又分虚实两类，此证偏于实证。故治法用清泻里热、和解少阳之小柴胡汤加减，即加镇静祛风及清热之磁石、蝉衣、僵蚕、芦根、夏枯草等药。三诊时又加杜仲、牛膝、桑寄生以顾其年老肾虚。

失眠

杨某，女，51岁，2020年1月6日初诊。

失眠，心慌，头略晕，时吐痰，大便细，不易解，体较胖，134斤。辨证：心气虚夹痰，故用生脉饮合温胆汤加减，加枣仁、龙骨、山楂等，拟方：

云　苓 20g	法半夏 12g	竹　茹 20g	夏枯草 30g
枳　壳 15g	黄　连 12g	胆　星 15g	炒山楂 20g
龙　骨 30g	泡　参 30g	枣　仁 25g（炒）	麦　冬 20g
北五味 12g	桑　叶 20g		

一剂。

1月9日二诊：失眠，头略晕，吐口水多，有口气。拟方：

云　苓 20g	法半夏 12g	竹　茹 20g	夏枯草 30g
黄　连 12g	紫苏梗 15g	枣　仁 25g（炒）	麦　冬 20g
泡　参 30g	龙　骨 25g	磁　石 30g	北五味 15g
炒山楂 20g	藿　香 20g	枳　壳 15g	胆　星 15g

一剂。

【按】心慌为心气虚，吐痰、头晕、失眠为胃不和而风阳上扰。故治宜养心化痰和胃安神。

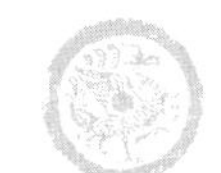

失眠及夜尿频

门某，男，70岁，2019年11月8日初诊。

患者因膀胱癌做手术后已十年多，目前查小便有隐血（+++），阴囊及尿道略痛，失眠伴心难，小便频数，足软，胃或略胀痛，口味或淡及涎，舌苔稍黄腻，脉数略弦。辨证：湿热入血，心神受扰。方药：

泡　参30g	麦　冬20g	黄　连10g	夏枯草30g
法半夏10g	生　地25g	枳　壳15g	蒲公英30g
柴　胡10g	浙　贝15g	百　合30g	紫苏梗12g
枣　仁30g（炒一半）	茯　神30g	竹　茹20g	

二剂。

11月13日二诊：失眠稍好，夜尿频，约七八次，阴部有滞涩感，大便欠畅。方药：

泡　参30g	麦　冬25g	黄　连10g	夏枯草35g
法半夏10g	生　地30g	枳　壳15g	蒲公英30g
玄　参30g	浙　贝20g	牡　蛎30g	枣　仁30g（炒一半）
百　合30g	竹　茹20g	紫苏梗12g	白花蛇舌草30g
山慈菇12g			

二剂。

【按】 患者患癌症十年，目前心肾两虚，兼有湿热入络而伤及血分，故小便有隐血且夜尿频，失眠。治法宜滋养心肾而兼清湿热。

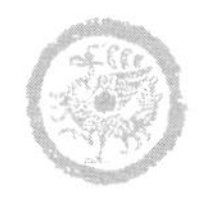

心中发热

张某，女，69岁，2019年9月10日初诊。

自诉晚间睡醒后心中发热，口稍涎苦，小便黄，脉略弦滑。辨证：肝胃皆有热，兼有痰，痰热阻于经络，故心中发热。宜化痰清热通络。处方：

云　苓15g　法半夏15g　竹　茹20g　枳　壳15g
黄　连12g　胆　星15g　紫丹参20g　桑　枝30g
连　翘20g　芦　根25g　鸡血藤25g　陈　皮10g
夏枯草30g　柴　胡10g　枯　芩15g

二剂。

9月16日二诊：晚醒后心中热已不作，仍多眼屎，小便黄，口略苦。仍仿前方加减：

桑　叶20g　杭　菊20g　柴　胡10g　枯　芩15g
胆　星15g　竹　茹15g　黄　连10g　紫丹参20g
炒栀子12g　鸡血藤25g　车前子15g　桑　枝30g
银　花20g　连　翘15g

二剂。

【按】肝胃有热兼痰，故处方用温胆汤合小柴胡汤加减：加紫丹参凉血，夏枯草疏肝解郁，芦根清化湿热，鸡血藤活血安神。

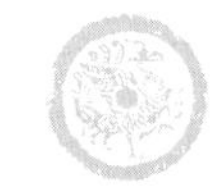

心 累

案例1

金某，女，85岁，2019年3月6日初诊。

心累气喘，足肿，腰痛，胃痞，嗝气，咳清痰，鼻干，目痒流泪，面色浮红，右脉弦，偏大。辨证：心肺两虚，肝郁犯胃，兼有风痰。拟方：

泡　参30g　麦　冬25g　北五味20g　紫丹参20g
桑　皮30g　杏　仁20g　炒苏子30g　鱼腥草30g
炙紫菀20g　炙麻黄5g　生石膏30g　蝉　衣12g
枯　芩15g　平　贝12g　炙枇杷叶30g　怀牛膝20g
炙甘草10g

二剂。

3月12日二诊：心累及咳均减轻，面红亦稍减，但仍浮，足仍肿，嗝气，睡眠差，皮肤痒，舌红。拟方：

泡　参30g　麦　冬25g　北五味15g　紫丹参20g
蝉　衣12g　杏　仁20g　炙紫菀20g　炙麻黄3g
炙枇杷叶30g　桑　皮30g　枳　壳15g　炒苏子25g
平　贝12g　炒栀子12g　荆芥碳15g　济银花40g（炒一半）

二剂。

【按】 此证涉及心、肝、肺、胃，故用养心、宣肺、和胃、祛风诸法合治之。

案例 2

吴某，男，86 岁，2019 年 11 月 30 日初诊。

动则心累，西医查有心包积液（中等），咯痰多，唇略紫，舌质淡，脉滑且结。辨证：心气虚夹痰，治法宜补心气豁痰，佐活血。方药：

白人参 12g　麦　冬 25g　北五味 20g　紫丹参 20g
桔　梗 15g　陈　皮 10g　炙桑皮 25g　炒苏子 25g
炒葶苈 30g　法半夏 12g　云　苓 15g　炙紫菀 20g
龙　骨 30g　牡　蛎 30g　炙甘草 12g

二剂。

12 月 6 日二诊：证同前，咯痰减少，晚间睡眠时流口涎，夜解小便三四次，脉滑数。方药：

白人参 12g　麦　冬 25g　北五味 15g　紫丹参 20g
桔　梗 15g　陈　皮 10g　炙桑皮 30g　炒苏子 25g
炒葶苈 30g　法半夏 12g　云　苓 15g　炙紫菀 20g
龙　骨 30g　牡　蛎 30g　枯　芩 15g

二剂。

12 月 17 日三诊：动则心累气紧，睡眠中流口涎，舌质稍暗红，脉滑数，痔疮略出血。方药：

白人参 12g　麦　冬 25g　炙桑皮 30g　赭　石 25g
炒苏子 25g　云　苓 15g　炙紫菀 20g　紫丹参 15g
胆　星 15g　北五味 15g　竹　茹 15g　黄　连 8g
平　贝 12g　龙　骨 25g　牡　蛎 25g　蛤　蚧 1 对

二剂。

【按】 心气虚较甚而致心悸者，我常用白人参，效佳。

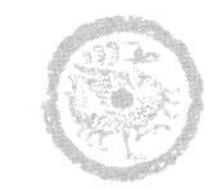

又，炙桑皮不仅泻肺平喘，还有补中气的作用。《本经》言其“主伤中五劳六极……补虚益气”；邹润安认为“桑根白皮之所主，仅伤中之五劳六极且羸瘦者”。

案例 3

李某，女，86 岁。

症状：心跳，心累（半夜以后），睡眠差，白天多汗，目涩，鼻塞而外面略发红，耳嗡，舌边稍红，苔略腻，右手脉滑数兼大。

辨证：心气虚，兼有痰湿热。

方药：

白人参 12g　麦　冬 20g　北五味 15g　法半夏 10g
夏枯草 30g　枯　芩 15g　芦　根 20g　紫丹参 20g
炙紫菀 20g　桑　叶 30g　龙　骨 25g　炒苏子 20g
黄　连 5g　炙枇杷叶 30g　茯　神 25g　川银花 20g

一剂。

案例 4

兰某，女，67 岁。

症状：失眠，胃略胀，嗝气，做梦，白日疲乏，好似有点心慌，手或麻。

辨证：胃不和则卧不安；手麻及疲倦皆属气虚之象；嗝气者，肝气郁结不舒也。

方药：

黄　连 10g　蒲公英 25g　夏枯草 25g　枳　壳 15g
生麦芽 25g　紫苏梗 12g　白人参 12g　麦　冬 20g

法半夏 10g　高　粱 30g　北五味 15g　枣　仁 30g(炒一半)
紫丹参 15g　桑　枝 20g
一剂。

案例 5

林某，女，65 岁。

症状：心累，气略紧，体瘦，疲乏，肢软，自汗，口干，失眠，舌前部红而乏苔，大便略结。近日刚出医院，今年已住院两次，今日由其丈夫陪同来诊。

辨证：气阴两虚。

方药：

白人参 12g　生　地 25g　百　合 25g　麦　冬 30g
柏子仁 25g　桑　皮 30g　北五味 15g　枣　仁 30g(炒一半)
紫丹参 20g　浮小麦 30g　炙甘草 12g　瓜　壳 20g
黄　连 3g
二剂。

【按】 案例 3、4、5 中三位病人，皆是老年妇女。其中那位年过八旬的老妪，是我的老病人，曾经多次来诊（长期请有一保姆陪同并护理）。她们的体质皆偏虚弱，都是慢性病，皆有心累或心跳或心慌，睡眠差，或乏力，或气紧等。故需用人参补气扶元，养心安神；且又配以麦冬、五味子为生脉饮，三药合用，强心之效益显。故三人的方药中皆以此为基本方，再视其病情有所不同而加其他药治之。需得说明：人参虽然价贵一些，但有是证，而用是药，当用则用，为治疗不可或缺。(当然，也可用较便宜的党参代替，不过药力弱一些)

清代医家邹润安认为，人参为阴中之阳（这是由其生长

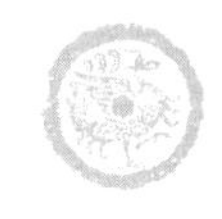

环境及习性决定的，其草背阳向阴，不喜风日），其力厚，其性醇，色黄味甘，故首入脾，次入肺，次入肾，次入肝，次入心，愈传效愈著，所谓“主补五藏”也。——此言诚不我欺，《神农本草经》上言之凿凿也。

心累、胃不适

李某，女，79岁，2019年3月16日初诊。

一年多未怎么生病，但近日呕吐两次，胃脘不适，嗝气不畅，不思食，动则心累，头左或痛，背心冷，肢麻，脉虚。辨证：呕及嗝气，此乃胃为饮食所伤，所谓“不为饥伤，每为饱困”；食纳少则气不足而显心累及脉虚，故治宜补心气和胃醒脾。拟方：

白人参12g　麦　冬20g　法半夏10g　炒麦芽30g
藿　香15g　紫苏梗12g　云　苓15g　神　曲20g
干　姜10g　北五味12g　砂　仁8g　佛　手15g
黄　连3g　大　枣30g　炙甘草12g

一剂。

3月19日二诊：上证好转，今尚觉饮食乏味，冒酸，胃中有烧热感，口渴，手麻。拟方：

白人参12g　麦　冬20g　北五味12g　法半夏10g
干　姜10g　神　曲20g　枳　壳15g　黄　连6g
蒲公英25g　夏枯草25g　紫苏梗12g　大　枣30g
桑　枝25g　炒麦芽30g　炙甘草12g

一剂。

【按】胃中有烧热感、冒酸者，多因胃热或肝热乘脾，黄连为要药，并可加蒲公英、夏枯草，如胃胀痛者更宜。

心累气紧

案例1

李某，女，90岁，2019年7月29日诊。

心累，气紧，足软疼，转筋，食少，无味，干咳，嗝气，舌紫，乏苔，脉虚且结。辨证：高年气阴两虚，筋失所养，胃气亦弱。治宜以扶正为主。方药：

白人参12g	麦　冬25g	桂　枝12g	杏　仁20g
北五味15g	桑　皮25g	木　瓜20g	柏子仁20g
生　地25g	紫丹参15g	生麦芽30g	杜　仲20g
炙枇杷叶30g	怀牛膝15g	炙紫菀20g	炙甘草20g

一剂。

8月4日复诊：心累减轻，气尚略紧，头晕痛，干咳，足软，味淡，舌淡紫，右手脉略滑。方药：

白人参10g	麦　冬25g	北五味15g	杏　仁20g
炙紫菀20g	桑　皮25g	柏子仁20g	紫丹参15g
生　地25g	桂　枝12g	木　瓜20g	怀牛膝20g
杜　仲20g	炙甘草20g	炙枇杷叶30g	杭　菊20g

一剂。

【按】此生脉饮合桂枝甘草汤加止咳平喘药。紫丹参是丹参中质量更佳者，价格略高。

案例 2

今日（2019 年 6 月 2 日）早上来的第一个病人是一位 76 岁的老妪，姓周，因自觉病情有些难治而显得有些焦虑不安（即心烦）。其主诉是：晚间口甚干苦，虽饮水多亦不能解渴，甚至影响睡眠。而白天食纳少而乏味，虽饮水而觉胃不受。嗝气，面色略黄浮，手指胀，足软且肿（据说肿已多年，今按其足肌肤有窝陷），近日还或感到心累。我观察其体形偏胖，舌质略淡，苔稍腻，口略臭，脉沉滑。她说上月 12 日曾去某医院请一中医诊治，并拿出一电脑打印的方药。即：

车前子 15g　肉　桂 5g　酒续断 15g　川牛膝 15g
黄　柏 10g　白　术 10g　盐泽泻 20g　茯　苓 20g
砂　仁 5g　熟　地 15g　猪　苓 10g

共二剂，水煎服 400mL，每日 3 次，饭后。

据她说，此方服后，口更干苦，且欲作呕，故未继续服完。

我根据其以上病情，诊断为肝胃郁热夹痰湿壅阻经脉，治法宜理气疏肝，化痰清热，除湿消肿。拟方：

防　风 20g　藿　香 20g　生石膏 30g　炒栀子 15g
云　苓 15g　法半夏 12g　柴　胡 10g　芦　根 25g
枯　芩 15g　紫丹参 25g　枳　壳 20g　夏枯草 30g
泽　泻 15g　薏　仁 20g　黄　连 10g　陈　皮 10g
川牛膝 15g　桑　枝 25g

嘱其先暂服一剂药再诊。

今天我诊这个病用了二十分钟左右。该病人说，她上次在医院那位中医处看病，由于那医生的病人多，一天大约诊五六十人，故没有时间像我这样看得仔细。所以，她比较满意。后来，在她取药离开后，我把自己给她开的中药方药与先前医院那位医生给她开的方药做了比较，即：

一是二者治法不同。我用疏肝理气化痰，清热除湿消肿，重在流通；那位医生用除湿热兼补肾利尿，药性略偏于温，清湿热之力不足，而乏理气之药。二是我用泻黄散（以其口臭）合半夏泻心汤（以胃纳差，饮水不受，口苦等）加减，即加了化痰除湿之茯苓、陈皮、芦根、薏仁及疏肝理气之柴胡、枳壳，并用活血消肿之丹参。全方共 18 味药，药味虽多，但俱按既定治法而用，并非无的放矢；其中有 15 味药不同于另一方药。如果按照朱良春医师等编著之《新编汤头歌诀》，我所用此二方皆被列入泻火之剂，看来用它们来治疗本证之口干苦、口臭、心烦、烦渴引饮及胃气不和等症，应该是吻合的。

两天后（6 月 4 日），患者来复诊。病情虽无多大变化，但亦无不良反映，仍是晚间口干苦，睡眠差，足乏力，饮水则难受，略有心累，小便偏少，她自己说，怕是因近日天气转热出了汗。面部稍显黄浮，略有口臭，脉沉滑，舌质稍显暗滞。我再一次问她，是否足肿已三十多年？她答：大约从五十岁以后就是。由此算来，应该有足肿二十多年了。她还说，这次恐怕要吃几个月的药。我说，关键是您要有信心，那样我才有信心；两者配合，才能有好的疗效。她还要我给她加一点理气的药。于是，我仍不改前法，只对原方略作了调整，方药如下：

此病足肿二十余年，面色黄浮，心累，饮水难消，肝气

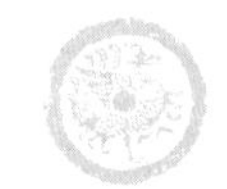

郁滞，久而化热，噫气口苦，痰湿阻络，气壅不行，津不能布，病在肝、脾、肺、胃，病久伤肾。故仍治以清化宣通，助其运转，以利湿消肿。拟方：

芦　根 25g	枯　芩 15g	生石膏 30g	藿　香 20g
云　苓 20g	法半夏 12g	柴　胡 10g	紫丹参 25g
生黄芪 30g	泽　泻 15g	桑　枝 25g	枳　壳 15g
防　风 20g	川牛膝 15g	黄　连 10g	夏枯草 30g
生麦芽 25g	车前子 15g	陈　皮 10g	

嘱服一剂再诊。

【按】 此证病情略为复杂，牵涉几个脏腑，故治疗要多方面权衡，虚实兼顾，且难收速效。

6 月 6 日三诊。早上我到药店时，她（即患者周某）已经先到，坐在店里等我。无疑她已经对我有了一定程度的信任，对其病的治疗也报有了一定的希望。当然，她就是我今天诊治的第一位病人。

她说，第二剂中药服后，晚间口干苦略有减轻，但仍嗝气，胃略痞，足肿，另外还需服帮助睡眠的西药及降血压药。我诊其右手脉仍沉滑，视其舌体两侧似略淡紫，苔白薄。

我想再一次确定她的足肿究竟有多少年，这一次她回答说：从三十岁生了小孩后，由于当时生活条件差，又有贫血，就已开始足肿了。看来，可以肯定的是其足肿已经有许多年的历史。

所以，她今天对我说：目前我只要求解决晚间口干苦和胃痞不适的问题，至于足肿就以后再治吧。

鉴于其病症之间互有联系及影响，不能分割，故我在第二剂方药的基础上仅做了个别药物的改动，基本治法不变，

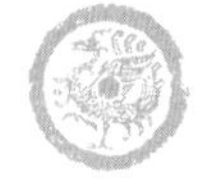

拟方是：

芦　根 25g	柴胡根 10g	法半夏 12g	云　苓 20g
枯　芩 15g	生黄芪 35g	紫丹参 25g	泽　泻 15g
泡　参 30g	陈　皮 10g	川牛膝 15g	黄　连 10g
夏枯草 30g	枳　壳 15g	薏　仁 20g	桑　枝 25g
生石膏 30g	藿　香 15g	生麦芽 30g	

嘱服一剂。

6 月 8 日，这是该患者来看病的第六天，也是来第四诊，此前已服药三剂。今天她也是我诊治的第一位病人。

今日她除了晚间口尚有些干苦及嗝气外，还告诉我两个症状，即：①她长期解的大便略不成形；②在解大便后略感觉心难。另外她还说，下肢肿以左侧更显著，且胃部有时有点烧热感。我诊其脉，右手仍略沉滑，视其舌边微淡紫，苔白但不干。她说，有时自觉淡味。

综上，我认为其目前仍属于气虚夹痰湿，兼肝胃尚有郁热，治疗宜以补气健脾为主，兼疏肝化痰清热。故在前面第三诊方药的基础上，减少清热之药，加强补气健脾强心，着重顾其体虚而治其本。拟方：

白人参 12g	麦　冬 20g	北五味 12g（井）	生黄芪 30g
陈　皮 10g	炒白术 15g	茯　苓 20g	法半夏 12g
枯　芩 15g	黄　连 8g	藿　香 12g	香　附 15g
生麦芽 30g	柴胡根 10g	夏枯草 30g	紫丹参 25g
车前子 15g	川牛膝 20g		

【按】此方实为六君子汤、生脉饮和半夏泻心汤合方化裁加减，患者初诊时略有口臭，今已不明显，故不再用石膏等药。（嘱其仍服一剂）

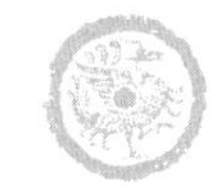

心　悸

全某，男，53 岁，电工，2018 年 12 月 4 日初诊（到其家中出诊）。

刚住院后回家不久，目前仍卧床，吸氧，气喘心累，咳痰不易出，舌淡，苔白略腻，自汗，左脉虚，右脉略弦。辨证：心肾两虚，气逆不降，故气喘心累；汗为心液，心气虚故自汗；肺气虚故痰难咳出。治法宜补心气、化痰降逆，佐以活血。方药：

白人参 12g（包煎）	麦　冬 25g	北五味 20g	炒苏子 30g
桑　皮 30g	炙紫菀 25g	杏　仁 20g	瓜蒌仁 15g
枯　芩 15g	蝉　衣 10g	紫丹参 20g	济银花 20g
浮小麦 30g	龙　骨 30g	牡　蛎 30g	炙甘草 10g

一剂。

12 月 8 日二诊（出诊）：仍卧床吸氧，症同前，食纳少，舌淡苔白略腻，左脉虚。仍仿前法，加补肾纳气药，即：

白人参 15g（包煎）	麦　冬 25g	北五味 20g	桑　皮 30g（蜜炙）
炒苏子 25g	杏　仁 20g	蝉　衣 10g	桑　叶 30g
炙紫菀 20g	云　苓 15g	淮　山 20g	桔　梗 15g
瓜　壳 20g	紫丹参 15g	浮小麦 30g	龙　骨 30g
牡　蛎 30g	炙甘草 15g		

一剂。蛤蚧两对，研吞，共 54g，嘱其每剂药用一对。

12 月 12 日三诊：其家属打电话来说，病情好得多了，是否再诊？我答：可将上方再服一剂。

【按】龙骨、牡蛎既可治痰，为化痰神品，又可安神敛汗。蛤蚧补肾纳气，效果明显。

心　慌

案例 1

邓某，男，57 岁，2019 年 7 月 14 日诊。

自诉在睡眠中或时心慌，兼见牙齿略疼，膝略发热，小便黄，脉略弦数。辨证：痰热扰心，风阳不静。方药：

泡　参 30g	黄　连 12g	麦　冬 25g	紫丹参 20g
胆　星 15g	竹　茹 15g	芦　根 20g	忍冬藤 30g
北五味 15g	黄　柏 12g	玄　参 20g	地骨皮 20g
川牛膝 15g	茯　神 25g	夏枯草 25g	

二剂。

【按】凡心慌、心难、心跳或心累者，一般多为心气虚夹有痰或热。

案例 2

罗某，女，56 岁，2020 年 1 月 21 日初诊。

心慌、心跳且心作难，胃略胀，嗝气多，不思食，不知饥，乏味，肠鸣，大便很臭，苔白稍涎。自言是由一个多月前食香蕉后引起。辨证：不仅心气虚，且有肝郁兼饮食伤胃。拟方：

党　参 20g	麦　冬 25g	黄　连 12g	夏枯草 30g
蒲公英 25g	法半夏 10g	紫丹参 20g	枯　芩 15g

柴　胡 10g　炒神曲 25g　炒山楂 20g　生麦芽 30g
炙甘草 12g　北五味 10g　枳　壳 15g
二剂。

【按】此例除心慌外，尚有肠胃食滞、不知饥等，故心胃同治。

乏　力

王某，男，22 岁，大学生。2019 年 8 月 30 日诊。

患者自诉从小因患哮喘服西药甚多，服了 10 余年。近几年来自感乏力，精神不振，胸背略痛等。6 月份服补养气血的丸药一剂后，病情有好转，已不胸背痛等。但近来又觉晨起腰酸胀，肢软乏力，手足心多汗。再拟做蜜丸方：

白人参 30g　防　风 30g　独　活 30g　杜　仲 40g
枣　皮 35g　枣　仁 60g（炒一半）　麦　冬 40g　黄　芪 50g
知　母 30g　当　归 35g　续　断 30g　熟　地 35g
云　苓 20g　淮　山 25g　桑寄生 30g　石菖蒲 15g
丹　皮 20g　杭　菊 30g　北五味 25g　泽　泻 20g
怀牛膝 25g　鹿角胶 20g　黄　连 15g　陈　皮 5g
一剂。

10 月 20 日复诊：疲乏好转，手足心出汗减少，近来脱发，易醒，腿略酸胀。仍拟做丸药方：

白人参 25g　枣　仁 50g（炒一半）　枣　皮 30g　旱莲草 30g
女　贞 30g　制何首乌 50g　生　地 35g　熟　地 30g
麦　冬 30g　北五味 25g　当　归 25g　桑寄生 30g

黄　芪 50g　知　母 30g　丹　皮 20g　怀牛膝 25g
侧柏叶 30g　川　芎 20g　淮　山 25g　云　苓 20g
桑　椹 30g　龟　胶 12g　鹿角胶 12g　阿　胶 15g
杭　菊 25g　枸　杞 30g　防　风 20g　黑芝麻 120g
泽　泻 20g　黄　连 10g

一剂。

12 月 1 日复诊：疲乏诸症好多了，再转上方一剂（做蜜丸）。

【按】该青年因从小服西药过多，正气受损，故肢软乏力，需大补元气，而慢性病适宜服丸药调理。处方中用了龟胶、阿胶、鹿角胶。

嗜　睡

刘某，男，13 岁，2019 年 7 月 30 日初诊。

嗜睡，咳嗽，咽痒，声音沙哑，不思食，大便不畅。辨证：嗜睡多为痰湿阻于经络，清阳不升；咳嗽、咽痒、声哑者，肺气不宣、金实不鸣也；脾为湿困，故不思食。治法宜祛痰宣肺、通络开窍，佐通便，使清阳不为痰湿所阻，其中石菖蒲及蝉衣等皆为要药。处方：

桔　梗 20g　杏　仁 20g　炙麻黄 6g　生石膏 30g
蝉　衣 12g　炙紫菀 20g　枯　芩 20g　瓜蒌仁 20g
胖大海 15g　石菖蒲 10g　藿　香 15g　鱼腥草 30g
炒苏子 20g　前　胡 20g　芦　根 25g　炙枇杷叶 30g

二剂。

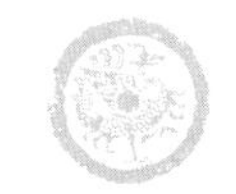

【按】2020 年夏，我又治疗了一位患严重嗜睡症之患者，男性，72 岁。他每晚睡约十一个小时还不够，吃完早餐后又想睡，即使走在路上也欲闭眼睛。兼有肢软、痰多，易饥，脉弦滑数。前后共五诊，服中药 9 剂得愈。

发 困

赖某，女，40 岁，2019 年 10 月 17 日初诊。

发困，多梦，矢气甚臭，早上咯痰，舌淡苔白，曾发湿疹搔痒。辨证：痰湿困脾兼有热。方药：

云　苓 15g　　法半夏 12g　　石菖蒲 10g　　陈　皮 10g
川银花 20g　　神　曲 20g　　防　风 20g　　柴　胡 10g
黄　连 8g　　白　芷 10g　　桔　梗 15g　　藿　香 15g
紫苏梗 12g　　赤小豆 25g　　苦　参 12g

一剂。

10 月 19 日二诊：发困稍好，仍咯痰，月经量少，舌淡苔白略腻。方药：

芦　根 20g　　防　风 15g　　云　苓 15g　　紫苏梗 12g
苍　术 12g　　当　归 15g　　薏　仁 20g　　石菖蒲 8g
生黄芪 25g　　陈　皮 10g　　法半夏 10g　　枯　芩 15g
藿　香 15g　　赤小豆 20g　　连　翘 12g　　桔　梗 12g

二剂。

10 月 23 日三诊：尚略疲乏，咯痰，舌质淡，苔较白腻，脉略滑。方药：

藿　香 20g　　紫苏梗 15g　　陈　皮 10g　　生黄芪 25g

云　苓 20g　法半夏 15g　桔　梗 15g　炒白术 15g
石菖蒲 10g　枯　芩 15g　炒薏仁 25g　防　风 20g
干　姜 10g

二剂。

【按】发困是四肢疲乏，有沉重感，不欲活动，一般多属脾为湿困，不同于四肢软弱之痿证。

开车疲乏

张某，男，65 岁，2018 年 4 月 8 日初诊。

自感面部疲倦，眼欲闭，尤其是开车在路上觉得不安全而担心，故求治。其眼睛下一小块皮肤暗黑明显，咯痰较前减少，舌苔偏黄腻，脉略弦滑。辨证：肝开窍于目，为疲极之本，舌苔黄腻为有湿热，兼咯痰，痰湿热皆可生风，故疲倦而眼欲闭。拟开窍豁痰通络熄风方：

石菖蒲 12g　芦　根 25g　桔　梗 20g　枯　芩 20g
瓜蒌仁 20g　紫丹参 25g　胆　星 20g　陈　皮 10g
防　风 20g　蝉　衣 12g　前　胡 15g　炙紫菀 20g
云　苓 15g　黄　芪 26g　丝瓜络 15g

三剂。鲜竹沥两盒，每次兑服一支。

4 月 21 日复诊：疲倦感减轻，自觉精神好转，尤其是开车时有明显感觉，目下暗黑转淡些，舌苔已不腻，仅睡眠欠佳，大便稍不畅，口干，脉略滑。方药：前方去防风、前胡、云苓，加安神之法半夏、夏枯草、茯神、竹茹及清热之生石膏。

枯　芩 15g　芦　根 20g　桔　梗 20g　瓜蒌仁 20g

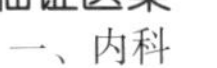

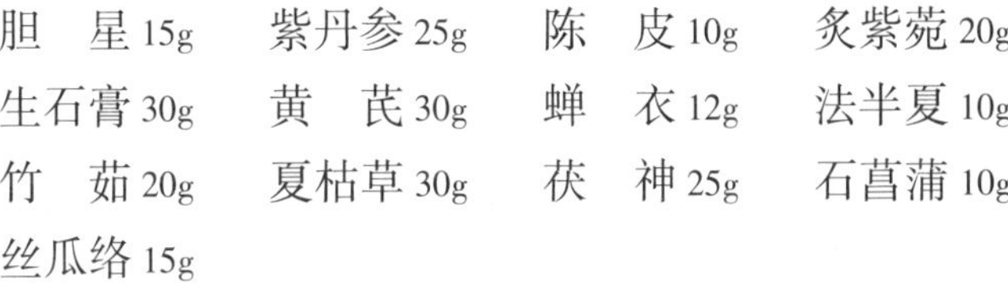

胆　星 15g　紫丹参 25g　陈　皮 10g　炙紫菀 20g
生石膏 30g　黄　芪 30g　蝉　衣 12g　法半夏 10g
竹　茹 20g　夏枯草 30g　茯　神 25g　石菖蒲 10g
丝瓜络 15g

二剂。鲜竹沥两盒。

【按】此案有点类似于所谓的“疲劳驾驶”，但那是因为长途驾驶未能休息所致。而此例更多的原因还是属于一种因痰湿热生风所引起的内科疾病。鲜竹沥入心、胃经，可清热化痰，通经络四肢及皮里膜外。

幻　觉

姚某，女，18 岁。2019 年 5 月 10 日初诊。

自诉有幻觉，头或晕痛，易怒，便秘，口干苦，多梦，白日疲乏，舌尖红，苔白黄略腻。辨证：肝郁化热，干扰心神。方药：

柴　胡 10g　枯　芩 20g　竹　茹 20g　夏枯草 30g
法半夏 12g　胆　星 15g　黄　连 10g　赭　石 30g
枳　实 20g　生石膏 30g　玄　参 20g　白　芍 20g
生　地 20g　瓜蒌仁 20g　紫丹参 20g　石菖蒲 10g

二剂。

5 月 15 日二诊：已无幻觉，舌有红刺，苔白。方药：

柴胡根 10g　法半夏 12g　黄　连 12g　紫丹参 20g
枳　壳 15g　枯　芩 15g　竹　茹 20g　云　苓 15g
胆　星 15g　龙　骨 30g　牡　蛎 30g　生麦芽 30g
生　地 25g　郁　金 15g　赭　石 25g　石菖蒲 10g

夏枯草 30g　炙甘草 10g

二剂。

7月2日三诊：近来又略有幻觉，做梦，稍便秘。治法：通泄阳明以降肝热。方药：

柴胡根 10g　枯　芩 15g　赭　石 30g　酒　军 10g
黄　连 12g　瓜蒌仁 20g　桔　梗 15g　紫丹参 20g
法半夏 12g　胆　星 15g　石菖蒲 10g　生麦芽 30g
郁　金 15g　夏枯草 25g　龙　骨 30g　牡　蛎 30g

二剂。

【按】心藏神。舌尖红，口干苦，易怒，皆为心肝火旺。神为热扰，故有幻觉。宜用清火镇逆安神之药，如黄连、赭石、龙牡、郁金等。

虚人感冒

罗某，男，48岁，2014年9月12日初诊。

足掌及腰痛，影响睡眠，多梦，出虚汗，大便稀，舌多裂纹，略麻。辨证：虚人感冒，脾肾不足而受寒，故治宜以扶正收敛为主，略佐祛风寒之药。方药：

泡　参 30g　黄　芪 30g　白　术 20g　防　风 30g
粉　葛 25g　麻黄根 15g　浮小麦 50g　细　辛 12g
杜　仲 30g　仙鹤草 30g　大　枣 30g　龙　骨 30g
牡　蛎 30g　桑寄生 25g　桔　梗 20g　法半夏 15g
枣　皮 20g　枣　仁 50g　炙甘草 10g

二剂。

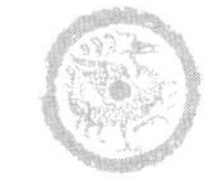

【按】这是我第一次为他看病时开的方药，哪知服一剂就见了效。此后，凡是他感冒后，服了治感冒的西药未好，如服头孢后即发生皮肤痛、出虚汗、做梦多，每晚只能睡一两个小时等，他就将上面这张方药拿去抓药，服后就能好。这种类似的情况近几年来已经出现过多次，所以他把此方药复印后保存好，以备不时之需。我见到他曾多次拿着这个方药来药店抓药，真可谓以旧方治新病。

久　咳

王某，女，30岁，2019年11月2日初诊。

咳嗽五个月，乏痰，咽或痒，舌质略暗红。方药：

泡　参30g　蝉　衣10g　桔　梗15g　济银花20g
杏　仁20g　炙紫菀25g　炙百部25g　紫丹参20g
枯　芩15g　炒苏子20g　炙麻黄3g　平　贝12g
仙鹤草30g　炙枇杷叶30g　炙甘草10g

二剂。

11月7日二诊：咳嗽略减少，乏痰。仍仿前方加减：

泡　参30g　麦　冬15g　炙紫菀20g　炙百部20g
紫丹参20g　杏　仁20g　枯　芩15g　济银花20g
桔　梗20g　炒苏子25g　平　贝10g　炙麻黄3g
炙枇杷叶30g　蝉　衣10g　鱼腥草25g　炙甘草10g

二剂。

11月11日三诊：咳嗽较前畅利，兼脱发约半年，舌有瘀点。拟前方加当归以养血：

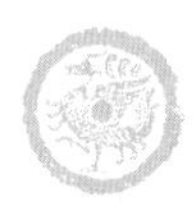

泡　参 30g　蝉　衣 10g　杏　仁 20g　鱼腥草 30g
炙紫菀 25g　炙百部 25g　炙枇杷叶 30g　仙鹤草 30g
桔　梗 15g　炙麻黄 3g　平　贝 12g　炒苏子 25g
紫丹参 20g　当　归 15g　枯　芩 15g　炙甘草 10g

二剂。

【按】 此方为我治疗久咳之常用效方。因咳久往往伤肺气，故用泡参补肺，丹参活血，蝉蜕祛风，而且苏子需炒，另外其中有几味药都需蜜炙，麻黄宜轻用（仅3克）。

打　鼾

文某，男，三岁半，2020年1月1日诊。

晚间睡眠打鼾，音甚高（其母亲用手机录了音，当面放给我听）。白日则精神不足，面色略青而晦，鼻塞，有清涕，眼睑红，食少，舌尖略红，苔厚腻。辨证：打鼾必为痰多阻于肺络，呼吸受阻而鸣；面青鼻塞且有清涕，为有风寒；苔厚腻为内湿较重。拟方：

炒苏子 15g　法半夏 10g　枯　芩 15g　瓜蒌仁 15g
蝉　衣 10g　桔　梗 12g　芦　根 20g　炙紫菀 15g
杏　仁 15g　云　苓 15g　黄　连 5g　陈　皮 8g
川木通 10g　炒苍耳子 12g　炙枇杷叶 20g　炙甘草 10g

一剂。

注：据其祖母次日来看病时说，患儿服药当晚即未打鼾。

【按】 打鼾者为临床所常见，多由于痰多阻肺，呼吸不利，影响睡眠质量及精神，故不可小视而须积极治疗。

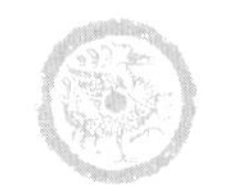

头蒙打鼾

刘某，女，64岁，2019年12月10日初诊。

自诉头脑欠清醒，面略浮，眼雾，打鼾，心中作难，嗝气，左肩疼，手略麻。辨证：气虚夹风湿及肝郁。方药：

生黄芪 25g	防　风 20g	桑　枝 25g	炒白术 15g
云　苓 20g	独　活 20g	北细辛 10g	当　归 15g
鸡血藤 30g	枳　壳 15g	陈　皮 10g	车前子 20g
黄　连 10g	法半夏 10g	合欢皮 30g	夏枯草 30g

二剂。

12月15日二诊：症同上，走路较前好些，口略臭，略冒酸，大便略稀。方药：

生黄芪 30g	陈　皮 10g	防　风 20g	独　活 20g
炒白术 15g	云　苓 20g	法半夏 12g	夏枯草 30g
枳　壳 15g	车前子 20g	黄　连 10g	北细辛 10g
当　归 15g	鸡血藤 25g	桑　枝 25g	石菖蒲 10g

二剂。

12月23日三诊：打鼾减轻，但右胁下不舒，呼吸略促，白日欲睡，左肩疼。方药：

生黄芪 30g	陈　皮 15g	枳　壳 15g	鸡血藤 30g
黄　连 10g	北细辛 10g	石菖蒲 10g	柴　胡 10g
当　归 15g	炒白术 15g	法半夏 12g	车前子 15g
夏枯草 30g	云　苓 15g	醋制香附 15g	防　风 20g

二剂。

【按】面浮为浮肿症状之一，常见于“风水”。手麻属气虚或夹痰；头蒙者，清阳不升也。气滞则嗝气，左肩疼为有寒。故用治痰之二陈汤加诸补气祛风和血散寒药。

梦　呓

张某，女，7岁，2019年2月17日诊。

患儿历来身体瘦弱，食不多，曾患小便频数及遗尿等症，经治愈。近来整夜睡不宁，翻来覆去，梦呓，神智似迷糊，面青较显，唇红，口腔常生溃疡。辨证：阴虚生风，心神受扰。方药：

钩　藤25g　白　芍20g　珍珠母30g　龙　齿20g
紫丹参15g　茯　神20g　胆　星12g　竹　茹15g
平　贝10g　明沙参20g　炒枣仁20g　琥　珀10g（研吞）
黄　连6g　炙甘草10g

一剂。

【按】梦呓即梦中说糊话，头脑欠清醒，睡不安宁。此多为风阳夹痰热干扰神智。

胃　胀

案例1

张某，男，50岁。2019年7月23日初诊。

胃胀月余，食纳减少，舌边尖略红，脉稍弦。辨证：肝

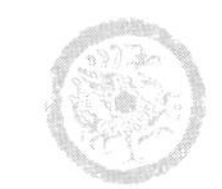

胃郁热，方药：

麦　冬 20g　黄　连 12g　枳　壳 20g　生麦芽 30g
紫丹参 20g　蒲公英 30g　夏枯草 30g　香　橼 15g
柴　胡 10g　泡　参 20g　生鸡内金 12g　炙枇杷叶 20g

二剂。

7 月 31 日二诊：胃已不胀，尚略痞，兼便秘，舌较红，右脉弦。方药：

麦　冬 25g　黄　连 8g　紫丹参 20g　生　地 25g
白　芍 20g　蒲公英 30g　香　橼 20g　夏枯草 30g
明沙参 25g　炒麦芽 30g　生鸡内金 15g　炙甘草 12g
枳　壳 15g

二剂。

【按】凡因胃热而引起的胃胀或胃痛，其主治之药为黄连、蒲公英、夏枯草及麦冬等，也可加枳壳，屡用皆效。

案例 2

钟某，女，33 岁，2019 年 11 月 17 日初诊。

北京工作，到成都出差，顺便来诊。主诉食纳稍多即胃胀并欲呕，大便干，咯痰稍多，面部痤疮时发。辨证：饱食伤胃，兼有痰湿，气失和降。方药：

麦　冬 25g　柴　胡 10g　法半夏 12g　瓜蒌仁 20g
连　翘 15g　黄　连 10g　枯　芩 15g　济银花 25g
炒麦芽 30g　蒲公英 30g　夏枯草 30g　陈　皮 8g
牛蒡子 15g（炒）　紫丹参 15g　枳　壳 15g

二剂。

11 月 29 日二诊，代诉：胃胀稍好，兼咯痰，经行眩晕，略便秘，痤疮已久，舌淡，苔白稍腻。仍照前方加养血药，方药：

黄　连 10g　蒲公英 30g　麦　冬 20g　夏枯草 30g
炒麦芽 30g　法半夏 10g　瓜蒌仁 20g　连　翘 15g
紫丹参 15g　当　归 20g　济银花 25g　枳　壳 15g
赤　芍 15g　柴　胡 10g　枯　芩 12g　浙　贝 12g

三剂。

【按】同属胃胀，但此例兼有欲呕、咯痰稍多及便干等，故用了柴胡、法半夏、枯芩、瓜蒌仁等以和胃化痰止呕，复诊时又加了当归、赤芍以调经。

案例 3

李某，女，64 岁，2019 年 12 月 1 日初诊。

胃胀欲呕，冒酸，心难，嗝气，不思食，头重且蒙，乏力，出虚汗，失眠，脉稍弦。辨证：气虚肝郁，肝热犯胃。方药：

泡　参 30g　麦　冬 20g　柴　胡 10g　枳　壳 20g
黄　连 10g　夏枯草 30g　蒲公英 25g　法半夏 12g
紫苏梗 15g　生麦芽 30g　神　曲 20g　合欢花 12g
紫丹参 20g　枯　芩 15g

一剂。

12 月 3 日二诊：上证减轻，仍睡眠浅，早醒，大便或稀或秘。方药：

上方加酸枣仁 30g（炒一半）。

12 月 9 日三诊：上证继续好转，仅头略晕重。前方去神曲，加桑枝 20g

12 月 18 日四诊：胃胀等好转，仍嗝气，头稍晕，耳鸣，口干，自觉气短。方药：

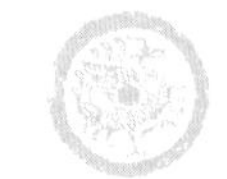

明沙参 30g　麦　冬 20g　生麦芽 30g　枳　壳 12g
蒲公英 25g　紫丹参 20g　香　橼 20g　蝉　衣 10g
磁　石 30g　黄　连 8g　夏枯草 30g　枣　仁 30g（炒一半）
紫苏梗 12g　炙甘草 10g

二剂。

【按】此证胃胀兼失眠、冒酸、嗝气等，肝郁较明显，故用了苏梗、生麦芽、合欢花等。

案例 4

龚某，女，57 岁，2020 年 1 月 14 日诊。

胃略胀，背项痛，身或痒，稍畏寒，睡眠差，早起咯痰多，大便欠成形。辨证：外感风寒，内蕴湿热，脾虚则生痰且大便欠成形。拟方：

紫苏梗 15g　法半夏 12g　夏枯草 30g　羌　活 12g
粉　葛 30g　桔　梗 15g　陈　皮 10g　前　胡 15g
黄　连 10g　蒲公英 25g　神　曲 25g　泡　参 30g
白鲜皮 30g　合欢花 15g　枳　壳 15g　云　苓 20g

一剂。

1 月 17 日二诊：胃及左少腹胀兼痛，嗝气，背项疼，早起咯痰，大便下坠且不成形。拟方：

柴　胡 10g　白　芍 20g　枳　壳 20g　夏枯草 30g
黄　连 12g　蒲公英 25g　广　香 15g　神　曲 25g
桔　梗 20g　法半夏 12g　枯　芩 15g　泡　参 30g
麦　冬 20g　紫苏梗 15g　陈　皮 10g　炙甘草 10g

一剂。

【按】此证胃胀略轻，而脾虚之症状较明显。

胃胀、便秘

张妪，82 岁。2019 年 7 月 9 日初诊。

胃胀，大便下坠难解，咯痰，口苦且酸，舌苔白。辨证：肠胃及肝胆皆有郁热。方药：

枳　壳 15g　麦　冬 20g　酒　军 8g　枯　芩 15g
黄　连 10g　生麦芽 30g　柴　胡 10g　白　芍 20g
瓜蒌仁 15g　泡　参 25g　蒲公英 25g　夏枯草 30g
神　曲 20g　炙甘草 10g

一剂。

7 月 12 日二诊：大便下坠稍好，仍胃胀，咯痰，苔白薄，脉滑数。方药：

杏　仁 15g　桔　梗 15g　枯　芩 12g　白　芍 15g
黄　连 8g　枳　壳 15g　麦　冬 20g　法半夏 10g
蒲公英 25g　瓜　壳 15g　夏枯草 25g　酒　军 3g
生麦芽 25g　柴　胡 8g　炙甘草 10g

一剂。

7 月 18 日三诊：食后略胀，喉尚巴痰，大便尚略下坠，或有心慌，气短，口苦，脉略滑数。方药：

泡　参 30g　麦　冬 20g　桔　梗 15g　柴　胡 10g
枯　芩 12g　法半夏 10g　北五味 12g　枳　壳 15g
黄　连 5g　瓜　壳 15g　神　曲 20g　紫苏梗 12g
夏枯草 20g　蒲公英 20g　炙甘草 10g

一剂。

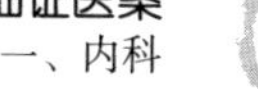

7月20日四诊：六天来解便甚少，气短音低，喉巴痰不多，口苦，或时心慌即欲进食，舌苔稍白腻，右脉滑数。方药：

白人参 12g　麦　冬 25g　桔　梗 15g　法半夏 10g
当　归 30g　白　芍 20g　枯　芩 12g　北五味 15g
枳　壳 15g　瓜蒌仁 15g　柴　胡 10g　炙甘草 10g
黄　连 5g　蒲公英 25g　夏枯草 20g

一剂。

8月15日五诊：黎明前心难，欲食，食后胃胀，大便结燥，咯痰，语音低，口略苦酸，舌苔白，脉滑略数。方药：

白人参 12g　桔　梗 15g　麦　冬 20g　枯　芩 15g
枳　壳 12g　瓜蒌仁 20g　白　芍 20g　杏　仁 15g
紫丹参 15g　柴　胡 10g　北五味 15g　蒲公英 25g
生麦芽 25g　紫苏梗 12g　炙甘草 10g

一剂。

【按】此例肠胃及肝胆皆有湿热，故前后几诊都以清化湿热之芍药汤为主方加减，加疏肝解郁之柴胡、生麦芽、夏枯草等。因后来又出现心难及心慌，故最后两诊皆用了生脉饮（用白人参）以养心。

胃胀痛

王某，女，76岁，2020年1月8日初诊。

胃有时略胀痛，消化欠佳，口乏味，足略肿，自觉气不足，夜尿多，面浮白，舌质淡略胖，苔薄黄，脉虚。辨证：脾气虚而肠胃湿滞化热，治宜兼顾，故用参芪补气，云苓、紫苏、陈皮、益母草等行气化湿，利水消肿。拟方：

党　参 25g	麦　冬 20g	黄　连 10g	夏枯草 30g
佛　手 15g	神　曲 25g	紫苏梗 15g	炙黄芪 30g
陈　皮 10g	紫丹参 20g	云　苓 20g	益母草 20g
炙甘草 10g	蒲公英 25g		

二剂。

1 月 12 日二诊：上证略减轻，精神稍好，仍胃或胀痛，面白浮，舌质略暗红。拟方：

党　参 30g	麦　冬 20g	黄　连 12g	蒲公英 25g
紫丹参 20g	神　曲 20g	云　苓 15g	生黄芪 30g
陈　皮 10g	紫苏梗 12g	夏枯草 30g	佛　手 15g
炒麦芽 25g	益母草 20g	炙甘草 10g	

二剂。

【按】此例除胃胀痛外，还有一派脾虚湿盛之象，故需益气补脾化湿，照顾其体虚的一面。

肠胃不适

吴某，女，56 岁，2020 年 1 月 16 日诊。

自觉肠胃不适，打饱嗝，冒酸，闷油，咯痰，前晚曾呕吐兼稍腹泻，舌苔白腻。辨证：外感风寒，内伤饮食，既呕且泻，宜用藿香正气散加减，拟方：

藿　香 20g	法半夏 15g	云　苓 20g	紫苏梗 15g
防　风 15g	陈　皮 10g	桔　梗 15g	神　曲 30g
厚　朴 20g	炒麦芽 30g	黄　连 12g	干　姜 10g

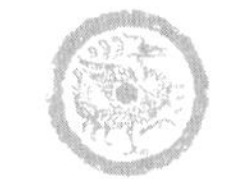

炒白术 15g　　炙甘草 10g

注：服该药一剂后，隔了两三天才好。

【按】当今胃病以伤食及冷饮者居多，所谓“不为饥伤，每为饱困”，故治宜散寒和中消导。

胃　痛

案例 1

陈某，女，76 岁。2017 年 11 月 24 日初诊。

胃痛兼胀，嗝气，心跳，眼雾，略干咳，左手脉滑。辨证：肝气犯胃，兼有痰热。方药：

黄　连 10g　　蒲公英 30g　　紫丹参 20g　　枳　壳 15g
瓜蒌仁 15g　　炙紫菀 20g　　北五味 12g　　夏枯草 25g
生麦芽 30g　　胆　星 12g　　玄　胡 15g　　郁　金 12g
炙甘草 10g　　泡　参 30g　　麦　冬 20g

一剂。

11 月 29 日二诊：胃痛减轻，仍心跳（晚发 2 次），胸中及右胁痛，干咳，嗝气，或时头晕，舌红无苔，脉滑或结。方药：

明沙参 30g　　麦　冬 25g　　炙紫菀 20g　　桔　梗 15g
蒲公英 25g　　枳　壳 15g　　瓜　壳 20g　　黄　连 8g
玄　胡 15g　　川楝子 10g　　生麦芽 30g　　北五味 15g
紫丹参 20g　　平　贝 10g　　丝瓜络 12g

一剂。

【按】此例胃痛而兼心跳，并有肝郁及痰，故加生脉饮

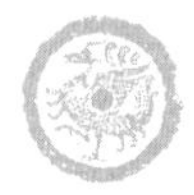

及疏肝化痰药。

案例 2

林某，女，52 岁。2019 年 9 月 2 日诊。

自诉胃胀痛，嗝气，不能食，昨夜曾呕吐，目前兼有头晕、足软、口味淡，喜饮热。舌质淡，苔白。辨证：肝气犯胃，寒热不和。治法：疏肝和胃，理气散寒清热。方药：

广木香 15g　良　姜 12g　紫苏梗 15g　生麦芽 30g
夏枯草 30g　黄　连 8g　法半夏 12g　枳　壳 15g
砂　仁 8g　神　曲 20g　陈　皮 10g　蒲公英 25g
柴　胡 10g　炙甘草 10g

一剂。

9 月 5 日二诊：上方服完一剂，胃胀痛已愈，精神较前好转，今日尚觉胃略痞，睡眠欠佳，舌质淡，苔白。辨证：肝气已疏，胃气得和，宜继续调胃，并佐以安神以巩固之。方药：

麦　冬 15g　法半夏 10g　生麦芽 30g　紫苏梗 12g
神　曲 20g　黄　连 6g　柴　胡 10g　夏枯草 25g
佛　手 15g　蒲公英 20g　砂　仁 10g　泡　参 25g
陈　皮 10g　合欢花 12g　茯　神 20g　炙甘草 12g

二剂。

【按】中医认为，胃病有许多都是由肝郁或肝气所致。从本例来看，亦如此。据患者说，在她这次发病之前，曾与女儿吵了架，即动了肝气。故治疗需疏肝理气，这是首先要考虑的。实际上，这种类型的胃病，比起因饮食所伤的胃病还要多一些。

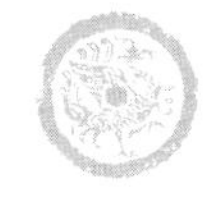

嗝　逆

李某，男，43岁。2016年8月2日初诊。

患者嗝逆频繁已一周，我为其诊脉时仍嗝逆不断，自诉喉间气似梗，兼咯痰，脉弦。西医诊断为“胃痉挛”，已针灸过两次并服西药未效。其妻说他因天热开车（出租），近来常饮冰水一类。我估计是寒饮伤了胃气，寒热相争，故嗝逆频繁，据说在睡眠中亦不能停止。但患者咯痰、脉弦，显然中虚浊阻，气逆不降，治法宜调中降逆，祛胃寒与治痰饮兼顾。于是我用丁香柿蒂汤合旋覆代赭汤加减，嘱其先服一剂再诊。方拟：

丁　香5g　　柿　蒂10g　　柴胡根12g　　麦　冬30g
法半夏15g　　旋覆花20g　　枳　壳25g　　夏枯草30g
炒瓜蒌仁25g　　黄　连8g　　赭　石20g　　郁　金20g
陈　皮10g　　炙枇杷叶30g　　炙甘草10g　　生　姜15g

8月6日二诊：自诉上方服两次后即见效，次日即不再嗝逆。今日夫妻二人来，主要是带另一位男子来诊（全身皮肤发疮疖作痒）。他本人目前尚有喉间巴痰、口苦、大便稍下坠，我为其转方如下：

柴胡根12g　　枯　芩20g　　枳　壳20g　　黄　连15g
川木通20g　　旋覆花15g　　法半夏15g　　前　胡20g
白　芍20g　　陈　皮10g　　夏枯草30g　　炙枇杷叶30g
车前子15g　　炙甘草10g

一剂。

【**按**】嗝逆由胃寒所致者，一般用丁香柿蒂汤温中降逆。但本例并非全属中焦虚寒，而是寒热相争，兼有痰浊所阻，故气逆不降而嗳气，嗝逆不断。且其脉不沉而略弦，因此合用旋覆代赭汤调中降逆。但由于此证偏于实，故不用人参、大枣（丁香柿蒂汤和旋覆代赭石汤二方皆有人参），而加清痰热之瓜蒌仁、黄连、枇杷叶、陈皮。又用麦冬者，以《本经》言其“主伤中伤饱”；用柴胡、枳壳、夏枯草者，取柴胡“去肠胃中积气、饮食积聚、寒热邪气，推陈出新”，邹润安谓柴胡为旋转中枢之剂；而枳壳（实）能“除寒热结，安胃气”；夏枯草亦能“散结气”，有疏肝解郁、调燮阴阳之作用。二方合用并加味，能增强升清降浊之功，且寒热药并用，肝、肺、胃同治，故一剂即嗝逆得止。

胁　胀

严某，女，41岁，2019年10月20日初诊。

患者近1周来两胁下账，食乏味，口唇干。辨证：肝郁化热。治法宜疏肝解郁除热。方药：

柴　胡10g　　生麦芽30g　　连　翘15g　　麦　冬20g
夏枯草30g　　枳　壳20g　　川楝子10g　　白　芍15g
黄　连10g　　蒲公英25g　　香　橼15g　　紫丹参15g
炒栀子12g　　炙甘草10g

一剂。

二日后复诊：腹略胀，食少，唇干红。方药：

麦　冬20g　　白　芍20g　　黄　连10g　　蒲公英25g
生麦芽30g　　柏子仁15g　　川楝子10g　　枳　壳15g

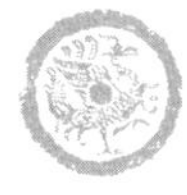

明沙参 25g　香　橼 20g　夏枯草 30g　紫丹参 20g
香　附 15g　炙甘草 10g
一剂。

10 月 27 日三诊：腹胀好转，今右颈淋巴略肿及拘执，面部、手部发黄，面有痤疮。方药：

连　翘 15g　浙　贝 15g　黄　连 10g　夏枯草 30g
枳　壳 15g　泡　参 30g　玄　参 20g　紫丹参 20g
蒲公英 25g　香　附 15g　柴　胡 10g　紫苏梗 15g
白　芍 20g　济银花 15g　炙甘草 10g
一剂。

10 月 30 日四诊：腰腹略胀，乏力，项略强，食不香，面略黄，舌质淡。辨证：肝脾气虚，宜补气扶正。方药：

炙黄芪 30g　炒白术 20g　防　风 15g　粉　葛 30g
藿　香 15g　陈　皮 10g　云　苓 15g　紫苏梗 15g
柴　胡 10g　茵　陈 20g　炒麦芽 30g　神　曲 25g
独　活 15g　炒栀子 10g　泡　参 25g
一剂。

【按】患者历来心情不舒展，多肝郁，故胁下及腹胀，影响食欲，治疗当疏肝和胃，不宜呆补。

腹　胀

案例 1

李某，女，75 岁，2019 年 10 月 13 日诊。

晚间腹胀，兼右胯痛，背心略冷且痛，咯痰，小便有沉淀，脉弦滑数。辨证：从以上症状看，风热痰湿皆有，故用四逆散加祛痰及清湿热药，并加丹参以活血通络。拟方：

柴　胡 10g　白　芍 20g　桔　梗 15g　枳　壳 15g
石决明 25g　车前子 15g　紫丹参 20g　炒栀子 12g
淮　山 20g　黄　连 10g　蒲公英 25g　夏枯草 30g
瓜　壳 20g　麦　冬 20g　炙甘草 10g

二剂。

【按】足厥阴肝经沿股内侧中线进入阴毛中，绕阴器，至小腹。本例有右胯痛、腹胀、脉兼弦，故仍需疏肝活络，并清化湿热痰浊。

案例 2

邻居王某，男，82 岁，退休干部，2016 年 12 月 18 日诊。冬至前，因与家人一起到餐馆吃了羊肉汤（他本人吃的羊血旺），回家当晚即腹胀甚，不能安睡。次日起床即现头晕，步态不稳，需扶拐杖，也不能进食，且有闷油，咯痰等症。中午在老伴陪同下来我家敲门求诊。我视其舌边尖红，苔白厚腻，脉略滑数，诊断为湿热内蕴，为饮食燥热之物所引发。故为其拟一清化湿热佐消导方，内含有一个小陷胸汤，但加味较多。总的目的是要清化并通降湿热，气血药兼用。患者虽属高年，但仍是实证也。前贤有谓“不为饥伤，每为饱困”也。方即：

黄　连 20g　枳　壳 20g　炒瓜蒌仁 20g　芦　根 30g
麦　冬 25g　法半夏 20g　夏枯草 30g　蒲公英 30g
紫丹参 20g　郁　金 20g　忍冬藤 30g　炒山楂 20g
枯黄芩 20g　紫　苏 15g

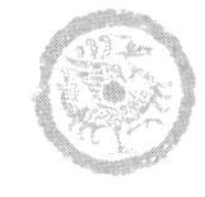

他服此方一剂后即痊愈，丢掉了拐杖，也未再复诊。据其妻说，服药当晚，上半夜仍很恼火，用力把他扶起来都坐不稳。但后半夜三点过钟，他即能自己下床小解，说明好转矣。

【按】 实际上，该患者在2015年7月和2016年11月皆曾发生过腹胀之症（兼有不知饥或食纳减少等），只是没有这次严重，皆被我治愈。所以他凡是有病要服中药时，（如有时咳嗽或失眠等），一般都会来找我，也就是所谓寻求帮助吧。其妻说，她老伴还曾在十年前患过肝癌，现已基本治愈；四年前因肾癌切除了右肾。目前其身体状况及生活均正常，每天与老伴一起四处散步，行动自如。

腰　冷

钟某，女，34岁，2019年10月7日初诊。

自觉腰部冷，需用绷带围着，兼月经量少，延后，舌质淡。辨证：肾阳虚，气血皆不足。方药：

云　苓20g　　桂　枝20g　　炒白术20g　　炙甘草12g
生黄芪30g　　当　归20g　　杜　仲25g　　淫羊藿20g
狗　脊30g　　干　姜12g　　独　活20g　　防　风20g
陈　皮10g　　鸡血藤30g

一剂。

10月9日二诊：证同前，兼有自汗，脱发，体略偏重（126~128斤），膝在活动时响。拟上方加减：

云　苓20g　　桂　枝20g　　炒白术20g　　炙甘草10g
生黄芪30g　　当　归20g　　川　芎15g　　淫羊藿20g

防　风 20g　独　活 20g　杜　仲 25g　鸡血藤 30g
制何首乌 30g　干　姜 10g　茯　神 25g

一剂。

10 月 12 日三诊：近日脱发减少，腰冷有好转，可不缠绷带。方药：同上。

10 月 15 日四诊：腰冷减轻，舌淡红，面黄。上方去川芎、茯神，加陈皮 10。二剂。

10 月 24 日五诊：上方去茯神，加枣皮 20。二剂。

11 月 3 日六诊：腰冷已愈，偶略头晕，舌苔白润。再转原方二剂。

【按】《金匮要略心典》云："背寒冷如掌大者，饮留之处，阳气所不入也"，故《金匮》治背寒冷有留饮者，用苓桂术甘汤。本例尚有月经量少且延后及脱发、舌质淡等，故需配合以补气血及补肾阳之药。

小便频数下坠

赵某，女，71 岁，2019 年 11 月 8 日初诊。

小便频数下坠，量少，兼见口干略苦，眼甚雾，舌苔白涎。辨证：肝经湿热下注。方药：

芦　根 25g　黄　柏 15g　白　芍 20g　杏　仁 20g
枯　芩 20g　车前子 20g　云　苓 20g　柴　胡 10g
薄　荷 10g　川木通 15g　白花蛇舌草 30g　当　归 15g
苍　术 12g　薏　仁 25g

二剂。

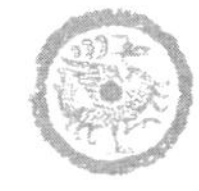

11月14日二诊：舌苔稍化，口略干，仍步原法，方药：

柴　胡10g　白　芍20g　紫丹参20g　法半夏10g
夏枯草30g　车前子20g　黄　柏12g　芦　根20g
当　归15g　云　苓15g　薄　荷10g　苍　术10g
枯　芩15g　薏　仁20g　黄　连6g

二剂。

【按】肝主疏泄，况本例有眼雾、口苦、舌苔白涎，故辨证为肝经湿热下注，导致小便不利，治宜疏通。

小便带泡沫且下坠

刘某，女，55岁，2019年11月2日诊。

小便带泡沫，稍下坠，略咯痰，颈项稍强。辨证：肾虚兼膀胱湿热。方药：

萆　薢15g　盐菟丝25g　云　苓15g　泽　泻15g
淮　山25g　牡　蛎30g　石菖蒲10g　续　断20g
枸　杞20g　黄　柏15g　沙苑子20g　车前子15g
紫丹参20g　陈　皮10g　粉　葛30g　生甘草10g

二剂。

注：后患者于12月31日因右胯腹湿疹发痒来诊时说，上症已好。

【按】本方名萆菟汤。方中用萆薢苦平，祛风湿，利湿浊，长于治小便浑浊或带泡沫；用菟丝、沙苑子、枸杞补肾；再用云苓、泽泻、黄柏、车前等清利湿热。本方多用于治男性病如慢性前列腺炎等。

肾虚兼小便不利

王某，男，31岁，2019年4月22日诊。

患者性欲淡薄，早泄，其妻久未怀孕，兼小便或略不利，睡眠磨牙，梦呓。辨证：此属肾阳虚，先天不足，拟用验方茯菟丹加减。拟方：

萆薢30g	云苓30g	泽泻25g	熟地40g
黄柏20g	盐菟丝30g	续断30g	沙苑子30g
枸杞50g	车前子30g	石菖蒲20g	淮山30g
枣皮30g	丹皮25g	蜈蚣3条	蛇床子30g
淫羊藿30g	陈皮10g		

做蜜丸，一日服三次，一次约10克。

7月12日复诊：其妻说，上方服后有效，目前症状有磨牙、吐痰，不渴。故再转上方一剂，仍做丸药，即：

萆薢40g	云苓45g	泽泻30g	盐菟丝60g
沙苑子50g	枸杞100g	车前子50g	淮山50g
枣皮50g	丹皮35g	石菖蒲35g	陈皮20g
蛇床子50g	淫羊藿50g	熟地60g	黄柏30g
续断40g	法半夏25g	蜈蚣5条	

【按】 此萆菟汤加补肾阳及祛痰之药，如熟地、枣皮、蛇床子、淫羊藿、蜈蚣、法半夏、陈皮等。大约一年后，其妻已怀孕数月。

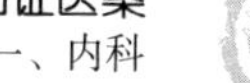

夜多小便

陈某，女，44岁，2017年9月29日初诊。

患者夜尿多，有时解七八次，小便有泡沫且黄，大便不成形，腰痛，白带有异味，午后足肿，口干苦。辨证：肾虚夹湿热。方药：

柴胡根 10g　车前子 15g　黄　柏 12g　杜　仲 25g
盐菟丝 25g　淮　山 25g　萆　薢 15g　云　苓 15g
泽　泻 15g　续　断 20g　沙苑子 20g　生　地 20g
炒白术 20g　胆　草 15g

三剂。

11月18日二诊：上次开的三剂药，因第一剂煎煳了，实际只服了两剂。服后，夜尿减少为一次，大便已成形，腰痛足肿等症皆好转。近日因自购鲜人参几支炖服后引起咳嗽，痰稠略绿，胸闷，咽痛，晚间较咳，梦中流口涎。辨证：湿热误补，肺失宣达。方药：

杏　仁 20g　炙紫菀 20g　桔　梗 15g　枯　芩 15g
炙百部 20g　陈　皮 10g　鱼腥草 25g　法半夏 10g
云　苓 15g　当　归 15g　紫　苏 15g　山豆根 10g
桑　叶 15g　枇杷叶 30g

二剂。

【按】此例以肾虚为主，兼有脾虚，经治疗好转后，又因自服人参误补致咳嗽，可见补药不能滥用。

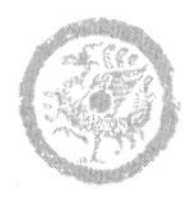

遗尿、自汗、咳嗽、手颤

宗某，女，4岁。2019年11月17日初诊。

其姑妈代诉，患儿自汗，头发长期都是沾湿的，很难干爽；遗尿，每晚都要用尿不湿垫着；咳嗽已约10个月，兼哮；手或颤抖；食纳少，几乎不吃菜，或只喝水；缺牙，面色青晦如蒙灰尘，病容十分明显。并且从小易生气，爱哭，性子急，如果自己要的皮球滚远了，她都要哭，与小朋友一起玩耍时，若发怒则狠狠地咬人；若高兴起来则手舞足蹈，甚至在地上打滚；叫喊时声音特尖细；理解力差，似乎难得听懂大人的话，好像有点迟钝而难以教育。辨证：病久失于调理，脾肺肾皆虚，肝风内动且旺，故治疗需补气健脾止咳化痰祛风并固肾，多管齐下。方药：

炙黄芪 20g　炒白术 15g　淮　山 20g　泡　参 25g
大　枣 20g　麦　冬 20g　生鸡内金 12g　杏　仁 15g
炙紫菀 20g　炒苏子 15g　蝉　衣 10g　益智仁 25g
龙　骨 20g　仙鹤草 30g　台　乌 15g　炙甘草 10g
炙麻黄 3g

二剂。

11月23日二诊：遗尿（用尿不湿），咳嗽略兼哮，哭时即咳，或有痉挛，但面色青晦略转淡一些。仍步前方：

淮　山 25g　益智仁 30g　杏　仁 15g　炙紫菀 20g
泡　参 25g　麦　冬 20g　台　乌 15g　生鸡内金 15g
炒白术 15g　炙麻黄 3g　炒苏子 15g　黄　芪 20g

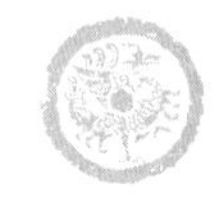

蝉　衣 10g　　大　枣 30g　　龙　骨 25g　　仙鹤草 30g
炙甘草 10g

二剂。

12 月 3 日三诊：面色青晦好转，咳嗽减轻，手已不颤，但仍遗尿，平时喜吃冷的。拟原方加减：

淮　山 25g　　杏　仁 15g　　炒白术 15g　　益智仁 30g（盐水炒）
乌　药 15g　　盐菟丝 20g　　麦　冬 20g　　龙　骨 30g
炒苏子 20g　　炙紫菀 20g　　蝉　衣 10g　　黄　芪 20g
泡　参 25g　　炙麻黄 3g　　紫丹参 12g　　炙枇杷叶 25g
炙甘草 10g　　生鸡内金 15g

二剂。

12 月 11 日四诊：仍咳嗽及遗尿，手略冷，面色渐由青转黄，较前明亮些。方药：

炒苏子 20g　　泡　参 25g　　蝉　衣 10g　　炙紫菀 20g
桔　梗 15g　　炙麻黄 3g　　杏　仁 15g　　紫丹参 15g
鱼腥草 25g　　炙枇杷叶 30g　　瓜蒌仁 15g　　炙甘草 10g
淮　山 20g　　益智仁 30g（盐水炒）　　乌　药 15g　　盐菟丝 20g

二剂。

12 月 20 日五诊：咳嗽已少，食纳略增（每餐可吃大半小碗），仍遗尿，面色稍青黄，不渴。方药：

淮　山 25g　　生鸡内金 15g　　炒白术 15g　　麦　冬 15g
益智仁 30g　　台　乌 15g　　炙黄芪 20g　　陈　皮 10g
龙　骨 25g　　蝉　衣 10g　　炙紫菀 20g　　金樱子 20g
炙麻黄 5g　　炙甘草 10g

二剂。

12 月 29 日来第六诊，目前仅偶尔咳，精神气色有好转，但每晚仍在用尿不湿。其姑妈问我，患儿这种智力稍差、有些异常的情况能够纠正过来吗？我说，她年龄还小，应该可以改变。方药：

淮　山 25g　芡　实 20g　炒白术 15g　炙黄芪 20g
陈　皮 10g　生鸡内金 15g　麦　冬 20g　龙　骨 20g
炙紫菀 20g　益智仁 30g　盐菟丝 20g　炙麻黄 5g
蝉　衣 8g　炙甘草 10g

二剂。

【按】此患儿的病情较复杂且较重，因其从小家庭环境不大好，大人疏于照顾，后天失调，故引起诸般虚证，治疗亦颇费周折。后因多种原因，未能继续坚持治疗。

遗　精

张某，男，11 岁，2018 年 2 月 25 日诊。

该男孩面色甚青，目下略暗，舌鲜红而乏苔，常便秘，需服清热药才解。其祖母告诉我，她为孙儿洗内裤时发现常有分泌物，估计有遗精，怕长此以往对其身体发育不利。辨证：少年发育过早，肾火旺故遗精，热盛则生风，故面色甚青；久遗则伤阴，故舌红乏苔。治宜养阴清肾火而固精。拟知柏地黄汤加减：

生　地 30g　丹　皮 20g　知　母 15g（盐水炒）　黄　柏 12g（盐水炒）
玄　参 20g　淮　山 25g　天　冬 25g　麦　冬 20g
明沙参 30g　金樱子 20g　莲　须 12g　龙　骨 30g
牡　蛎 30g　百　合 25g

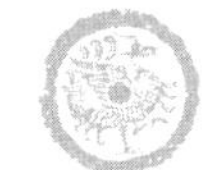

二剂。

附记：据其家人说，该儿服上方三剂后即未见遗精。

【按】遗精多与心、肝、肾有关，梦遗者属心、肾火旺，偏于实；滑精属肾不固摄，偏于虚。火旺者用滋阴降火汤、龙胆泻肝汤，临床常用黄柏、知母以清泻相火。

浮　肿

倪某，女，50岁，2019年7月13日初诊。

眼泡浮，手指胀，足略肿，打哈欠，咳嗽，多汗，饮水即呛，背略怯冷，口味淡苦，略口臭，月经提前，体趋胖。辨证：风邪犯肺，肺失宣达，兼有水饮。方药：

炙麻黄6g　杏　仁20g　桔　梗20g　鱼腥草30g
生石膏30g　云　苓20g　法半夏15g　炙紫菀25g
紫苏梗15g　枯　芩20g　柴　胡10g　蝉　衣10g
炙枇杷叶30g　炒苏子25g　冬瓜皮20g　薏　仁20g
泽　泻20g　桑　枝25g

一剂。

7月15日二诊：足仍肿，眼泡浮，头略闷，打哈欠，咳嗽，咽略痒，腰略酸，舌苔白，右脉濡。方药：

云　苓20g　泽　泻20g　杏　仁20g　紫苏梗15g
炙麻黄10g　法半夏15g　桔　梗20g　炙紫菀25g
生石膏30g　枯　芩20g　蝉　衣10g　炒薏仁30g
五加皮25g　桑　枝30g　柴胡根10g　冬瓜皮20g
炒苏子25g　炙枇杷叶30g

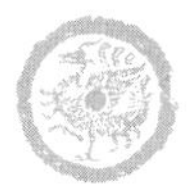

一剂。

7 月 18 日三诊：眼泡及足肿减轻，食稍知味，舌尖略木，流梦口涎，口尚苦，流泪，声音略沙，尚有痰。方药：

云　苓 20g　泽　泻 20g　紫苏梗 15g　法半夏 15g
车前子 20g　枯　芩 20g　柴胡根 12g　蝉　衣 10g
炙紫菀 25g　炒薏仁 30g　炒苏子 25g　冬瓜皮 20g
五加皮 25g　桑　枝 30g　桔　梗 20g　杏　仁 15g
炙麻黄 8g　生石膏 30g

一剂。

7 月 21 日四诊：眼泡及足肿消减，目前右足背疼，咯痰不利，口苦，食略知味，脘腹略胀，似欲呕，打哈欠，大便略稀，小便频少。方药：

云　苓 20g　泽　泻 20g　黄　柏 12g　紫苏梗 15g
炒白术 20g　桔　梗 20g　炙紫菀 25g　柴胡根 12g
枯　芩 20g　蝉　衣 10g　炒薏仁 25g　五加皮 25g
车前子 20g　法半夏 15g　黄　连 8g　桑　枝 25g
石菖蒲 8g　炙枇杷叶 25g

一剂。

7 月 24 日五诊：浮肿减轻，尚咯痰，疲乏，口略苦臭，原来大便绿，今转黄，怕吹风，舌苔白略腻。方药：

芦　根 25g　蝉　衣 10g　法半夏 15g　生石膏 30g
藿　香 15g　炒扁豆 25g　炒薏仁 25g　车前子 20g
炒白术 20g　黄　连 10g　防　风 20g　炙紫菀 25g
枯　芩 15g　云　苓 20g　石菖蒲 10g　桔　梗 12g
五加皮 25g　冬瓜皮 15g

一剂。

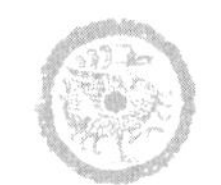

7月27日六诊：腹胀且泻（3次），稍闷油欲呕，嗝气，口略苦，右足背疼，眼泡稍浮，仍乏力，舌苔白偏腻。方药：

苍术15g	厚朴20g	炒扁豆20g	炒薏仁25g
黄芪30g	法半夏15g	云苓20g	柴胡10g
藿香20g	神曲25g	陈皮10g	腹毛20g
黄连10g	石菖蒲10g	防风15g	桔梗12g
紫苏梗15g	炒白术15g		

一剂。

7月30日七诊：眼泡略浮，食已知味，稍咳，口略苦，大便欠成形，胸背肌略疼。方药：

黄芪30g	陈皮10g	紫苏梗15g	炙紫菀20g
云苓20g	柴胡10g	枯芩15g	炒白术20g
车前子15g	炒扁豆20g	防风20g	神曲25g
黄连10g	桔梗12g	法半夏12g	藿香15g
石菖蒲6g	炒苏子20g		

一剂。

【按】本例我始终用宣肺祛风化痰利尿以消肿，先后七诊，服中药七剂，历时半月余，浮肿得消，余症亦治愈。由于她对治疗有信心，中途未改变医生，连续服中药，未走弯路，故我治疗起来也更有把握。现在她的病已治愈一年多，仍正常从事缝纫工作。

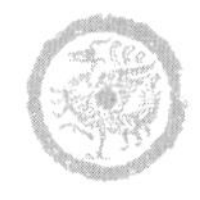

痛风

刘某，男，86岁，2018年7月16日初诊。

患者四肢肿痛明显，左手除小指外其余四指关节皆肿大，尤其是无名指严重变形；右手背及手指全肿，手背中部有一溃疡，有脓水流出，且皮肤颜色紫暗，西医诊为“痛风”。四年前曾住重症监护室十余天，近来曾住医院两次，不能行动。其家属用小车载至药店门口，亦不能下车。我于是走到车门旁为他诊脉。视其面色萎黄，精神差，食呆，舌略淡紫而滑，脉沉滑。辨证：面黄肢肿为脾虚湿重，皮肤色紫暗为血瘀，脉滑为有痰，肿处发热为经脉壅滞，故拟用活血化痰、通络解毒法治之以消肿。方药：

紫丹参25g　桑　枝30g　忍冬藤60g　地　龙15g
浙　贝15g　花　粉20g　皂角刺20g　土茯苓60g
白花蛇舌草30g　银　花35g　连　翘20g　升　麻15g
桔　梗20g　枳　壳15g　怀牛膝20g　冬瓜仁20g
炒麦芽30g

二剂。

7月21日二诊：患者未来，由其女代诉：服上方后，食纳稍增加，四肢肿略见消减，下午仍较肿且痛，或有干咳，小便甚臭，不渴。方药：把原方剂量加重。

紫丹参30g　桑　枝30g　忍冬藤60g　地　龙15g
浙　贝20g　花　粉20g　皂角刺25g　土茯苓60g
白花蛇舌草40g　银　花50g　连　翘20g　升　麻20g

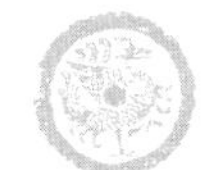

桔　梗 20g　　枳　壳 20g　　怀牛膝 20g　　冬瓜仁 20g
炒麦芽 30g　　炒栀子 15g

二剂。

注：据其家属说，患者曾有胃溃疡及解黑大便史，西医开有奥美拉唑等药服之。

7 月 29 日三诊：手足肿痛消减较明显，可在其儿子陪同下扶着拐棍来就诊。目前，面黄浮减轻，右手背已基本不肿，但皮肤下按之似有几块硬石状，皮表一小孔仍有清脓水汁，右膝肿痛，舌质略紫而乏苔，食纳比以前好些，每餐可食稀饭一小碗（以前只能吃两三口），略闷油，睡眠尚可。仍步原法拟方加减，加补气之黄芪及散寒之紫苏：

银　花 30g　　忍冬藤 50g　　升　麻 15g　　花　粉 20g
生黄芪 25g　　知　母 15g　　浙　贝 20g　　皂角刺 20g
桔　梗 20g　　土茯苓 50g　　赤　芍 15g　　地　龙 15g
桑　枝 30g　　紫　苏 12g　　连　翘 20g　　冬瓜仁 15g
怀牛膝 20g

二剂。另用黄连 15g、蒲公英 60g 煎水外洗。

【按】经过几次诊治，患者病情逐渐好转，可以不用拐杖行走，饮食精神均正常，可以去茶馆吃茶打牌，还给我介绍来一些病人。据说他原是当地的一个书记，很受人尊重。

今年一月，他还来看过一次病，已有 87 周岁。

消 渴

王某，女，74 岁，2017 年 11 月 30 日初诊。

自诉因患糖尿病打胰岛素已十一年，目前夜间口干并小便频数，耳鸣。辨证：夜间口干、尿频、耳鸣皆肾阴虚之表现，加之老年久病，宜滋肾养阴生津。方药：

花粉 20g　葛根 30g　麦冬 20g　北五味 15g
泡参 30g　枣皮 20g　黄连 6g　盐菟丝 30g
磁石 30g　蝉衣 12g　知母 12g　紫丹参 20g
淮山 30g

二剂。

2019 年 2 月 22 日诊：小便或频，且有沉淀，一日约解 8 次，大便先干后稀，腰及足底痛，手足指（趾）麻痛，晚间或憋气而坐起，舌苔少。辨证：腰及足底痛，小便频且有沉淀，显然肾虚而精微不固，指麻为气虚，舌苔少为阴虚，晚间或憋气者，心肺亦受损也。方药：

黄芪 25g　知母 15g　泡参 25g　麦冬 20g
北五味 15g　葛根 30g　黄连 10g　花粉 20g
紫丹参 20g　龟板 15g（醋炙）　怀牛膝 20g　杭菊 15g
萆薢 15g　五加皮 20g　桑枝 20g

二剂。

【按】 患者自诉，此方她以后一直都在服，自己觉得服后各方面症状都要减轻些。如今又过了三年，只是现在走路有些困难，少有出门。

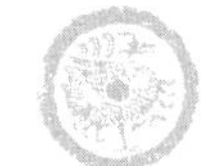

舌　癌

雷某，男，75岁。2015年1月1日第十六诊。

舌左边肿大溃烂，如蜂窝状，口涎仍多，舌略痛及少许出血，连及耳心痛，脉略数。辨证：热毒久蕴，腐化成脓，正气已伤。方药：

生　地 50g（炒一半）	赤　芍 20g	当　归 20g	赤小豆 30g
连　翘 20g	山慈菇 12g	黄　连 12g	蒲公英 30g
浙　贝 20g	桔　梗 20g	夏枯草 30g	龙　骨 30g
牡　蛎 30g	白花蛇舌草 30g	玄　参 25g	薏　仁 30g
升　麻 12g	明沙参 30g		

二剂。

六天后第十七诊：患者整个左半侧舌头溃烂且肿如蜂窝状，有脓，牵及左耳心痛，口涎仍多，口臭，脉略弦数。所幸食纳及睡眠尚可，但精神有些抑郁，几乎无笑容。嘱其前方再服。

注：后来患者转到别处诊治，据说他于大约五个月后去世。

【按】舌癌又名舌菌，多由心脾郁火形成，往往肿突如鸡冠，溃烂如蜂窝状，有脓，流口涎多，臭秽。《中医临床备要》主张热甚者用清凉甘露饮，但其中有解毒之犀角已被禁用，只能用水牛角、升麻代替。

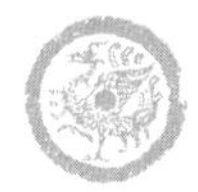

三种癌症

刘某，女，69岁，2017年10月23日诊。

患三种癌症，已做过膀胱癌手术，胃切除70%，乳腺亦切除，身体瘦弱，目前尚在化疗，每月一次。现症：痰多，身酸疼，指节疼，右胁下或不适，口干，眼倦，易醒，痰黄。平时服同仁堂产破壁灵芝孢子粉。辨证：正虚，经络不营，痰阻于络。治法宜养营化痰通络。方药：

防风15g　桔梗15g　芦根20g　秦艽15g
桑枝20g　紫丹参20g　泡参25g　麦冬20g
炙紫菀20g　瓜壳20g　北五味12g　夏枯草25g
忍冬藤30g　茯神20g　丝瓜络15g

二剂。

11月17日复诊：头晕痛，睡眠不好，舌略暗红，脉右弦，左略滑。方药：

明沙参30g　麦冬20g　平贝15g　钩藤30g（后下）
北五味15g　白芍20g　桑椹20g　杭菊15g
炙紫菀20g　炒枣仁30g　茯神25g　紫丹参20g
石决明20g　黄连3g　夏枯草20g

二剂。

2018年7月28日诊：已做化疗34次，还要继续做3次。目前体甚瘦，食较少，或心慌，口苦咸腻，睡眠差，头闷，右胁下不舒，舌略红而苔剥，咯痰略咸。辨证：病久，五脏皆受损，元气大伤而有虚热烦扰。方药：

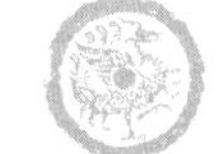

明沙参 30g　麦　冬 20g　灵　芝 15g　熟　地 25g
北五味 15g　炒枣仁 25g　芦　根 20g　竹　茹 12g
龙　骨 25g　夏枯草 25g　紫丹参 15g　茯　神 20g
黄　连 3g　枯　芩 12g　炙枇杷叶 30g

二剂。

【按】 对癌症的治疗，不外清热解毒、化痰散结、祛瘀软坚、行气止痛、温阳散寒、补气养血等，总视病人具体情况而定，治之颇不易。李可先生所创“攻癌夺命汤”可作参考。

鼻瘤术后

梁某，男，86 岁，2019 年 6 月 30 日初诊。

右侧鼻瘤做手术后月余，今尚略木肿，食纳少，舌乏苔，晚间口干，脉略滑数。辨证：肿瘤一般多为痰瘀热毒积滞而成，手术后伤阴，故口干及舌乏苔；胃阴伤故食少；脉滑数为尚有痰热。拟方：

玄　参 25g　麦　冬 30g　明沙参 30g　浙　贝 15g
夏枯草 30g　生　地 25g　紫丹参 20g　蒲公英 30g
百　合 30g　玉　竹 20g　葛　根 30g　花　粉 20g
炒山楂 15g　炙枇杷叶 30g　炙甘草 10g

二剂。

7 月 11 日二诊：已能食，精神尚好，目前仅晚间口干，脉略弦滑数，舌苔少。继拟养阴清热祛痰。处方：

明沙参 30g　麦　冬 25g　花　粉 20g　玄　参 25g
葛　根 30g　生　地 25g　百　合 25g　白　芍 20g

夏枯草30g　浙　贝15g　瓜　壳20g　紫丹参15g
蒲公英30g　忍冬藤30g　丝瓜络15g　炙甘草10g
二剂。

8月17日三诊：目前饮食睡眠均好，略口臭，腰疼，足转筋，舌苔少，右脉稍弦滑。仍仿前方加减，处方：

明沙参30g　麦　冬20g　花　粉20g　防　风15g
生石膏30g　炒栀子12g　藿　香12g　浙　贝15g
紫丹参15g　蒲公英30g　百　合25g　瓜　壳20g
夏枯草30g　玄　参20g　丝瓜络15g　杜　仲20g
木　瓜15g　炙甘草10g
二剂。

【按】 肿瘤病人，第一要保持良好的心态，不恐惧，不焦虑，精神上不被病魔所压倒。然后再辅之以恰当的对症治疗，往往能有一定的疗效，使症状有所减轻或改善。

咽喉梗阻

马某，女，64岁。2019年2月16日初诊。

自觉咽喉及以下一段略梗不舒，咯痰难出，嗝气，胃痛，左肩痛，手指麻。辨证：肝郁夹痰，且有郁热。治宜疏肝理气，活血，清胃热。方药：

柴　胡10g　桔　梗15g　枳　壳20g　前　胡15g
麦　冬20g　黄　连12g　夏枯草30g　法半夏10g
蒲公英30g　生麦芽30g　郁　金15g　桑　枝25g
紫丹参20g　紫苏梗15g

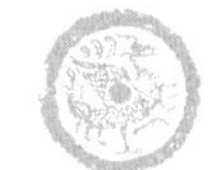

一剂。

2月18日二诊：上症略有好转，但不甚显，兼有头木，项僵，或牙噤，舌稍暗红。方药：

防　风20g　芦　根25g　郁　金20g　柴胡根10g
紫丹参20g　降　香15g　粉　葛30g　黄　连12g
桔　梗15g　生麦芽30g　枳　壳20g　夏枯草30g
蒲公英30g　瓜蒌仁20g　白　芍20g　桑　枝25g

二剂。

2月24日三诊：喉间仍或梗，咯痰不易出，或干呕，嗝气，胃略痛，腰脊痛。方药：

黄　连12g　麦　冬20g　枳　壳20g　夏枯草30g
瓜　壳20g　粉　葛30g　紫丹参20g　生麦芽30g
柴胡根10g　桑　枝25g　丝瓜络15g　浙　贝15g
炙紫菀20g　蒲公英30g　炒苏子25g

一剂。

2月26日四诊：自诉上症大有好转，喉间已不大梗。嘱再服上方一剂。

【按】此证属肝郁胃热而夹痰，近似于梅核气。故治用疏肝解郁、理气化痰并清胃热，共服药5剂得愈。

牙　痛

钟某，女，52岁。2019年11月30日初诊。

牙痛已多日，自购西药服，不效，也到牙医处看过。目前牙痛面肿，口干，或咯痰，夜尿四五次。辨证：阳明风火上扰，肾亦有热。方药：

玄　参 20g　蜂　房 12g　北细辛 10g　生石膏 30g
黄　连 10g　升　麻 12g　桔　梗 15g　僵　蚕 12g
白　芷 10g　济银花 20g　生　地 20g　丹　皮 12g
生甘草 10g

注：服后牙痛减轻，再服一剂后，痛止。

【按】虚火、实火皆可致牙痛，此证二者兼之。故既需清胃热及凉血，又需滋肾阴，更用蜂房、细辛以祛风止痛。

牙龈肿痛及舌痛

杨某，女，68 岁，2019 年 11 月 28 日诊。

牙龈痛略肿，反复发作，这次又兼舌尖亦痛，左侧腰或胀。辨证：心胃火炽上犯。方药：

生　地 30g　川木通 15g　生石膏 35g　玄　参 20g
黄　连 12g　丹　皮 15g　升　麻 15g　北细辛 10g
蜂　房 15g　连　翘 20g　花　粉 20g　济银花 20g
怀牛膝 20g　桑寄生 20g　秦　艽 15g

一剂。

【按】此病因在心、胃两经，故用导赤散合清胃散加减，并加升麻、蜂房、细辛、花粉等。

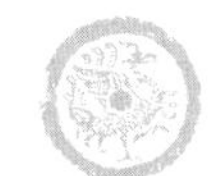

口腔溃疡

案例 1

邓某，女，47 岁，2019 年 7 月 29 日诊。

口腔溃疡时发，兼有咽痛、口苦、小便黄、月经量少、痛经、右手指麻。辨证：口苦、小便黄、痛经且咽痛，为肝胆经有热；时发口腔溃疡，为肾火上扰，热毒蕴积而生溃疡；手指麻、月经量少，为血虚生风。治法：清肝肾湿热，并解毒滋阴，以封髓丹加味治之。其中，黄柏与砂仁皆用盐制，引药入肾。拟方：

黄　柏 12g（盐水炒）　砂　仁 8g（盐水炒）　炙甘草 10g　连　翘 20g
桔　梗 15g　柴　胡 10g　炒栀子 15g　生　地 20g
玄　参 20g　山慈菇 10g　车前子 15g　山豆根 6g
济银花 20g　麦　冬 20g

二剂。

【按】封髓丹本治相火妄动之梦遗失精，但以治虚火所致口腔溃疡之反复发作者亦多有效。注意其中黄柏用量应大于砂仁。

案例 2

余某，女，56 岁，2019 年 8 月 11 日诊。

口腔有溃疡，喉巴痰，手足皮肤发包作痒，足丫亦痒，右手麻，多汗及做梦，舌苔偏腻。辨证：本例虽然也有口腔溃疡，但更偏于实证，湿热化风，故手足皮肤发痒。治以清化湿热及祛风为主。拟方：

防　风20g　白　芷12g　芦　根25g　苦　参20g
炒栀子15g　赤　芍15g　僵　蚕12g　荆　芥12g
野菊花25g　黄　柏15g　升　麻12g　桔　梗15g
枳　壳15g　济银花50g(炒一半)　生　地25g　法半夏12g

一剂。

8月15日二诊：证同上，舌苔稍化薄，大便略稀。仿上方加减：

防　风20g　赤　芍15g　野菊花30g
川银花60g(炒一半)　炒栀子15g　黄　柏15g　苦　参20g
苍　术12g　薏　仁25g　白鲜皮30g　忍冬藤50g
桔　梗20g　连　翘15g　生　地20g　荆芥碳15g
桑　枝25g　怀牛膝15g

一剂。

另用以下药煎水外洗：

苦　参50g　黄　柏30g　地肤子60g　野菊花60g
白　矾15g

【按】 湿热久蕴成毒化脓，形成口腔溃疡；外发于肌肤则生风作痒。故治宜燥湿清热祛风解毒，其中银花需重用，且将其一半炒，以使药力更走血分。

案例3

前日我诊一小孩，女，接近12岁。主证是今晨呕吐两次，上腹略痛，面青，舌少苔，体偏瘦，精神不佳。其母亲带她来诊时说，患儿昨晚在夜市摊上吃了“钵钵鸡”，然后又喝了汽水。今上午我们带她去市级某医院看西医，

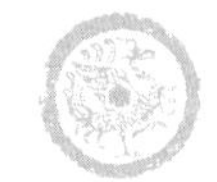

验了血，医生说血象高，要患儿马上住院并输液。她一边说一边拿出化验单给我看。患儿的母亲有些焦虑，拿不定主意。这时患儿的外婆说，走，我们去王老师那儿看中医，吃中药。

我给小孩看病后说，用不着住院。于是我给她开了以下一张方药：

麦　冬20g	黄　连10g	蒲公英20g	炙枇杷叶25g
白　芍20g	炙甘草10g	钩　藤25g（后下）	夏枯草20g
干　姜8g	泡　参20g	藿　香12g	厚　朴15g

注：此一剂，药价不足17元。

两日后，即今日下午患儿她外婆带她来复诊，说病已基本好了，未再呕吐，只是晚间睡眠不大安宁，有些出汗。我看她的面色已不像前日那么青了，舌偏红，于是把前方去藿香、厚朴、干姜，加龙骨、枣仁、淮山药、白术、鸡内金，嘱其再服一剂。

【按】我之所以认为不必住院，当然还是有些经验和把握的，因为这个病比较容易诊断，治疗也不难。结果一剂而愈。患儿也用不着因住院而耽搁学习功课，更不用说家长在经济上少花许多钱了。不过，我开的这张方药，倒是有一点意思的。不妨听一听大家对其中用药的看法。

《内经》曰："诸呕吐酸，皆属于热。"本例患者体瘦、舌苔少，属阴虚；面青为肝旺或风象明显。总的病机为"伤中伤饱"、胃热肝旺。故治法宜清胃热、平肝风、和中止呕。麦冬为"伤中伤饱"的首选药；黄连、蒲公英、夏枯草为治胃热所致之胃痛胃胀之要药；枇杷叶治胃热呕吐；白芍、钩藤以平肝熄风；泡参、甘草以固正扶中；更取藿香正气丸之藿香、厚朴、干姜三味温中止呕以为反佐。这就是我组方时的用意。

右面部木肿

梁某，男，86岁，2019年6月30日初诊。

右侧鼻瘤动手术后月余，今右面部尚略木肿，食少，晚上口干，舌乏苔，脉略滑数。辨证：阴虚内热，余毒未清。方药：

玄　参 25g	浙　贝 15g	夏枯草 30g	明沙参 30g
麦　冬 30g	紫丹参 20g	蒲公英 30g	生　地 25g
百　合 30g	玉　竹 20g	粉　葛 30g	花　粉 20g
炒山楂 15g	炙甘草 10g	炙枇杷叶 30g	

二剂。

7月14日二诊：已能食，晚间醒后口干，精神尚好，舌苔偏少，脉略弦滑。方药：

明沙参 30g	麦　冬 25g	瓜　壳 20g	浙　贝 15g
花　粉 20g	夏枯草 30g	玄　参 25g	粉　葛 30g
白　芍 20g	生　地 25g	百　合 25g	紫丹参 15g
丝瓜络 15g	忍冬藤 30g	蒲公英 30g	炙甘草 10g

二剂。

【按】鼻瘤术后，既伤阴血且尚存有痰热余毒，必须清理化除。故治用养阴清热解毒，化痰散结消肿。

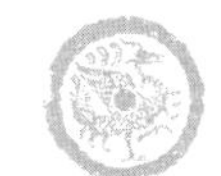

右腮肿

任某，男，62 岁，2019 年 11 月 8 日初诊。

突然右腮下肿，较明显，略有压痛，兼胸闷咯痰，舌苔偏腻，脉略滑数。辨证：痰热阻于经络，热盛则肿。方药：

连　翘 20g	桔　梗 20g	枯　芩 15g	芦　根 25g
浙　贝 15g	济银花 20g	薏　仁 20g	野菊花 20g
升　麻 12g	夏枯草 30g	丝瓜络 15g	玄　参 20g
忍冬藤 30g	前　胡 20g	薄　荷 10g	

二剂。

11 月 16 日二诊：右腮下肿消，胸仍略闷，咯稠痰。仍拟清热豁痰法治之。方药：

桔　梗 15g	连　翘 15g	枯　芩 15g	忍冬藤 30g
升　麻 10g	浙　贝 15g	丝瓜络 15g	枳　壳 12g
夏枯草 30g	薏　仁 20g	济银花 20g	薄　荷 10g
野菊花 20g	茅　根 20g	竹　茹 20g	

二剂。

11 月 25 日三诊：胸略闷痛，咯痰较多且稠，生眼屎，右脉滑。方药：

桔　梗 15g	前　胡 15g	枯　芩 15g	茅　根 20g
炙紫菀 20g	丝瓜络 15g	瓜　壳 20g	杏　仁 15g
枳　壳 15g	紫丹参 15g	鱼腥草 25g	胆　星 15g
竹　茹 20g	浙　贝 15g	炒栀子 12g	

二剂。

【按】右腮下肿，且胸闷咯痰，病在肺与大肠经。以肺与大肠相表里，手阳明大肠经经颈部至面颊，进入下齿中。因患者长期患慢性结肠炎，大便时有出血，未能痊愈。其右腮下肿者，由热毒夹痰上阻于经络所致，宜清热豁痰解毒。

频频眨眼（肝风）

郭某，男，31岁，2017年10月14日诊。

患者大约在二十年前读小学时，因在课堂上频繁眨眼而被认为是故意搞怪，受到误解和批评，经我开中药方治愈。今时隔多年，旧疾又复发，特意从成都回自贡来找我诊治。兼证有目下青，舌质略暗红，常咯痰。辨证：眨眼频及目下青皆属于风象，何况肝开窍于目，常咯痰者，痰盛亦可生风，故以去风化痰佐平肝清热为治。方药：

胆　星 20g	防　风 25g	蝉　衣 15g	僵　蚕 15g
钩　藤 30g	紫丹参 20g	竹　茹 15g	法半夏 12g
桔　梗 15g	白　芍 20g	夏枯草 25g	忍冬藤 30g
黄　连 12g	石决明 20g	龙　骨 30g	牡　蛎 30g

四剂。

【按】频繁眨眼，属于肝风，往往兼有痰热。治法除用平肝熄风外，还须清热化痰，如胆星、僵蚕、竹茹、龙牡等。

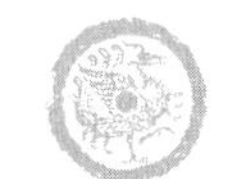

手　麻

案例1

肖某，男，65岁，2019年11月8日初诊。

右半身不遂九年，目前恢复得能勉强行走，略跛，但近半月来左手麻木，足略软，头晕，舌红乏苔。辨证：原有中风，未能痊愈，今又有阴虚风动之象，治宜养阴平肝熄风。方药：

女　贞 20g　旱莲草 20g　生　地 25g　桑　枝 25g
胆　星 15g　忍冬藤 30g　白　芍 20g　紫丹参 20g
枳　壳 15g　石决明 25g　杭　菊 20g　夏枯草 30g
防　风 20g　桑寄生 20g　怀牛膝 20g

二剂。

11月11日二诊：左手麻，右身不遂，咯浓痰，多睡，舌偏红少苔，脉稍弦。方药：

桔　梗 20g　石决明 25g　生　地 25g　桑　枝 25g
济银花 20g　胆　星 15g　白　芍 20g　夏枯草 25g
石菖蒲 8g　紫丹参 20g　防　风 20g　怀牛膝 20g
地　龙 12g　丝瓜络 15g　桑寄生 20g　杭　菊 15g

二剂。

11月13日三诊：证同前，略咯痰。方药：

桔　梗 20g　石决明 25g　生　地 25g　石菖蒲 8g
胆　星 15g　白　芍 20g　紫丹参 20g　怀牛膝 20g
地　龙 12g　生黄芪 25g　知　母 15g　丝瓜络 15g

防　风 20g　济银花 20g　桑　枝 30g　杭　菊 20g
夏枯草 25g
鲜竹沥一合（兑入，一次一支）。

【按】肢麻多属气虚风痰入络，舌红乏苔属阴虚。此例气阴两虚而兼痰，乃中风后遗症，故治宜兼顾且缓图。

案例 2

黄某，女，24 岁，2020 年 1 月 20 日诊。

左上肢麻，左颈皮下有一小包，头或痛，背略酸疼，或略胸痞，口唇略麻。有痛经史。辨证：胸痞、背酸、肢麻，乃痰滞于络，气血稍不足而有寒。拟方：

当　归 20g　白　芍 20g　柴　胡 10g　夏枯草 30g
浙　贝 15g　牡　蛎 25g　玄　参 15g　鸡血藤 25g
云　苓 15g　枳　壳 15g　紫苏梗 15g　桑　枝 25g
连　翘 15g　炒栀子 12g　陈　皮 10g　生黄芪 25g
一剂。

注：当日下午即来月经，略提前，不甚痛，色稍暗，问我此方药能服否？我答可服。

【按】女青年，不论何病皆需首先考虑其月经状况如何，注意以养血调经为要。本例有痛经史，故不离用血分药。

肢　颤

宋某，女，67 岁，2018 年 1 月 13 日初诊。

患者四肢（手足）颤抖甚剧，行走时如跳舞状，而且需

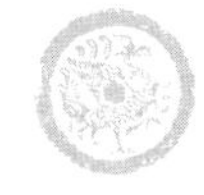

扶拐杖，常跌扑，今日由其丈夫带着来诊。兼见其头脑有时似糊涂，咳痰较多，口渴，嗝气，腰痛，说话语音较低，舌苔白略腻。因手抖而难以诊脉。据说，经医院按帕金森病治之则更加重。辨证：手颤头摇，属于风象，此属内风之极重者，当治以平肝熄风并豁痰。方药：

防　风 30g　　钩　藤 50g　　石决明 30g　　僵　蚕 15g
胆　星 15g　　白　芍 25g　　云　苓 20g　　紫丹参 20g
杭　菊 20g　　夏枯草 30g　　桔　梗 20g　　黄　连 12g
石菖蒲 10g　　天　麻 20g（研吞）　杜　仲 30g

一剂。鲜竹沥一合，与生姜汁少许一起兑服，每次一支。

1 月 17 日二诊：肢颤甚，咳痰今能吐，舌苔偏腻。方药：

紫丹参 20g　　杏　仁 20g　　钩　藤 50g　　防　风 30g
银　花 50g（炒一半）　枯　芩 20g　　胆　星 20g　　石菖蒲 10g
石决明 30g　　丝瓜络 15g　　白　芍 25g　　杭　菊 20g
黄　连 12g　　僵　蚕 15g　　夏枯草 30g　　杜　仲 25g
天　麻 20g（研吞）　羚羊角粉 0.3g（吞）

一剂。鲜竹沥与生姜汁适量兑服。

1 月 21 日三诊：肢颤抖，吐涎痰不断且不利，口或苦，平日多睡，晚六时即睡，舌边稍红，苔白略腻。方药：

防　风 30g　　钩　藤 50g　　瓜　壳 25g　　石决明 30g
胆　星 20g　　僵　蚕 15g　　石菖蒲 12g　　白　芍 25g
丝瓜络 15g　　紫丹参 20g　　夏枯草 30g　　枯　芩 15g
竹　茹 15g　　杭　菊 20g　　柴　胡 10g　　生　地 25g

一剂。鲜竹沥两盒、熊胆粉 5 支（每支 1g，一次服半支，一日二次）。

1 月 30 日四诊：仍四肢颤抖显著，咳痰减少，有时头脑欠清，干呕，舌苔偏腻，饮食睡眠尚可。方药：

法半夏15g 云　苓20g 胆　星20g 瓜蒌仁20g
石菖蒲12g 郁　金15g 枯　芩15g 柴胡根10g
石决明30g 钩　藤30g 僵　蚕15g 地　龙12g
紫丹参20g 夏枯草30g 黄　连12g 白　芍20g
陈　皮10g 天　麻20g（研吞）

一剂。鲜竹沥一合（继续服羚羊角粉）。

【按】此例始终有一个吐痰涎较多的症状，说明痰湿的确可以生风，故治风不忘治痰。

足　肿

案例1

潘某，63岁，2019年1月15日初诊。

患者有糖尿病，长期服药，打胰岛素三年多，并服中药。目前，小便稍增，但足仍肿，咯痰，行走心累，脉滑数明显。辨证：诸湿肿满皆属于脾，脾虚则生痰。其人虽不咳，但咯痰，脉象长期显滑。故此处除健脾补气化湿利水外，还需加祛痰及活血药，以血水同源。拟方：

黄　芪30g 陈　皮10g 泡　参30g 云　苓20g
泽　泻15g 防　己15g 怀牛膝20g 薏　仁30g
杏　仁20g 炒苏子30g 五加皮20g 桑　皮30g
冬瓜仁20g 半枝莲30g 紫丹参25g

二剂。

1月21日复诊：足肿已消，但双手脉仍滑数，咯痰，上

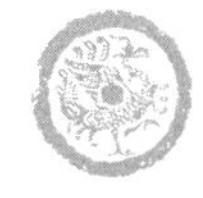

坡则略心累，口稍苦，舌苔白略黄。西医查肾功，小便中含蛋白。此脾肾两虚也，不可大意。拟方：

云 苓 20g 法半夏 12g 柴 胡 10g 紫丹参 20g
黄 芪 30g 陈 皮 10g 枯 芩 15g 桔 梗 15g
炒苏子 25g 桑 皮 30g 胆 星 15g 冬瓜仁 15g
怀牛膝 15g 防 己 12g 泽 泻 12g 前 胡 15g

二剂。

【按】此证有一特点，即一直皆有明显的滑数脉，且咯痰。《濒湖脉诀》云“滑脉为阳元气衰”，此证心脾肾皆虚，故治宜补气利水活血消肿兼祛痰。

案例 2

曾某，男，55 岁，2019 年 8 月 19 日初诊。

体胖，重约九十公斤，现症见双下肢肿约半月，大便似难解尽，白日欲睡，痰难咯出，口渴，脉弦滑数偏大。辨证：胖人多痰湿，湿热下注故足肿。治法宜除湿热、祛痰利水消肿。处方：

苍 术 12g 黄 柏 15g 薏 仁 25g 川牛膝 20g
冬瓜仁 20g 紫丹参 20g 杏 仁 20g 桔 梗 20g
益母草 20g 云 苓 20g 泽 泻 15g 黄 连 12g
夏枯草 30g 枳 壳 20g 石菖蒲 10g

二剂。

8 月 23 日二诊：双足肿消减明显，脉仍弦数滑偏大。转上方加陈皮，即：

苍 术 12g 黄 柏 15g 薏 仁 25g 川牛膝 20g
冬瓜仁 20g 紫丹参 20g 杏 仁 20g 桔 梗 20g

益母草 25g　云　苓 20g　泽　泻 20g　黄　连 12g
夏枯草 30g　枳　壳 20g　石菖蒲 10g　陈　皮 8g
二剂。

【按】胖人多虚，湿盛则生痰，痰湿壅阻于肌肤，故肿甚。方用三妙散加化痰活血利水药而得肿消。因其病程不长，故诊两次即愈。

案例 3

陈某，女，51 岁。2019 年 11 月 16 日初诊。

足肿已三四年，兼见足趾略麻木，喉有痰，声音略沙，口臭，食纳强，白日欲睡。辨证：脾虚胃热夹痰。方药：

防　风 20g　藿　香 20g　生石膏 30g　炒栀子 15g
桔　梗 20g　防　己 15g　黄　芪 25g　石菖蒲 10g
陈　皮 10g　蝉　衣 10g　胖大海 12g　云　苓 20g
冬瓜仁 20g　薏　仁 20g　炒白术 15g　怀牛膝 15g
二剂。

【按】本例脾虚胃热夹痰，故拟方用健脾化痰清胃热，佐利尿消肿药。白日欲睡，为明显的气虚，为痰湿所困之象，必用石菖蒲以开窍。

足　软

案例 1

樊某，男，63 岁，2019 年 8 月 17 日诊。

双足软，或有头晕，咽痒咳嗽，早上起来背胁疼，舌苔

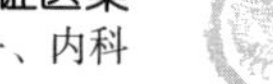

白涎。辨证：头晕、足软、咽痒，皆为风象；舌苔白涎且咳嗽，为有痰湿之征。治法宜化痰湿、祛风邪，佐散寒清热。处方：

云　苓 15g　法半夏 12g　桔　梗 15g　杏　仁 20g
薏　仁 20g　炙紫菀 20g　苍　术 12g　防　风 20g
蝉　衣 10g　羌　活 10g　独　活 20g　怀牛膝 20g
枯　芩 15g　黄　连 8g　黄　柏 12g

二剂。

【按】足软多为风象，邹润安《本经序疏要》有专论“中风脚弱”一节，并指出此脚弱（即足软）并非属于痿证。

案例 2

王某，女，85 岁。2019 年 8 月 18 日初诊。

足软，出虚汗，精神欠佳，苔白，脉稍滑数。辨证：气虚自汗。方药：

泡　参 30g　黄　芪 30g　知　母 20g　龙　骨 30g
牡　蛎 30g　炒白术 20g　浮小麦 30g　麻黄根 15g
桑　叶 30g　桔　梗 15g　炙紫菀 20g　枯　芩 15g
炙枇杷叶 30g　炙甘草 10g

一剂。

8 月 20 日二诊：证同上，脉偏数大略滑。方药：

党　参 25g　黄　芪 35g　知　母 20g　防　风 20g
炒白术 20g　麻黄根 15g　麦　冬 20g　麻黄根 15g
龙　骨 30g　牡　蛎 30g　麦　冬 20g　炙枇杷叶 30g
黄　连 10g　荷　叶 20g

一剂。

8月24日三诊：出汗稍减，仍足软，精神差，苔白略腻，脉弦数滑偏大。方药：

洋　参 15g　黄　芪 30g　知　母 20g　龙　骨 30g
牡　蛎 30g　麦　冬 20g　北五味 15g　桑　叶 30g
浮小麦 50g　麻黄根 20g　黄　连 10g　法半夏 12g
炒白术 15g　茯　神 30g　炙枇杷叶 30g

一剂。

8月29日四诊：足软及精神好些，脉仍滑兼数大。方药：

洋　参 15g　黄　芪 30g　知　母 20g　桑　叶 30g
龙　骨 30g　牡　蛎 30g　麦　冬 20g　北五味 15g
黄　连 10g　法半夏 10g　浮小麦 30g　怀牛膝 20g
夏枯草 30g　胆　星 15g　炙枇杷叶 30g

一剂。

【按】患者年老气虚，且夹痰热，故治法用补气敛汗熄风佐祛痰热。

舌苔黑

陈某，女，32岁，2018年11月3日初诊。

几天来舌苔中部较黑，舌尖略红，自己肯定地说不是因食物染起的苔色。兼见晚间畏冷，需用热水袋温之，但睡后又盗汗，心累，口渴及口臭，饮食略减少，稍咯痰，有清鼻涕，声音略沙，面略青黄，小便黄，大便略青，舌苔白略腻。辨证：舌苔黑在临床上极为少见，很难遇到。主里证，

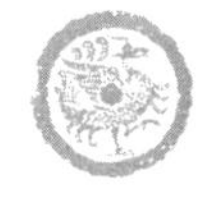

一般分为两种，或热极，或寒盛，都属于重症，有认为常见于疫病严重阶段。就本例而言，应当属于热证，以其有口渴、口臭、舌尖略红、小便黄等症，且又不是久病，而是偏于实证。治法宜清化湿热兼养心，用泻黄散加味。以其还有晚间畏冷、流清涕、音略沙及咯痰等，尚有点外感风寒。方药：

防　风20g	藿　香15g	生石膏30g	炒栀子12g
连　翘15g	桔　梗15g	银柴胡15g	枯　芩15g
芦　根25g	薏　仁20g	泡　参25g	麦　冬20g
北五味10g	蝉　衣10g	炙甘草10g	炙枇杷叶30g

一剂。

11月5日二诊：各症均有好转，舌苔黑已化除，已不大畏寒，说话也已不大沙哑，仍有口臭，舌苔略白腻。嘱再服上方一剂。

【按】临床上很少见到黑舌苔，只是一些长期饮酒的酒客有时会见到其灰黑苔，亦属湿热所化。本例非酒客，有点特殊，但用清湿热法仍见效。

身痛嗝气

黄某，男，73岁。2019年10月18日初诊：身痛，上腹痛，嗝气，舌苔较白腻。辨证：气虚肝郁，兼有寒湿并化热。方药：

羌　活15g	防　风20g	北细辛10g	川　芎15g
法半夏15g	麦　冬20g	神　曲25g	玄　胡20g

藿　香 20g　紫苏梗 15g　黄　连 12g　陈　皮 10g
夏枯草 30g　白　芍 15g　炙甘草 10g

一剂。

10 月 20 日二诊：身痛及胃痞稍好，但仍嗝气，略咳，舌苔略白腻。方药：

泡　参 30g　桔　梗 15g　紫苏梗 20g　法半夏 15g
麦　冬 20g　神　曲 25g　陈　皮 10g　夏枯草 30g
枯　芩 15g　柴　胡 10g　玄　胡 20g　云　苓 15g
炙紫菀 20g　防　风 20g　黄　连 10g　北细辛 8g
炙甘草 10g

一剂。

10 月 22 日三诊：腹胀，嗝气，身略拘执，大便干，舌苔偏腻。方药：

柴　胡 10g　紫苏梗 20g　枳　壳 20g　生麦芽 30g
法半夏 15g　瓜蒌仁 20g　黄　连 10g　蒲公英 30g
枯　芩 20g　夏枯草 30g　郁　金 15g　陈　皮 10g
神　曲 20g　麦　冬 20g

一剂。

【按】身痛、苔白腻为有寒湿；嗝气为气滞，故以散寒除湿理气法治之，略佐以清热之黄连、夏枯草。

蜂　蜇

李某，女，62 岁，2019 年 10 月 20 日初诊。

患者自诉因被蜂蜇后住医院 11 天，曾做肾透析，今出

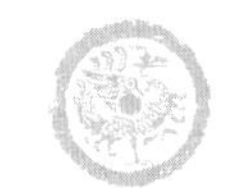

院，但睡眠欠佳，舌略红且干。辨证：蜂毒伤肾，邪热伤阴，治宜养阴并清解热毒。方药：

济银花 20g	明沙参 25g	麦　冬 20g	生　地 25g
花　粉 15g	瓜　壳 20g	紫丹参 20g	百　合 25g
灵　芝 15g	蒲公英 20g	白　芍 20g	连　翘 12g
黄　连 5g	茯　神 20g	生甘草 10g	柏子仁 20g

一剂。

【按】此因蜂毒所伤，虽住院用了肾透析以过滤血中之毒，但气阴两伤，需滋养心肾以恢复其元气。

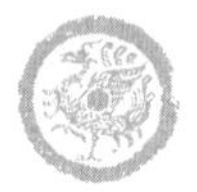

二、妇　科

月经不调

案例1

赖某，女，18岁，2020年1月5日诊。

患者因精神分裂症长期服西药控制，已休学。现症：月经量少，经行不畅，腹略胀，咽痛，咳嗽黄痰。辨证：因精神分裂症已休学在家一年余，肝郁气滞，故月经行而不畅且量少。治宜疏肝养血豁痰理气，用丸药以缓调之。拟方：

桔　梗20g　杏　仁20g　炙紫菀20g　枯　芩20g
芦　根25g　鱼腥草30g　紫丹参20g　连　翘20g
瓜　壳20g　赤　芍20g　射　干12g　丝瓜络15g
益母草20g　柴　胡10g　枳　壳20g　济银花20g

一剂。

1月8日二诊：小腹略胀痛，鼻涕多，咽痛略咳。拟方：

柴　胡10g　白　芍20g　枳　壳15g　鱼腥草30g
桔　梗20g　白　前15g　芦　根25g　连　翘15g
玄　参15g　枯　芩15g　川木通15g　当　归15g
云　苓15g　益母草20g　忍冬藤30g　炙甘草10g

一剂。

1月11日三诊：小腹略痛，月经不畅，咽痛或咳，头发

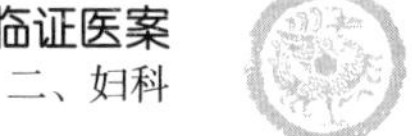

油，面有痤疮，有幻觉。拟做蜜丸方：

当　归 25g　柴　胡 25g　云　苓 30g　法半夏 25g
益母草 30g　紫丹参 30g　玄　参 30g　桔　梗 30g
夏枯草 50g　黄　连 25g　竹　茹 30g　胆　星 25g
丝瓜络 25g　龙　骨 35g　紫苏梗 20g　枳　壳 25g
济银花 35g　浙　贝 25g　连　翘 25g　前　胡 20g
生山楂 30g　白　芍 30g　琥　珀 20g　白　芷 15g
醋制香附 30g　炙紫菀 30g　炙甘草 30g

一剂。

【按】《傅青主女科》论调经，讲了月经不调的十四种情况，包括月经的时期、经量多少、月经的并发症等，情况是比较复杂的。如本例的特点是月经行而不畅且量少，虚中夹实。既有肝郁，又有血虚，但以肝郁为主。其病起于情怀不畅，因早恋失意引起。

案例 2

肖某，女，30 岁，2019 年 11 月 8 日初诊。

自诉安环后，月经推迟约半月未行，小便频，有痰少许，记忆力差。舌质稍暗红，苔白略涎。拟和血调经，方药：

当　归 20g　连　翘 20g　赤小豆 30g　益母草 20g
赤　芍 20g　玫瑰花 15g　生山楂 20g　生鸡内金 15g
柴胡根 10g　云　苓 15g　薄　荷 10g　生白术 15g
栀　子 12g　紫丹参 15g　黄　柏 15g

二剂。

11 月 20 日二诊：自诉上次的中药拿回去还未煎，月经

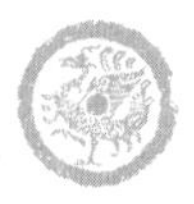

即来，约七八天始净。目前小便频，喉有痰，舌苔白。辨证：血虚而兼有湿热。方药：

芦　根 20g　云　苓 15g　法半夏 10g　当　归 20g
白　芍 15g　赤小豆 30g　柴胡根 10g　连　翘 15g
薄　荷 10g　枯　芩 15g　黄　柏 15g　夏枯草 25g
盐菟丝 20g　桔　梗 20g　川木通 12g

一剂。

【按】此例血虚而兼有湿热，故用养血而兼清化，治疗应虚实兼顾。

月经量少

罗某，女，31 岁，广西人，远嫁四川。2019 年 6 月 6 日初诊。

月经量少，四肢偏冷，舌质淡白。饮食睡眠均正常。细询之，知其结婚生育较早，至今育有三个子女，最小的已有 5 岁，持家勤苦耐劳，可能产后失于调理，故目前体质偏虚，而月经量少。宜补养气血，以资化源。拟做丸药方，拟方如下：

黄　芪 40g　当　归 30g　桂　枝 30g　川　芎 20g
吴茱萸 15g　白　芍 20g　法半夏 15g　党　参 35g
麦　冬 30g　熟　地 35g　枣　皮 25g　淮　山 25g
丹　皮 15g　干　姜 15g　阿　胶 35g　杜　仲 30g
盐菟丝 30g　淫羊藿 30g

炼蜜为丸。一剂。

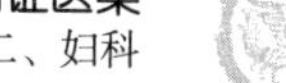

7月10日二诊：舌质稍淡，或牙衄，月经色略黑。此属肾虚之象。仍拟做蜜丸方，即：

熟　地 30g　枣　皮 25g　淮　山 25g　盐菟丝 35g
麦　冬 25g　泡　参 30g　当　归 25g　怀牛膝 25g
生　地 40g　白　芍 25g　丹　皮 20g　炒栀子 20g
云　苓 15g　泽　泻 15g　旱莲草 30g　桑　椹 30g
阿　胶 35g　女　贞 30g　北五味 20g　杜　仲 25g

一剂。

【按】 月经量少，肢冷，舌淡白，多属冲任血虚。秦伯未主张用人参养营汤或胶艾四物汤。此证我用的温经汤合六味地黄丸加减，加黄芪及补肾之菟丝、杜仲、淫羊藿和五味子等。

经闭发热

黎某，女，48岁，2018年4月23日初诊。

月经三个月未行，近来头、胸部发热出汗，头晕略闷胀，或时口苦。辨证：将到绝经之年，冲任不调，兼有湿热，血不下行，故上身发热出汗，宜清化湿热活血调经。拟方：

柴胡根 10g　枯　芩 20g　夏枯草 35g　牡　蛎 30g
石决明 30g　桑　叶 30g　玄　参 25g　紫丹参 20g
丝瓜络 15g　忍冬藤 30g　浙　贝 20g　胆　星 20g
桔　梗 15g　浮小麦 30g　桑　枝 25g

二剂。

5月2日二诊：仍有发热出汗，头晕，胸胁略痛，口略涎。方药仍仿前法：

桑　叶 30g　枯　芩 15g　柴胡根 10g　牡　蛎 30g
玄　参 20g　石决明 25g　夏枯草 30g　紫丹参 20g
浮小麦 30g　浙　贝 15g　钩　藤 30g　忍冬藤 30g
杭　菊 15g　枳　壳 15g　丝瓜络 15g

二剂。

【按】桑叶重用至30g可止汗，夏枯草疏肝解郁热，紫丹参活血调经，经行则发热自止。患者在服此药后，月经已行。

阴　痒

案例1

罗某，女，50岁，2018年6月4日初诊。

前阴发湿疹作痒已一周，自用克林霉素、红霉素软膏等治疗未愈。目前兼有大便稀、小便黄，头重，耳鸣，口略涎。辨证：头重、湿疹、大便稀、小便黄等，皆为湿热所致，湿热久蕴则生风，故发痒，宜清湿热祛风解毒。方药：

苍　术 12g　炒白术 20g　车前子 20g　连　翘 20g
黄　柏 15g　白鲜皮 30g　银　花 30g　薏　仁 25g
荆芥碳 15g　升　麻 12g　苦　参 15g　藿　香 20g
神　曲 20g　珍珠母 20g

二剂。

6月6日二诊：外阴发湿疹，且略破皮出血，肿痛并痒。

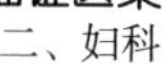
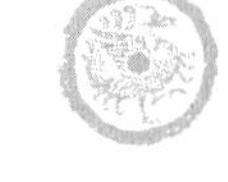

内服药：再转上方一剂，且加炒生地 30g，炒栀子 20g。外洗药：

蒲公英 60g　黄　柏 30g　野菊花 30g　酒炒大黄 20g
苦　参 30g　银　花 50g　荆芥碳 30g　白　矾 20g
一剂。

6 月 9 日三诊：前症好转，嘱继续服上方，略减量。后痊愈。

【按】妇女前阴发痒，多为肝脾气虚，湿热下注，我多用黄柏、苦参、白鲜皮、银花、野菊花等以除湿祛风解毒。因患者已过闭经年龄，故不用当归、芍药。

案例 2

唐某，女，48 岁，2019 年 12 月 10 日初诊。

前阴痒已较久，或是兼痛，腰疼，舌苔略白腻。辨证：病已较久，且兼腰痛，不排除肾虚，但舌苔略白腻，为有湿邪，湿郁久则化热。故拟当归连翘赤小豆汤加祛风止痒解毒药，以清化下焦湿热。方药：

当　归 20g　连　翘 20g　赤小豆 30g　白鲜皮 30g
苦　参 20g　白　芷 12g　防　风 20g　济银花 25g
黄　柏 15g　蛇床子 20g　车前子 20g　炒栀子 15g
柴　胡 10g　独　活 20g　川木通 15g（煎服）
一剂。

又用以下外洗方：

苦　参 30g　黄　柏 30g　蛇床子 30g　蒲公英 50g
野菊花 30g
一剂。煎洗阴部。

12月13日二诊：下身痒减轻，但服药欲呕及头蒙，口稍苦，背心略痛，舌苔偏腻。因苦参、栀子太过苦寒，故去之，另加和胃除湿之藿香、薏仁、苍术。方药：

防　风 20g　白　芷 12g　羌　活 10g　白鲜皮 30g
济银花 40g（炒一半）　荆芥碳 15g　土茯苓 30g　薏　仁 25g
黄　柏 15g　蛇床子 20g　藿　香 20g　苍　术 15g
独　活 20g　枯　芩 15g

以上煎服，一剂。又外洗方同上，另加白矾 15g。

12月21日三诊：前证继续好转，但小便频略热疼，舌苔白略腻。方药：

当　归 15g　苍　术 15g　黄　柏 15g　川木通 15g
车前子 20g　生　地 20g　赤小豆 30g　连　翘 20g
白　芍 15g　柴　胡 10g　白鲜皮 30g　苦　参 15g
云　苓 15g　薏　仁 20g　炒栀子 15g（煎服）

一剂。

外洗方：

蛇床子 50g　苦　参 50g　黄　柏 30g　蒲公英 60g

一剂。

12月24日四诊：咽干巴痰，略发痒，背心冷，略冒酸，有清涕，大便稀，舌苔白略腻。辨证：外感风寒，内有痰热。方药：

桔　梗 15g　紫苏梗 12g　防　风 15g　前　胡 15g
黄　连 8g　芦　根 20g　法半夏 10g　夏枯草 25g
蝉　衣 10g　神　曲 20g　陈　皮 10g　杜　仲 20g
云　苓 15g　炙甘草 5g

一剂。

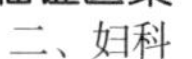
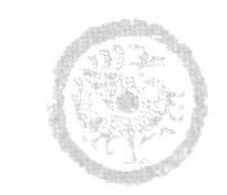

【按】此例较上一例阴痒病程较长，且湿邪偏重，故治愈要慢一些。尤其是苦参之药味太过于苦，故胃气不强者可酌减或不用。

肝　郁

周某，女，46岁，2018年7月18日初诊。

在我为她诊脉后问诊时，她才说自己近来情绪不大好，心烦不宁，主要是为孩子考试的事。我问：是否因为高考？她答：是，成绩为580多分。我说，孩子的事你不必过于担心，他已经成年了，又上了本科线，只要选一个他感兴趣的专业就行啦。当然，关于这件事我也不便多问。哪知她说着说着就在流眼泪，可见她为此事真有些郁闷而伤心。鉴于其有经期多提前之症状，故我为之拟一疏肝解郁除烦之柴胡加龙骨牡蛎汤加减，即：

柴胡根10g	明沙参25g	法半夏10g	枯　芩15g
夏枯草30g	龙　骨30g	牡　蛎30g	竹　茹20g
麦　冬20g	生　地25g	百　合25g	黄　连6g
生麦芽25g	合欢花10g	炙甘草10g	大　枣30g

自加小麦为引。一剂。

【按】像这样来求诊的患者，实质上更多地需要是安慰，以帮助其打开心结。所以，我很欣赏那位西方医生维克多说的一句名言——有时，去治愈；常常，去帮助；总是，去安慰。

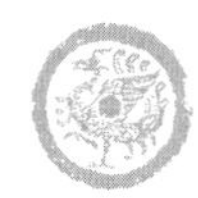

三、儿　科

睾丸肿

汪某，男，两岁多，2017 年 6 月 13 日初诊。

代诉：先去医院检查，右侧睾丸略肿大，西医云需做手术，但其祖父不同意，故来求中医治疗。患儿兼有食纳不多。辨证：肝失疏泄，寒湿化热阻于经络。方药：

柴　胡 8g　橘　核 10g　乌　药 12g　浙　贝 15g
连　翘 12g　紫丹参 15g　云　苓 15g　赤　芍 12g
紫　苏 10g　陈　皮 8g　炙枇杷叶 20g　炒麦芽 25g
浮小麦 20g　丝瓜络 12g

一剂。

6 月 17 日二诊：（代诉）右侧睾丸肿消减，仍食纳少，睡眠差。方药：

炒白术 12g　淮　山 20g　麦　冬 20g　炒麦芽 25g
鸡内金 15g　山　楂 15g　连　翘 12g　紫丹参 15g
浙　贝 15g　柴　胡 8g　橘　核 10g　明沙参 20g
乌　药 12g　砂　仁 8g　炙甘草 12g

一剂。

【按】 睾丸胀痛偏坠，多为疝气，小儿多哭者亦能引起。临床常用橘核、川楝、乌药、玄胡等，以疏泄肝经为主。

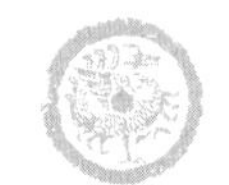

脐腹痛

陈某，女，5 岁。2019 年 2 月 13 日初诊。

其母代诉：脐腹痛，按之略胀；咽痛且有分泌物，舌苔稍黄腻，不渴，平时常发烧，患儿曾做过多次 B 超检查，结论是肠内积气及痉挛，且有淋巴结肿。体偏胖，体重接近 50 斤。辨证：从其舌苔稍黄腻、平时常发烧、腹痛略胀等情况看，多半肠胃积有湿热，宜先清化，方药：

芦　根 15g　　枯　芩 12g　　柴　胡 8g　　桔　梗 12g
枳　壳 12g　　法半夏 8g　　泡　参 15g　　升　麻 8g
夏枯草 20g　　玄　参 15g　　济银花 12g　　炒麦芽 20g
白　芍 15g　　炙甘草 10g　　麦　冬 20g

一剂。

2 月 14 日二诊：证同上，腹较胀，食少，略咳，昨日下午低烧，舌苔偏腻。今日用压舌板检查咽喉后，随即呕吐了一点食物。仍步前方加减，去泡参，加炙紫菀、浙贝，即：

芦　根 20g　　枯　芩 15g　　柴　胡 8g　　桔　梗 12g
枳　壳 15g　　法半夏 10g　　升　麻 8g　　夏枯草 20g
玄　参 15g　　济银花 15g　　炒麦芽 20g　　白　芍 15g
炙甘草 10g　　麦　冬 20g　　炙紫菀 15g　　浙　贝 10g

一剂。

2 月 17 日三诊：上证好转，已不腹痛，但喉间仍有痰，晚间足略冷，舌苔薄黄稍腻。再以前方加减：

芦　根 15g　　升　麻 8g　　法半夏 10g　　夏枯草 20g

济银花 15g　　枯　芩 15g　　桔　梗 15g　　浙　贝 12g
枳　壳 15g　　柴　胡 8g　　瓜　壳 15g　　炒山楂 15g
玄　参 15g　　连　翘 12g

一剂。

2 月 24 日四诊：继续好转，舌苔已化，不腻，稍咳。仍照前方加减以巩固之。一剂。

【按】湿热的特点就是缠绵，不易一二剂就痊愈，要逐渐清化，待舌苔化净方可。本例除湿热外，还有痰，故需加祛痰药。

牙　疳

小外孙，两岁零四个月。于 2019 年 7 月 9 日开始发烧，不大进食，唇红，口渴，且流口涎多，我估计为内热。随即初步煎以下几味中药与服，即：芦根、生石膏、银花、连翘、淡竹叶、薄荷、神曲、黄连等。

两日后（即 7 月 11 日），仍然发烧较高，约 39℃，且牙龈红肿，舌质亦红，口渴，晚睡不宁，自言腹痛，大便稀且臭，解了几次，似略带涎液。我处了以下中药方：

芦　根 15g　　黄　连 6g　　升　麻 8g　　济银花 15g
生石膏 30g　　麦　冬 15g　　生　地 20g　　炒丹皮 12g
淡竹叶 10g　　炙枇杷叶 15g　生甘草 10g

另用滑石 25g，薄荷 10g，以鲜开水泡后兑入服之。一剂。

因昨晚上他烦闹哭吵了大半夜，未怎么睡，大人还喂了他一点羚羊角水以退热。

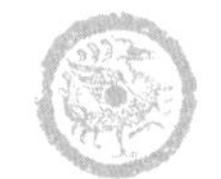

7 月 13 日，发烧略减，但突然其下颌外面肿大明显，如铜钱大，触之略硬，因怀疑是腮腺炎，故去一医院打了 B 超，发现是淋巴结甚肿大，四周亦有小的淋巴较多，排除了腮腺炎。此时，牙龈仍红肿，且有时略出血，舌较红，苔少，咽稍红，烦哭不安，不怎么进食。继续用清热解毒凉血化痰散结方，即：

玄　参 15g　浙　贝 15g　夏枯草 25g　生牡蛎 20g
连　翘 15g　薄　荷 10g（后下）　济银花 15g　花　粉 15g
射　干 5g　升　麻 8g　生　地 15g　蒲公英 20g
丝瓜络 12g　谷　芽 20g　生甘草 10g

一剂。

次日（即 7 月 14 日），发烧退，但颌下仍肿，牙龈略出血，继续服上药。

7 月 18 日，病情渐好转，颌下肿大处渐消减，牙龈尚略红，再拟下方与服：

玄　参 12g　浙　贝 12g　夏枯草 20g　生牡蛎 20g
连　翘 12g　花　粉 12g　生　地 15g　丝瓜络 10g
蒲公英 20g　济银花 12g　升　麻 5g　谷　芽 25g
生甘草 10g

一剂。

【按】此病主症为牙龈肿痛，兼牙龈出血及发烧，颌下肿硬，来势较急，属中医的所谓“牙疳”范围，由肠胃积热所致，共服中药四剂得愈，其间并同时服了三天的抗生素头孢，先后近半个月才好。在病情较严重时，曾有医生建议采用中西医结合，去医院输液，但我们最终还是没有输液。此病属于风热牙疳，如果是所谓的“走马牙疳”，那就有些危险了。

咽喉白腐

李某，男，两岁零十月，2020 年 1 月 3 日诊。

近日发现其咽喉有脓，颈侧淋巴结肿，呼吸音粗且夹痰音，口涎多，舌略红而乏苔，食少，夜睡不宁而哭吵，小便黄。拟解毒化痰清热散结方：

济银花 15g	玄　参 15g	薄　荷 10g	牛蒡子 12g（炒）
芦　根 15g	夏枯草 20g	连　翘 12g	浙　贝 12g
桔　梗 12g	炙甘草 10g		

一剂。

1 月 5 日二诊：昨日家长带小孩去医院儿科做了 B 超及验血，说是病毒感染淋巴结，开了点抗病毒的西药。现症为喉间覆盖一层白膜，面较宽，口臭唇红，呼吸不畅，痰鸣音高，似打鼾，很少进食，睡不安，但不发烧。拟方：

炙麻黄 5g	杏　仁 12g	生石膏 30g	生甘草 10g
桔　梗 15g	瓜　壳 15g	鱼腥草 25g	浙　贝 12g
夏枯草 20g	蝉　衣 10g	丝瓜络 12g	玄　参 15g
炙桑皮 15g	薄　荷 10g	麦　冬 15g	炙枇杷叶 20g

一剂。

另用川贝少许蒸梨子喂了一些，但因略苦，他不大愿服，吐出少许。

1 月 7 日诊视，上证略减轻，晚间睡得稍安稳些，不似前几夜时时躁扰。

【按】 咽喉白腐，为一层白膜覆盖，非寻常之证也，岂

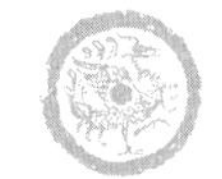

可等闲视之？但从其口涎多、口臭及颈侧淋巴结肿、喉有痰音等症看，为风热夹痰化毒所致。故治宜开化解毒，清宣肺胃。由于此辨证用药恰当，故仅服药两剂就基本化险为夷，而渐趋好转。小儿易虚易实，易寒易热，脏腑清灵活泼，虽用药不多，但见效甚速。

手足口病（口疮）

2019年5月中下旬，我的两个小外孙先后患上了西医所称的手足口病（中医谓之口疮，或口疳）。此病传染性较强，以六个月至五岁的儿童为多发，西医认为是由肠道病毒引起。六一儿童节前后是此病高发期，应做好预防。

本病的主要症状是手、足、口腔、臀部等处出现红色斑丘疹或小水疱，因疼痛而影响进食，心烦哭吵，坐立不安，睡眠不宁，或流口水多，有的还伴见发烧（多数是低烧，低于38.3℃）。

小的外孙只有两岁零两月，于5月19日起发现口内出现疱疹，在手、足、肛门周围仅有少许，不愿进食，唇红，流口水不断，饮食一入口即呼痛而拒食，也不愿饮水，不时用手抓挠口腔，心烦哭闹，更不愿下地玩耍。

中医认为，此病病因多半为外感风热之邪，或心脾积热上攻，治法宜清泄心脾积热及解毒排脓。我的方药是：

济银花15g　麦　冬12g　薄　荷5g　连　翘10g
黄　连3g　玄　参10g　板蓝根10g　野菊花10g
生　地12g　生甘草10g　桔　梗10g

一剂。

此方煎两次，每日服几次（如服3至4次），另外加服蒲地蓝（成药），约五天后痊愈，能自己进食。

但当他快要痊愈时，5月23日，大的外孙（五岁多）又被传染上了。病情与其弟类似，但更重一些，以其手足部发的疱疹更大更多，满口疱疹很快变成溃疡，加之眼睛甚痒涩，时用手揉擦，舌质前部深红，舌苔较白黄厚腻，湿热尤重。故夜睡不宁，梦呓躁扰。所以他服了两剂中药，治疗了一周多，才得以痊愈。其5月28日的第二次方药是：

口腔溃疡尚有数个，疼痛，目甚痒涩，眼泡略浮，舌红苔黄。继续用清热疏风解毒药内服，并外用银花、野菊花煎水洗眼。内服方：

济银花20g	桑　叶20g	蝉　衣10g	黄　连10g
薄　荷10g(后下)	连　翘15g	紫花地丁20g	野菊花20g
赤　芍15g	胆　草10g	花　粉15g	生　地20g
蒲公英25g	胆　星12g	生甘草10g	桔　梗15g

一剂。

【按】 总之，手足口病虽说可以自愈，但病情的发展有时也难以预料，要受多方面条件和因素的影响，不排除少数或极个别病人有朝病情严重方面转化的可能（如转化为脑膜炎、肺炎、心肌炎等）。所以，还是应当积极预防，并用中医药加以治疗，促使其尽快地痊愈。我这里记载的两个治疗案例，仅供大家参考。

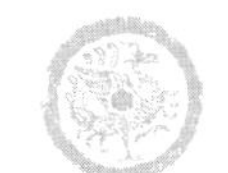

足掌内缘痛

刘某，男，11岁。2017年10月21日诊。

左足掌内缘骨痛，略突出，前用下气开痰化热通络法治疗，痛稍减轻。目前尚兼有手心热，略腹泻，睡眠欠佳，舌苔略白腻。继用前法方药：

前　胡 15g	法半夏 10g	云　苓 15g	紫丹参 15g
枳　壳 15g	丝瓜络 12g	麦　冬 20g	黄　连 10g
桑　枝 25g	怀牛膝 15g	忍冬藤 30g	青葙子 12g
淡竹叶 10g	瓜　壳 20g	茯　神 25g	

二剂。

10月29日复诊；足掌痛减轻，但仍不能跳动，近日鼻衄。拟化痰清热凉血方：

胆　星 15g	云　苓 15g	平　贝 15g	花　粉 20g
生　地 20g	丹　皮 12g	白　芍 15g	炒栀子 15g
赭　石 25g	怀牛膝 15g	忍冬藤 30g	丝瓜络 15g
枳　壳 15g	连　翘 15g	夜交藤 30g	

二剂。

注：服此药方后，足掌痛得治愈。

【按】足掌内缘为足太阴脾经所过。因患儿体较胖，平时手心热，稍腹泻，舌苔白涎，说明脾气偏虚。湿盛则生痰，痰湿阻络而化热，故足掌内缘骨肿痛。用下气开痰化热通络法治愈。方中除丹皮、牛膝外，未用其他活血消肿药，相反却用了解毒化痰通络之忍冬藤、花粉、丝瓜络、连翘等。

盗 汗

胡某，男，5岁半，2019年6月22日初诊。

其母说，患儿在近一月内已住院两次，曾被西医诊为“轻度地中海贫血”，因目前体质差，已不适于再输液。现症：面黄而兼白青，肌瘦颈细，目下暗，盗汗，磨牙，夜睡不宁，稍咳，腹稍胀，舌尖红，苔白腻，脉虚。辨证：肺脾两虚，兼有风痰及湿热。方药：

芦　根20g　　桔　梗15g　　蝉　衣10g　　生鸡内金12g
杏　仁15g　　泡　参25g　　黄　连8g　　紫丹参15g
炙紫菀20g　　炒薏仁20g　　法半夏10g　　麦　冬20g
夏枯草20g　　炙枇杷叶30g　　炙甘草10g　　枯　芩12g

一剂。

6月25日二诊：舌苔已化，食纳稍增，目下尚略暗，面稍青，略咳。方药：

泡　参25g　　麦　冬20g　　蝉　衣10g　　生鸡内金12g
桔　梗15g　　杏　仁15g　　炙紫菀20g　　紫丹参15g
枯　芩12g　　黄　连5g　　芦　根15g　　瓜　壳15g
钩　藤20g　　炙枇杷叶25g　　炙甘草10g

一剂。

6月28日三诊：食纳已好，尚略咳，目下略青，舌尖稍红。方药：

芦　根15g　　麦　冬20g　　杏　仁15g　　炙紫菀20g
泡　参25g　　蝉　衣10g　　紫丹参15g　　桔　梗15g

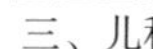
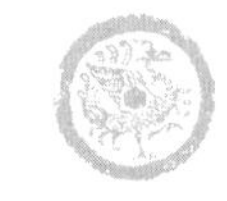

炙麻黄 3g　枯芩 12g　炙枇杷叶 25g　黄连 5g
炒苏子 15g　钩藤 20g　炙甘草 10g

一剂。

7 月 1 日四诊：食纳已好，尚磨牙，目下略青，舌尖淡红。方药：

淮山 20g　麦冬 15g　泡参 25g　炙紫菀 15g
桔梗 12g　防风 12g　钩藤 20g　紫丹参 15g
蝉衣 8g　大枣 20g　黄连 5g　仙鹤草 30g
炙枇杷叶 20g　炙甘草 10g

一剂。

7 月 7 日五诊：食纳已较好，但偶有发烧，今目下尚暗，面略青黄，并有红斑作痒，腹稍胀，舌尖偏红，苔稍腻。方药：

芦根 20g　蝉衣 10g　黄连 8g　夏枯草 20g
麦冬 20g　蒲公英 20g　生地 20g　紫丹参 15g
济银花 30g（炒一半）　法半夏 10g　泡参 20g　桔梗 12g
枯芩 10g　炙枇杷叶 25g

一剂。

7 月 9 日六诊：近两晚略低烧，目下皮肤湿疹一块作痒，磨牙，舌尖已不大红。方药：

芦根 15g　升麻 10g　蝉衣 10g　荆芥碳 12g
济银花 30g（炒一半）　麦冬 15g　荷叶 15g　连翘 12g
玄参 15g　苦参 12g　生地 20g　赤芍 15g
黄连 6g　炙枇杷叶 20g

一剂。

9 月 14 日七诊：磨牙，盗汗，有黄鼻涕，目下青，面色

岐黄之术自有传承

白，舌尖略红，约两周前曾手心发黄，化验血说无问题，可能是吃了南瓜引起。今已不大黄，右手脉滑。其父说，患儿现在体重已增至三十五六斤，来初诊时大约三十一斤。方药：

芦　根 15g　　蝉　衣 8g　　黄　连 8g　　仙鹤草 30g
大　枣 25g　　紫丹参 15g　　桔　梗 15g　　生　地 20g
炙黄芪 20g　　知　母 12g　　炙紫菀 15g　　泡　参 20g
麦　冬 15g　　炙甘草 10g

一剂。

10 月 31 日第八诊：腹痛，食纳略差（晚餐），喉有痰，面稍晄白，不渴，舌尖略红，苔白偏腻。方药：

法半夏 10g　　柴　胡 10g　　桔　梗 15g　　紫苏梗 12g
白　芍 15g　　黄　连 5g　　芦　根 20g　　鸡内金 12g
枳　壳 15g　　炒白术 15g　　陈　皮 10g　　防　风 12g
麦　冬 15g　　炙甘草 10g

一剂。

11 月 9 日第九诊：食纳少，磨牙，喉有痰，面略青，舌尖红，苔白略腻，脉虚。方药：

芦　根 20g　　桔　梗 15g　　紫苏梗 12g　　法半夏 10g
蝉　衣 10g　　防　风 15g　　黄　连 6g　　炙紫菀 15g
炒白术 15g　　泡　参 25g　　云　苓 15g　　生鸡内金 12g
淮　山 20g　　陈　皮 8g　　炙甘草 10g

二剂。

【按】盗汗多属于虚证。患儿体质差，面青体瘦，食少且咳，肺脾皆虚而有肝风及湿热，故治宜兼顾，而首先须恢复其胃气，使胃纳增加。然后再清养肺脾以扶正缓图之。前后共九诊，而体质逐渐有改善。

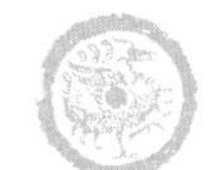

四、皮肤科

皮肤疙瘩痒

罗某，男，41 岁，2019 年 8 月 21 日诊。

左手背皮肤起疙瘩较多且痒，左肘亦有，色褐，如莱菔子大，已三四年，兼有目痒，口苦渴，大便稍结。方药：

生　地 25g　　赤　芍 20g　　连　翘 20g　　夏枯草 35g
红　花 10g　　升　麻 15g　　白　芷 12g　　浙　贝 20g
当　归 20g　　川银花 30g　　皂角刺 25g　　柴　胡 10g
桑　枝 25g　　苦　参 20g　　枯　芩 20g　　炒栀子 15g
荆芥碳 12g

二剂。

另拟外洗方：

苦　参 50g　　大　黄 30g　　蒲公英 60g　　白　矾 15g
白　芷 20g　　野菊花 60g　　花　椒适量

【按】 病程较久，伤及血分，肌肤为邪气所阻，故长疙瘩。其发痒者，风邪自寻出路也。故治用养血活血、散结通经及祛风解毒法。

身　痒

案例1

黄某，女，95岁，2019年12月10日初诊。

两日前曾腹泻，今已止，目前全身痒，或头晕，口唇左右蠕动，舌净少苔，脉偏数。有阴虚生风之象。方药：

荆芥碳15g　济银花30g（炒一半）　白鲜皮20g　白　芷10g
防　风20g　枳　壳12g　野菊花20g　苦　参15g
蝉　衣10g　升　麻10g　淮　山25g　桑寄生20g
钩　藤25g

一剂。

12月13日二诊：全身痒稍减，口苦，舌净乏苔。方药：

生　地20g　蝉　衣10g　荆芥碳15g　济银花40g（炒一半）
野菊花25g　苦　参15g　枳　壳12g　白鲜皮20g
防　风20g　炒栀子12g　夏枯草20g　钩　藤30g
女　贞20g　淮　山20g

一剂。

12月17日三诊：身痒减轻，舌仍红，乏苔，口苦，脉数。方药：

生　地20g　赤　芍15g　荆芥碳15g　野菊花25g
炒栀子12g　蝉　衣10g　济银花40g（炒一半）　苦　参15g
防　风20g　淮　山20g　丹　皮12g（炒）　白鲜皮20g
龙　骨25g　忍冬藤30g

一剂。

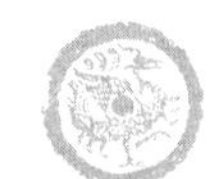

【按】高年阴虚生风，全身皆痒，故治用养血熄风法，重用祛风解毒止痒之银花（炒一半）、荆芥碳（更入血分）、野菊花、蝉衣等。因舌红、脉数，故用生地、淮山、龙骨以固气阴。

案例 2

王某，男，84 岁，2019 年 12 月 13 日诊。

身痒，发小包，晚上明显，已一周，兼大便略秘，稍咯痰，舌略红，脉稍滑数。辨证：血热生风夹痰。方药：

生　地 25g　　赤　芍 20g　　丹　皮 15g　　枯　芩 20g
牛蒡子 20g（炒）　济银花 60g（炒一半）　荆芥碳 15g　　野菊花 25g
杏　仁 15g　　白鲜皮 30g　　苦　参 20g　　炒栀子 15g
防　风 20g　　炙枇杷叶 30g　　枳　实 20g

一剂。

注：次日上午，他老伴来说，昨日的药只服了两次，当晚就不发身痒了，我嘱其继续把药服完。

【按】血热生风夹痰，肺气失宣，故治用凉血祛风，佐宣肺化痰之杏仁、牛蒡子、枳实、枇杷叶，而银花仍为必不可少之主药。

湿热疮痒

王某，女，62 岁，2019 年 11 月 15 日诊。

患者皮肤时发赤痒，或兼出黄水，足丫亦生疱疹，目亦痒，唇侧红斑，肢麻，或咳，膝疼，不能食辛辣或燥热之物，否则病即发或加重，已经多次反复。辨证：风湿热邪入于血分，蕴久成毒，缠绵难解。方药：

生　地 20g　赤　芍 15g　黄　柏 15g　济银花 50g（炒一半）
荆芥碳 20g　炒栀子 15g　苦　参 20g　蝉　衣 10g
野菊花 30g　连　翘 20g　防　风 20g　白鲜皮 30g
薏　仁 25g　炙紫菀 20g　紫花地丁 25g

一剂。

12 月 26 日复诊：近来去医院看了西医，用药后皮肤痒稍减，但目前面部仍有几处湿毒疮痒，似略肿，抓之出血，手掌红，略麻，唇干，嗝气。方药：

荆芥碳 20g　防　风 20g　生石膏 30g（先煎）　水牛角 30g（先煎）
生　地 40g（炒一半）　赤　芍 15g　济银花 80g（炒一半）　升　麻 15g
紫花地丁 30g　枳　壳 20g　浙　贝 20g　蚤　休 15g
白鲜皮 25g　炒栀子 15g　苦　参 15g　桔　梗 15g
黄　连 10g　竹　茹 15g

一剂。

【按】上一例身痒仅是血热略夹痰，而此例则是湿热久蕴成毒明显，故皮肤发疱疹或出黄水，甚至略肿，病情更重些。因此加重清湿热及解毒祛风之药，银花每剂用 80 克甚至还可加量。

湿　疹

余某，男，69 岁，2019 年 7 月 24 日诊。

足部湿疹发痒，兼头晕眼花，手指木，臂略胀，左手脉

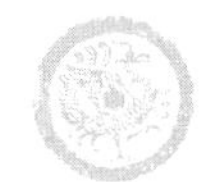

略弦数。辨证：湿痹而兼风热。方药：

防　风 20g　白　芷 12g　桑　枝 30g　白鲜皮 30g
苦　参 20g　野菊花 20g　炒栀子 15g　黄　柏 10g
薏　仁 20g　济银花 40g（炒一半）　荆芥碳 15g
石决明 20g　僵　蚕 15g　夏枯草 25g　苍　术 10g

二剂。

8 月 9 日二诊：足部湿疹已不痒，目前上肢或时略胀，面或木，眼略花，有痰稠，脉稍弦数。方药：

羌　活 12g　苍　术 12g　藿　香 20g　粉　葛 30g
白　芷 10g　防　风 20g　桔　梗 15g　枯　芩 20g
陈　皮 10g　神　曲 20g　黄　柏 12g　薏　仁 20g
僵　蚕 15g　石菖蒲 8g　石决明 25g　桑　枝 25g

一剂。

【按】足部湿疹兼头晕，故用二妙丸加祛风湿解毒药，仍重用银花、苦参、白鲜皮；臂胀加桑枝；头晕加石决明、僵蚕、夏枯草等。

第三部分

中医本质探讨

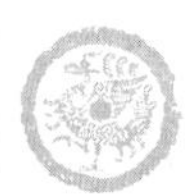

中医学的本质并非科学

近阅尹常健先生《中医学的本质是科学》一文（见2010年5月17日中国中医药报），读后不知所云：文章的论点如题，但居然找不到论据，作者既没有解释“科学”为何物，也没有讲明何为中医学的“本质”。

查《现代汉语词典》对“本质”一词的解释是：指事物本身固有的、决定事物性质、面貌和发展的根本属性。本质是隐蔽的，通过现象来表现的。而其对“科学”一词的解释是：反映自然、社会、思维等的客观规律的分科的知识体系。

比较上面这两个词，一个是“根本属性”，它对事物起决定性作用，并且是其固有的，具有专一性；而另一个则是“知识体系”，内涵要宽泛得多，它是由若干相关的内容构成在一起。显然，把一个具有专一性的名词（本质）与一个具有宽泛性、整体性的名词（科学）连在一起画上等号，是不相宜的，很有些不伦不类。而且更重要的是：“科学”根本不是什么中医学的“本质”。因为“科学”并不是中医学所固有的、决定其性质、面貌和发展的根本属性。中医学的奠基之作《内经》早在战国至东汉时期就已经有了，而那时候，尹先生所谓的“科学”还未诞生呢！

虽然，我们不否认中医学的自然科学属性（但也不完全是），但“属性”不等于“科学”。提出“中医学的本质是科学”的人，其本意是在说“中医是科学”，或者是在为此作辩护，也就是在为中西医结合寻找理由或依据。本来中西医之

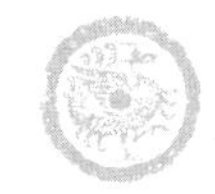

间的本质区别是客观存在的，不是什么“想当然地夸大”（如尹先生所说），而现在有人就是要想“淡化”或融合这个区别，宣扬什么“中西医学在科学本质上的趋同性”等，甚至把“阻碍了中医学术进步和发展”的帽子戴在别人头上。

尹先生说：“科技为行医之术，人文乃行医之魂，后者绝不能代替前者，更不能喧宾夺主。”这就可以看出，他把“术”看得比“魂”更重要，“术”为主，而“魂”为宾。试问：如果中医连“魂”都居于次要的、宾客的地位了，它还有自己的特色和优势吗？尤其错误的是：尹先生把阴阳五行分离在“中医的科学属性”之外，把它看成“是从属的”，说它“不应该对中医的科学属性产生任何影响”。这是什么话？其言下之意就是说阴阳五行理论与中医学的本质无关！果真如此吗？

我认为，中医学的本质，还是要从哲学和文化上来探讨，这正是它区别于西医的根本所在。邹诗鹏教授说：“中医与西医的区分不只是理论与技术层面上的，本质上是哲学及文化上的。”

如果说“中医学的本质是科学”，那么它与同属于“科学”的西医不是可以合二为一了吗？它为什么还会与西医“无法展开实质性的交流与对话”呢？这里，我要借用祝世讷教授说过的两段话来请问尹先生：“中医所反映的人身上的许多复杂现象和深层规律，是现代科学也还没有涉及的。”这能说“中医学的本质是科学”吗？“中医学踏进了医学处女地的纵深地带，遇到了问题没能解答，但别的医学（笔者按：当然也包括以‘科学’全副武装起来的西医学）连一只脚都还没有踏进来”。请问：能说“中医学的本质是科学”吗?“中医学‘知其然而不知其所以然’的问题，在西医学和现代科学却是‘未知其然也不知其所以然’”。这怎么能说“中医学的本质是科学”呢?科学在人体复杂的生命现象和深层次规律面前，显得是那样的相形见绌，有时甚至是无能为力。因之说“中医学的本质是科学”，实际上是对中医学的丰富内涵及充满智慧的深刻认识的误读和低估。

王世保先生说：“中医本是一种与西医文化中的科学及其衍生的西医学具有本质不同的医疗知识体系，正是其与西医和现代科技具有本质的不同，才为人类提供了另外一种解决自身健康的有效途径。”

质言之，中医学的本质就是“道法自然”，就是在宇宙和人的自然整体状态中去寻找发生与发展的规律，就是以时间为本位的认识路线。这是中国古代先贤认识事物的总的原则，它无疑是正确的、有效的和不可替代的。它决定了中医学的性质、面貌即特色和发展。《素问·五常政大论》云：“化不可代，时不可违”;“无代化，无违时，必养必和，待其来复”。这就是中医学的本质、精髓和灵魂。一个“化”字，一个“时”字，一个“养”字，一个“和”字，其中道理耐人寻味。

在医学界依然为西方中心主义所支配的今天，中医学界不应当自我从属，硬要把自己归属于“科学”的范畴中去，不能走西医实体化、技术化（机器化）和科层化（高度细化）的所谓“科学范式”的道路。

我们说“中医的本质并非科学”，就是让中医不要放弃自己固有的（或原有的）元理论框架（气化论、阴阳五行理论)、思维方式（直觉类比思维）和研究方法（整体观照），

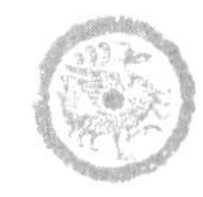

这样中医就不会被异化为西医而被“科学”所同化。如果中医的本质“被科学”了，中医也就完蛋了，或者消亡了！

邹诗鹏先生说得好：“中医不是科学，并不意味着它在现代社会不能存在，其是否存在，更为根本地取决于其所依赖的中国文化传统。正是中国文化传统的全面复兴，决定了作为中国文化传统精华的中医文化的继续存在和发扬光大。”

总之，中医学的本质不是科学，并不表明它不正确，因为正确与否，要以中医药对人类疾病的疗效来判断。中医也不一定要打着“科学”的旗号才能生存和发展。我看尹先生怕是中了科学主义的毒，总喜欢拿“科学”与中医联在一起说事，其实这实在没有多大意义。

（注：以上是发表在《国医论坛》2010年第4期上的原文，下面是后来的补充议论。）

并不是学习和掌握的“科学”知识越多，中医就会学得越好，就越会给人看病。中医在太具有震慑力的尖端科技面前，真是显得太原始、太“渺小”了，难怪不少现时代的中医皆有些自愧弗如的感觉，甘愿拜倒在“科学”的名下而倡导所谓的“中医科学化”。

凡作为一个中医人都应当想一想，或扪心自问：中医，还是我们的祖宗传下来的那个中医吗？我还是一个没有被“科学”所俘虏、没有拜倒在其膝下的中医吗？另外，讨论中医的本质之是否为“科学”，并不是玩什么“文字游戏”，而是可以借用艾宁女士在《问中医几度秋凉》中的一句话说，“这是捍卫头脑领地，不做精神殖民地的斗争”。

我说“中医学的本质绝不是科学”，并不是否定和贬低中医，而恰恰相反，我是在为中医的真实面目辩护，为中医

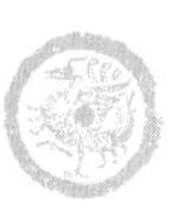

的存在价值辩护。我希望每一个中医人都能作一个明白的而不是糊涂的“明医”。

我相信，最好的医学不是什么科学的医学，而是自然的医学，即“道法自然”的医学。这是我确信不疑的。

只有真正的中医才敢于承认和向人宣传“中医学的本质绝不是科学”。

这里，我愿引用艾宁在《问中医几度秋凉》中写的一句话，就是：“中医把自己用科学框住，用医院的模式限制住，用逻辑思维割裂开的退守政策并没有换来西医与科学的认可，反而使中医步步后退，走向萎靡。”

她说得多好啊！我认为，她对于中医的认识水平并不在我们的许多中医专业人士之下。

中医不是科学范围中的某一科

中医不是分科的学问，而是许多科的综合。试看中医的眼界是何等的宽阔：天文、地理、人事、古今，皆包括其中。

楼宇烈先生说：“科学这个概念指的是研究客观物质世界的自然科学。是世界近代以来兴起的一个概念，这个概念最初的含义是指分科的学问。”

由于中医探讨的是人与自然，人与社会，人与人之间，人的内心世界、思想感情，人的五脏六腑之间的相互联系及影响等，没有停留在所谓“具”（即“生生之具”或物质）的层面，而是已上升到“道”的层面，因此它是以道统艺

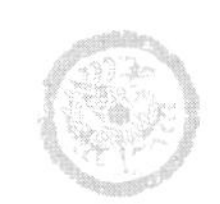

的。医中含道，道在医中。故道不灭，医亦不灭。

宇宙万物皆有生命。尊重生命，认识生命，保护生命，这就是医，这就是易。

楼宇烈先生还提出，中医就是“生生之学”，它最能体现《易经》“生生之谓易”的内涵，又是整个中国文化体系的一个代表。它不仅是专门治病的文化，而是整体的文化。中医就是在“致中和，天地位焉，万物育焉”这一哲学思想指导下建立和发展起来的。因此，它符合宇宙即整个自然界的发展规律，二者是相通的。所以，楼先生在为《中医药文化》杂志创刊三十周年的题词是：“师天地心广大，顺自然致中和”。这算是点明了中医的核心和本质，是画龙点睛之笔。他对中医的这个认识应在我们许多中医人士之上。

总之，中医是形而上者的道。它研究的不仅仅是物质（或所谓“器”）或主要不是物质，而是关系、模型、精神世界，以及玄学等等，它已超出了科学的眼界。科学如果分科太细，则眼界就越窄。“人不仅仅是一个物质的人，更重要的是一个精神的人。”西医在这方面恰恰是重视前者（物质）而忽视了后者（精神）。它只重视看得见的“形”（物质），哪怕是小到分子、细胞，这就使它的认识受到相当大的界限。

刘长林先生说：“不能认为唯物论是绝对真理，是放之四海而皆准的。如果坚持这个，那中医学就难于生存，就非走样不可。”

【按】本文是我阅读了楼宇烈教授的《中国文化的生生之学》一文（刊登在《中医药文化》2014 年第 3 期）后的体会。这里我还需要说明的是：我们不能只看到科学造福于人类的一面——诚然，科学使人类极大地改变了社会和历史，实现了“千里眼”“顺风耳”、日行万里等，大大地改变了生产方式和生活方式，使人们极大地享受到科技成果带来的便利。但是利弊共存，祸福相依。我们还应该看到科学是要改造世界，改变自然，“科学作为人类最胆大妄为的一个领域，它对人类的破坏性，可能比人类的道德缺陷更大”。这一点，无论如何应该警惕。

中医是像科学那样有胆大妄为的一面吗？它能像科学那样会给人类带来巨大的破坏甚至毁灭性的灾难吗？（如核泄漏、原子武器、化学污染，农药、车祸等）。所以我们要尊重科学，利用科学，但不要迷信科学。我们要认识到中医与科学有根本的区别。

《中医药文化》编委会主任段逸山先生说：“近百年来，传统在时尚面前失体，中学在西学面前失颜，中医在科学面前失语，已经成为不争的实情。我们现在正在千方百计地寻找丢失的‘体’、丢失的‘颜’、丢失的‘语’，这是必需的。”看来，段先生也是未把中医列入科学之中的。

目前的问题是：当中医遇到了科学，还能保留住自己传统的理论及语言吗？

“科学的篮子”装不下中医

有人提出要“复兴科学中医”，并对“科学中医”一词做了些解释，说：“科学中医，就是将中医与疗效有关的问题放到科学的篮子中来解决。”——好大的口气！“科学的

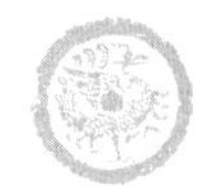

篮子”真的装得下中医吗？譬如以下这些都是“中医与疗效有关的问题”，你怎么“装”？

1. 中医说：“饮入于胃，游溢精气，上输于脾，脾气散精，上归于肺，通调水道，下输膀胱，水精四布，五经并行。”

科学，哪怕是最先进的科学，至今也无法描绘或显示出这个“饮”在人身上的流通输布“过程图”。因为中医所谓的脾并不是西医所谓的脾脏。但这个“图”却真实地反映了水饮在人身上的生理变化规律，是确实存在的。只不过科学见不着它罢了。

2. 中医说：“故风者，百病之始也”；“所谓风，必淫于外而不返之阳”。

科学说：风是空气流动，是由于气压分布不均匀而产生的。看来，此风非彼风也。

3. 中医说：“东方生风，风生木，木生酸，酸生肝，肝生筋，筋生心，肝主目。”

科学说：什么风啊，木啊，酸啊，筋啊，目啊，这是哪儿跟哪儿啊，它们与肝有何相关啊？

4. 中医说：“虚者，物理之自然；劳者，使用之过度。”

科学说：虚劳，没有听说过，在《现代汉语词典》里也找不到这个词语。（《词典》里含“虚”字的词共有 47 个）

5. 中医说：“欲补虚者，通营卫为长；欲攻坚者，转枢机为要。”

科学说：什么营卫啊、枢机啊，看不见实物啊！怎么“通”与“攻”啊？

6. 中医说：“心藏神。”

科学说：心脏是循环系统的中心动力器官，起着唧筒和抽水机的作用。神在哪儿啊？心怎么能藏神啊？

7. 中医说："玄生神。"

但这恰恰又是科学所不能理解，甚至要批判的东西。

8. 再如中医研讨的脾，涉及相关联的至少有十余个方面（中央、湿、土、甘、肉、肺、口、黄、宫、歌、哕、思、怒胜思、风胜湿，等），远远超出了西医解剖学的范围。试问"科学的篮子"能这样装吗？它装得下吗？这简直是不可思议！看来中医的概念与现代科学的语言总是那么对不上号。

以上凡此种种，皆说明"科学的篮子"容纳得还很有限。祝世讷教授曾说："中医学在几千年临床实践中所接触和认识到的许多复杂现象和深层规律，不但超出了西医学的视野，也超出了现代科学的已有视野"，"现代科学对人的研究刚刚开始"。刘长林先生也说："用西医学和西方现代科学永远不能解释中医学的道理。"因此，我要说："科学的篮子"装不下中医。

诚然，"中医复兴，首先要解决疗效问题"，但我要问："疗效问题"到底怎么了？疗效滑坡了吗？为什么会滑坡？有人说，"从科学上加以研究和解释"，就能提高疗效，即"提高中医临床的科学水平"。然而，几十年来的"中医科学化"或"现代化"并没有实现这一目标，而相反却使中医迷失了自我，变得日益"西化"，导致临床水平下降。

须知：在医学这门领域，应当是现代科学向中医"问道"，而不是中医"问道"于现代科学。诗人杜甫说："会当凌绝顶，一览众山小。"我认为，在研讨人体复杂的生命现象及其深层次规律的这一范畴中，中医无疑是居于"绝顶"，而科学不过是要小于它的"众山"。科学在广袤的宇

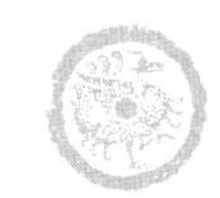

宙面前，在人体复杂的生命现象面前，还是一个很幼稚的小学生。要想让中医“在科学的篮子中找到答案”，实在是一种很天真的想法，是不切实际的。

中医复兴当前首先要解决的，不只是“疗效问题”，而更重要的还是中医发展的战略及政策问题。只有好的、正确的政策，才能复兴中医。如果继续搞中医“西化”，不重视发展个体中医诊所及民间中医，不开放中医自学考试等，中医能够复兴吗？

不要以为，凡是“科学”都比中医先进，都可以做中医的老师。那样做，不仅不是“突出”中医特色，而且或是适得其反，是消磨了中医，淡忘了中医，模糊了中医，误了中医。

中医不是“防治疾病的力量上不去”，而是没有让它独立而自由地发展，而是用“科学、现代、医院化”把它束缚及限制住了，同时也被强大的西医所“淹没”了。哪里是“中医的社会需求不够高”？哪里是“中医防治疾病的能力”不如西医？

有人曾经说过，当一门学科的学者们关注到这门学科的发展模式和方向问题时，这门学科就遭遇到了危机。而我则要说，目前国内中医的生存和发展正处于这种状态，这样说并不是空穴来风或危言耸听。试看今日之中医，是否就是“现代科学”的天下？

总之，我认为，突出中医特色，不是“要与现代科学对立”，而是要走一条不受现代科学制约与改造的路。因此，“与现代科学对立”的帽子，戴不到中医人头上。科学归科学，中医是中医。一旦在中医之前“罩”上了“科学”二字，则中医受束缚矣！试作打油诗一首，题目为“科学是个

‘筐’”，诗曰：

科学是个“筐”，
把中医往里装；
可惜“筐”太小，
中医受不了。
奉劝“装筐”者，
勿要再瞎搞。
中医本自然，
“科学”统不了。

【按】应当明确地告诉人们：中医不靠科学吃饭，不靠科学说话，也不靠科学吓人。中医是人道的、自然的医学，而不是所谓“科学”的医学。科学之于人体健康和生命，还显得十分幼稚。

也应当承认中医不是科学，不要在“中医理论”四个字前面硬加上“科学的”三个字。不要硬把自己归属到“科学”的行列中去，那样做不仅无益，反受其害。

易中天先生和余秋雨先生都是有识之士，他们都相信中医，力挺中医。他们就是用“实践是检验真理的唯一标准”来衡量和评价中医的，而不是用什么所谓“科学”的标准。

傅景华教授认为，我们要做的，“不是揭示中医‘理论’符合科学的内涵，而是展现中医之道超越科学的智慧。不是寻找中医‘理论’的物质基础，而是弘扬中医之道的与物相反。”中医的未来发展，“上策是承担历史的使命，启动改革的大潮，遏制畸化，正本清源，冲破科学桎梏，复兴

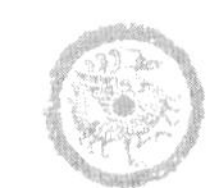

中华医道。”

说“中医不属于科学”，不是科学主义的表现，而恰恰是在为中医学的本来面目辩护，是在阐明中医与科学的本质区别。

说中医学的本质不属于科学，并不含糊，也并不吞吞吐吐，也不是“受民族虚无主义影响”，更不是“羞羞答答的‘科学主义’”。

说中医不属于科学，实际上是对科学主义的批判。

中医学的本质不能笼统地说是“生生之道”

《中医未来发展要体现“生生之道”》一文（见2015年4月8日《中国中医药报》）对“生生之道”的解释是笼统的，不大准确的。它说：“第一个‘生’可以理解为生命，第二个‘生’指正常健康的生存，合起来‘生生之道’即生命健康生存的道理。”

对于何为“生生之道”，我比较赞同楼宇烈先生（北京大学哲学系教授）的解释，他说：“什么叫生生呢？第一个‘生’是指对生命的认识和对生命的保护，第二个‘生’是生命的生。所以生生两个字连在一起就是尊重生命、认识生命、保护生命。这个生命也不仅仅是人的生命，也包含了万物的生命，包含了天、地、人。”他还说：“《周易》说的‘生生之谓易’就是生生之道，生生之理。”

我的理解：生生，动宾结构。第一个“生”为动词，第二个“生”为名词。生生，其意为使生命生长、繁育，充满生机，含尊重和爱护生命的意思。故《周易》云“天地之大德曰生”，即天地最崇高的道德就是赋予万物以生命。

中医学就是生生之学，它最能体现出《易经》“生生之谓易”的内涵。但它没有仅仅停留在“具”（所谓“生生之具”）的层面，而是上升到了“道”的层面，故《内经》开篇就讲“其知道者……”云云。

该文又说：“国医大师陆广莘提出了中医学的本质为‘生生之道’，即关于生命健康的规律与学问。”

我认为，中医学的本质不能笼统地说是“生生之道”。本质一定是具体的，最具特征的，有核心内容的，而不是笼统的、什么“规律与学问”。具体地说，“生生之道”可以理解为中医学的核心价值观，即中医学中最有价值的观念，它们是：①天人合一；②动态平衡的整体观；③致中和；④道法自然；⑤心为君主，重视七情；⑥治人与治未病；⑦化不可代，阴阳自和；⑧执简驭繁。

总之，在中医学的旗帜上大写着这么几个字：“化不可代，时不可违，必养必和，待其来复。”

关于“应开展一场‘中医的本质’的大讨论”的回帖

笔者于2012年8月13日把《应开展一场“中医的本质”的大讨论》发上《中华中医药论坛》，引起了较大的反响与争议。迄今为止，虽只有两个半月，其点击数已有一万四千多，回帖500多个。究竟中医的本质是什么？大家在讨

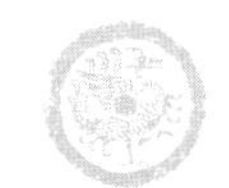

论中见仁见智，观点各异，不过其核心仍是围绕着中医的本质是否为科学的问题展开辩论。

下面把本人对该文的回帖（多次）作一简述。

我写本文（《应开展一场“中医的本质”的大讨论》），是因为读了唐云先生的《走出中医信任危机》（载 2013 年 8 月 3 日《中国中医药报》）一文后，有感而发。他在其文章中说：“要彻底打碎中医头上‘玄’的帽子，将中医的本质明明白白地呈现在大家面前，让大家看清楚中医的庐山真面目”；“如果中医工作者都不相信中医”。——这两句话对我有所触动，使我想到，中医的本质，也就是其庐山真面目，到底是什么？为何有相当一部分“中医工作者都不相信中医”？这两个问题实际上是连在一起的，很有必要做一番探讨。因此，本人不揣鄙陋，先发个言，以抛砖引玉。未曾想到在论坛上还真激起了一点小小的波澜。

某先生说：“如王昆文先生发的这个帖子‘中医的本质’这个题目，就没有实际的意义，就无法讨论科学的问题。”

真的是这样吗？那为什么参与讨论的人还是比较多呢？

请看曹东义先生的说法：“从热烈讨论的情况看，大家把目光聚集在这个问题上，说明这个话题选得准确。大家参与热情高涨，说明大家对于中医的‘本质’很关心。”

目前，在讨论中已经基本上形成了正、反两方，即：

正方——认为中医学的本质是效法自然（“效法自然”的意思是明确的、具体的）

反方——认为中医学的本质是“科学”（“科学”的意思是宽泛的、笼统的，是一个多义的模糊词）。

站在正方的有：王昆文、杏园春，等。

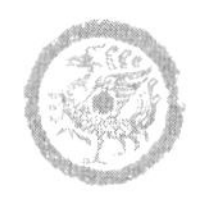

站在反方的有：王某等。

有学者把科学分为广义的和狭义的两种，即所谓“大殿”和“小庙”之说，认为中医应被包含在“大殿”之内。但是我认为，不宜这样分开来说，“科学”自有它为一般人所公认的定义。遗憾的是，目前各家有代表性的权威著作对此定义还有分歧，还不能统一。这正是我们要把它搞明白的地方。

又有人说“主流学者主张中医是科学”。然而，主流学者的主张就一定是正确的吗？就不容置疑吗？钱学森先生是大家公认的主流学者吧，但他却否认中医是现代意义上的科学。他说：“我认为中医的经验和理论尽管是很宝贵的，但还不是现代科学意义上的所谓科学。中医理论是自然哲学，它独立于现代科学之外。”

既然“科学”一词的“本质定义”都不明或尚未取得共识，我们为何一定要将有着明确“本质定义”的中医归属于它？

又有人说：“无论是狭义的还是广义的‘科学’概念，它所反映和揭示的都是客观真理，故都是‘真理’的代名词。”——你认为这句话是否有错误？是否还有许多人认同？

诚然，“学院派中医大都是大学生、研究生，既学了中医理论，又学了现代科学理论，所以，认为中医不科学的比例数相对较少，但也不是没有。”

然而遗憾的是，这些学院派中医中的许多人对中医却学得并不深入，连中医的本质都闹不清楚，陷入科学主义的泥潭而不能自拔，最后甚至干脆弃中就西，投入西医的行列，有的还成为“中医的掘墓人”。

有学者说得好：“我们忽视了自然的规律，不尊重大自

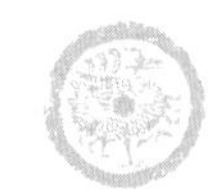

然，这个真正的制定标准的人！却傻傻地追随着西方的标准，任由生命去遭罪，在所不惜。知识没有让我们开明，而是陷入‘知障’，头脑被标准控制，看不到也听不懂自然的声音。”

归根结底，人与自然的和谐，是通过“道法自然”来实现的。中医学就是这样的“道”，这就是它的本质。

吉文辉先生说：“西方人只要亲眼看见中医药的实效，他们才不管科学不科学哩。近几十年，来中国进修中医药、针灸、推拿的外国留学生还少吗？到国外谋生创业的国内中医精英还少吗？本来反中医应是老外们最名正言顺的，奇怪的是，倒是中国人内部却闹得最起劲。其实中医药存在了几千年，与科学不科学本不相干。科学因能够解释存在而存在，哪有存在因科学能够解释而存在的道理？即使是物质工具改善了，也不能说有了汽车、火车就不许人们用脚走路了。”

质言之，中医学的本质就是“道法自然”，就是在宇宙和人的自然整体状态中去寻找发生与发展的规律，就是以时间为本位的认识路线。这是中国古代先贤认识事物的总的原则，它无疑是正确的、有效的和不可替代的。它决定了中医学的性质、面貌即特色和发展。

《素问·五常政大论》云：“化不可代，时不可违”；“无代化，无违时，必养必和，待其来复”。——这就是中医学的本质、精髓和灵魂。一个“化”字，一个“时”字，一个“养”字，一个“和”字，其中道理耐人寻味。

有些人担心，说中医如果得不到扶持或得不到现代科学的承认，就会活不下去或活得很窝囊。这完全是杞人忧天，是不自信的表现。“寿人功德自绵绵”的中医，“法地、法天、法道”的中医，将与天地同寿，日月同光。弄清中医学的本质，就是要批驳某些人所宣扬的所谓“中西医学在科学本质上的趋同性”。如果中医的本质“被科学”了，中医也就完蛋了，或者消亡了！

开展一场“中医的本质”的大讨论，不仅可以更深入地理解中医学的学术特色及理论内核，而且可以对新文化运动以来中医药等东方传统文化发展的得失进行深刻的反思，澄清中医界内部一些人的糊涂认识。

我认为，中医大学里的教授们都应当弄清楚中医学的本质。不然你怎么去向中医学子们传道、授业、解惑？从事临床的中医师们，同样应当明白中医学的本质，作一个明医。

对于中医是否为科学的问题，我们从来不回避，而是在认真探讨；至于说“中医是道”，也不是在“歪曲中医”，只是有人不能接受罢了。对于世间事物“说不清、道不明”的还多，岂止是中医学，岂止是医学，但这绝不影响和贬低中医学的智慧与光辉。有人说“骗子可以随意借中医行骗”，但那也不能怪罪于中医头上。

这里，我要再次重申：中医学的本质就是“法自然”的“道”，以及研究人怎样“法地”“法天”“法道”。“法自然”是没有止境的，无限的，因而这个“道”就显得无限的大和遥远。中医学的生命力盖在于此。

评《中医是什么》

中医是什么？这一看似简单的问题，对许多人，尤其是我们中医界业内人士来说，也许都还弄不太清楚，至少是不

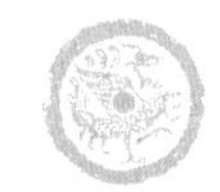

能回答得很准确和全面。王世保先生的近作《中医是什么》，就比较清楚全面地回答了这一问题。

该书一连提了八十一问，即：中医是巫术吗？中医是科学吗？中医是文化吗？中医能被科学和西医所解释吗？中医四诊能被客观化吗？中医能治疗急危重症吗？中医与西医研究的人体（或研究的对象）是相同的吗？中药的本质是什么？为何说中医治本而西医治标？中医和西医能结合成新医学吗？中医衰败是因为故步自封吗？等等。

以上仅是其八十一问中的几个比较有代表性的问题。这些问题提得实际而且深沉，因为它事关中医药的发展战略与前途，故不可小视。中医兴亡，吾侪有责。王世保先生正是本着这样的责任担当，为中医的复兴而呐喊，而著述。

我在十二年前也写过一篇题为《中医发展问题50问》的文章，发表在《亚太传统医药》2006年第12期（全文约5200字）。在拙文中，我亦提道："当前中医生命力削弱之虞在哪里？是否在于其学术失真与异化？中医科研的楔入点在哪里？是研究中药如何作为西药的辅助药，以纠正或减少其毒副作用吗？中医形态学是否需要重建？为什么越来越西医西药化的中国医院，却越来越不能满足中国现代化发展的人民群众的基本需求？"

总之，我曾经说过：中医不靠科学吃饭，不靠科学治病，也不靠科学吓人；科学的篮子装不下中医。我们不能让"用西方的术语胡乱消灭和模糊中医的信息"的做法再延续下去了，中医应当走属于自己的独立发展之路。

对于"中医是什么"，历来就存在两种不同的观点：有相信并肯定与支持的，这些人占大多数且越来越多；也有否定甚至持批判与反对态度的，这些人也时有所见或所闻。如在网上我就见到一篇文章是这样来认识与评价中医的——他认为“中医根本不是医，中医看病，本质是耍流氓”；他说中医是“跳大神的，瞎忽悠，安慰剂，盲人摸象，装神弄鬼，骗吃骗喝，只有形式没有内容，所谓针灸，就是出点血吓吓你”，如此等等。请看，他把中医形容得何等的负面，何其不堪！他认为“中医能治病，完全是鸡叫与天亮的关系”，其意即指无论鸡叫与否，天都会亮。他还说：“中医存在，是因为公众科学素养较差，误会和某些政治因素”（或曰“得到政治支持”）；“信中医的人，基本上是没受过中等以上教育的”。最后，他甚至得出这样的结论：“今天的中医，都是有意的骗子。”这个话，简直说得比鲁迅那句“中医是有意或无意的骗子”还更进一步，已经完全站到了反对和诋毁中医的立场。对于这种“中医是骗子”的观点，我们无疑应当予以坚决彻底的批驳。它完全是以所谓“科学”作为真理和标准来衡量中医，看待中医。他们是科学主义的忠实信徒，对中医和中国传统文化没有一个正确的了解与认知。我们应当帮助他们转变这种错误的认识，比如可以介绍他们认真地读一读《中医是什么》这本书。

《中医是什么》一书，可谓是对中、西医之间的差别辨识和剖析得最深刻、最透辟的著作。比如作者就尖锐地指出，西医理论存在着“倒果为因”的致命性缺陷；“中医与西医只有共同的‘人体’概念，却没有共同的‘人体’实体内容。没有了共同的根基，新医学就像空中楼阁，是不可能建立起来的。”

近几十年来，中医基本上没有独立自主地发展过，而且

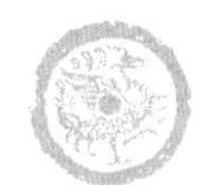

步履维艰，很难说得上是与西医“并重”。《中医药法》也未能完全解决中医药独立自主发展的问题。王世保先生多年来一直努力为“扭转中医在当前自我异化的被动发展局面，推动中医走向独立自主的发展道路”而鼓与呼！他强调指出：“中医既是中国的传统医学，也是当今世界的现代医学，更是人类的未来医学。”我赞同他的这一观点。

如果我们真正搞清了“中医是什么”，就可以对比一下目前我们国内中医界的现状：是真正名副其实的中医多，还是已经有所异化、变得不那么真刻的中医多？据说，在日本，得病优先找中医的比例达百分之九十，而我们呢？恐怕这个比例就小得多吧！由此可见，究竟是信西医的人多，还是信中医的多？我们能够乐观吗？我们能够自信吗？若从管理的角度说，如果没有真正弄清“中医是什么”这一问题，又如何能制定出好的、符合中医药自身发展规律的方针政策？中医难道不能独立自主地在自己搭建的平台上，而不是在西医搭建的平台上表现得更加优秀？

今天，中医在国内尚未全面复兴，在体制内尚居于附属与配角的地位，中医仍不自主地活着。“中医是什么”的问题，还没有真正完全的得到解决。因此我曾主张在我们中医界内部应开展一场关于中医学本质问题的讨论，然而遗憾的是这一主张并未得到呼应。

“君子之德风，小人之德草。”中医药的健康观念、疾病观和治疗观等，应当成为君子之德，君子之风，而吹满神州大地，乃至于遍及全球。但是，这股“德”，这股“风”，首先应当在全中国鼓荡起来，充沛起来才行。

最后，我愿意对“中医是什么”的问题，做如下概括：

中医是“道”，即“法自然，致中和”的“道”。正如拙作《中医启蒙三字经》所云：“道也者，不可离，入生活，即中医。”中医就是这个“道”与生活和生命的结合，就是把“道”贯穿在人们的日常生活中，处处实践它，遵循它。这个“道”就是以阴阳五行学说为代表的自然规律与法则，是任何人任何时候都不能离开的。所以，生活中处处有中医，中医无处不在，任何人都在有意或无意地接触它，体验它，感受它。故中医人人可学，人人应当学。学好了它，就掌握了一定范围的自然规律，从而得到一种“沛乎塞苍溟”的浩然之气，就可以养生且益寿延年。

让更多的人都来阅读《中医是什么》（还有其姊妹篇《中医是科学吗》）这本书吧！这对于所有对中医不甚了解或了解不深，或甚至有误解的人来说，无疑皆可起到振聋发聩、醒脑提神的作用。

正视“科学”，还我中医光明形象

在“天涯”论坛上见到一篇讨论中医的、引起热议的帖子，其题目是《相信中医=迷信》。发帖上网的第七天，点击数已超过2000，回复达170多个。该文的中心意思是“中医充其量只能算是一种信仰，相信中医=迷信”。

作者的论据是：①中医的各种基础理论到目前为止还拿不出令人信服的证据，是伪科学；②其实有很多病不是因为他们吃中药好的，而是他们的病自己好的。“中药好比一只鸡，没有这只鸡，太阳也会升起来的。”于是他得出结论：

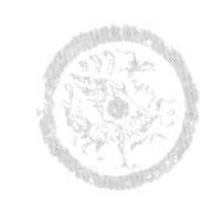

中医生是骗子，同时他们也是被骗的。

这篇文章错在哪儿？我认为，主要就错在对于“科学”的理解及其态度上。

那么，“科学”是个什么东西？

这里，我们姑且不讨论其定义（因目前有多种解释），但是有一点可以肯定的是：在当今的中国，许多人已经把“科学”一词当成了完全正确、惟一或真理的代名词，用它来判别是非、有人甚至把它无限拔高，乃至于神化。

科学与迷信是一对相互对立的概念，但是科学也有其软肋，有其局限，也要一分为二来看待，如果无限度地推崇它、神化它，就会把在科学范畴之外的东西看成是迷信，看成是应当批判和淘汰的。

正是由于近二十多年来科学主义在中国的泛滥成灾，使得原本就不属于近代西方科学范畴的中医学，受到在现代科学环境下成长起来的部分青、中年人的歧视和误解，把中医看成是“荒唐”和“荒谬”的，等同于“迷信”，甚至于叫喊要“抛弃中医”。他们只承认实验室验证和通过仪器检测可见的才是可信的科学依据，而凡是不能经实验验证，或他们所未能看见的和闹明白的，他们都不予承认，比如中医所谓的火、风、湿热、经络及脉象等，甚至还有人说“实践是检验真理的唯一标准”不能适用于衡量中医理论。

科学虽然是伟大的、奇妙的，影响深远的，它已深入到人们生活或生产的方方面面，极大地改变了自然和社会，创造了无数的奇迹，比如人造核能、“神五”飞天等。但是，科学在人类的疾病面前，面对许多复杂而痛苦的生命现象，

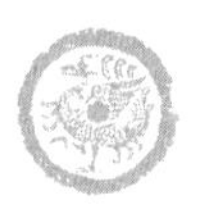

它就像一个小学生，刚刚启蒙入学，它还有许多无法解决的难题。

现在有人认为，以现代科技全副武装起来的西医能够通过各种先进仪器的检查分析化验，找出病因，认准病位，说清病理变化，从而有的放矢地治疗好疾病，即使治不好，也让人死得明明白白。其实，这是一种误解。应该说，在数不胜数、千奇百怪的疾病面前，科学还显得相当的幼稚、无知，有时甚至是无能为力。对许多疾病，它还是未知其然，更不知其所以然。

然而，在科学之外，却还有另外一套认知疾病及人类生命现象的思维方式和理论，这就是中国历代先辈们经过长期的实践、审视和思考，付出了历史上无法计量的诊疗病例换来的经验积累及教训，从而建立起来的中医。难道中医几千年的临床实践效果不算证据吗？这岂是区区一些实验室验证得出的“科学”结论和数据所能够比拟的！

中医学的特点是：强调人的整体性、非实体性、社会性、自我检测与自我调和性、执简驭繁的简约性、仁义性，其本质或最根本的则是效法自然性，另外还有就是重视七情致病。

虽然中医研究的不是什么化学成分、物质结构、分子、细胞及微生物等，然而它却重视研究人体无形的气化，研究人体内部各部分之间，以及人与外界的相互影响与联系。其研究的内容以及所揭示的深层次规律，“不但超出了西医学的视野，也超出了现代科学的已有视野”，是站在现代科学之外的更高一个层次。因此，它已经踏进了医学处女地的纵深地带。你看它的视野是何其广阔：一开口就是所谓“提携

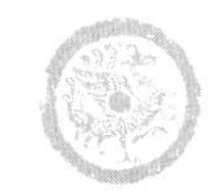

天地，把握阴阳”，“阴阳者，天地之道也”，“法则天地，象似日月”，“必先岁气，勿伐天和”，“是故圣人不治已病治未病”，等等。这就把医道与天地之道联系在一起，把天、地、人联系起来看待和研究，三才合一，而不是把人孤立起来看待和研究，这就避免了狭隘性和片面性。所以，我说中医学的本质绝不是科学，而是法地、法天、法自然的“道”，即“道法自然”。实践已经无可辩驳地证明，中医学是更接近于真理性的关于宇宙和人的生命现象的认知。

虽然中医认为人体对于疾病有自我感知（即检测）、自我调节与修复的能力，诚如医圣张仲景所说“凡病，阴阳自和者，必自愈”，即他十分重视阴阳自和的力量，但是我们也不能据此而否定中医药所起的治疗作用。因为这也是在人们长期的医疗实践中所证明了的。不然，中医药就没有存在的价值，也不可能发展延续至今。

今天，相信中医的人很多，而且越来越多。你能说他们都是越来越不相信科学而误入歧途、坠入了“迷信”的深渊吗？如果说人类的认知和辨识能力不是在进步而是在后退，那真是匪夷所思！

总之，如果你站在“科学”的立场，以“科学”的观点和标准来看待中医、要求中医，那中医肯定是不合格，肯定是一塌糊涂，一无是处，“毫无实据”，因而应当“抛弃”。然而，事实却并非如此，无论你说它是一种“信仰”也罢，说它是“迷信”也罢，“中医学，这种非常古老，充满智慧，丝毫没有欧洲特色的思维模式，正在成为一种新的时髦。”

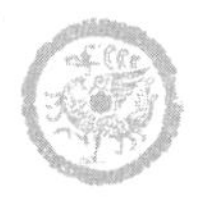

从人文视角认识中医药

刘俊杰先生从广义科学视角认识中医药，那我们可否从人文视角来认识中医药呢？也许从后者来认识可能还认识得更清楚明白一些，还更能接近中医学的本质，也更能被普通民众所接受。

余秋雨先生在《从文化视域谈中医》一文（载《中医药文化》2015年第4期）中，对文化下的定义是："文化是养成习惯的精神价值和生活方式，最后落实在人格。"

中医的人格是什么？就是君子大爱，就是仁，就是德。"中国文化为什么活那么久？"中医为什么传承几千年不绝？就在于它的这种人格。余秋雨先生把中医提高到君子的高度来看待，是颇有见识的。他说："历史上有好多的名医，其实就是最好的君子，救人危难，日夜不停地去帮助别人，这就是一个最高的君子。"

余秋雨先生还说："全民生态史研究要赶快跟上去。中医中药是全民生态史里面重要的一笔。"我认为，余先生的这一观点很了不起。他把中医中药与全民生态联系起来，而不是与所谓科学联系起来。

中医今天走向国外，走向世界，也不是以所谓"中医科学"的名义，而是以文化的名义（不同于西方文化的名义），以不同于西方的精神价值和生活方式的名义。正由于东西方文化的不同，所以西方人要接受它就有一定的困难和障碍，甚至还把中药不当成是一种药。（不过，话又说回来，

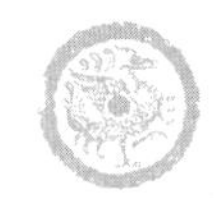

我们中医恰恰有一种说法，即药食同源，饮食也可做药）。

所以我说，中医不能简单地说成是一种“医疗手段”，它更是一种生活方式与态度，是一种如何养生处世的学问。它包含着中国人对自然与社会的认知，包含着如何适应自然、效法自然、与天地和谐相处的大智慧。中医的核心价值观是中庸之道，是中和，请问它是现代意义上的科学吗？这是一种最高的道德，是至德。《内经》讲“因而和之，是谓圣度”，就是这个意思。

余秋雨先生说：“中华文化最精彩的东西，一定是简单的。”中医学无疑就是它的杰出代表。他说：“我们做医生，一定要给我们的文化做减法，减到最能体现筋骨的地方……讲得复杂的一定是自己没有弄明白，精华的文化一定是非常简单的。”

请看我们的中医学是不是把这个减法做到了最佳？中医建立的阴阳五行模式，是不是非常简单而又能执简驭繁、千变万化？所谓“数之可十，推之可百；数之可千，推之可万”。

我们应当怎样理解余先生提出的“让中医为中国文化看病”这句话？中国文化的范围那么宽，它的“病”在哪里？为什么要让中医来治？如何治？我的理解是：他正是看到了中医的优良内核——中医不是肥胖的、臃肿的，不是烦琐的、累赘的，也不为有形物质所局限，而是精神飞扬、神采奕奕、轻装简阵、执简驭繁的，从而能大放异彩。

总之，中医的崇高并不是因为它科学，而是因为它有用和有效，经得起实践的检验。谁说过“不科学的，就是无用的”？何况“不科学”，与“不是科学”是两个不同的意思，不能混淆。

《南风窗》主笔李北方先生说："中医不是科学，它是非科学，而不是'不科学的'，更不是什么'伪科学'。中医是独立于现代科学的一种认知体系，在它的面前，科学应该止步。""捍卫中医的最好方式不是将中医和科学扯上关系，而是在中医和科学之间划清界限。真正的科学精神不但相信通过科学获得进步，而且能清醒地认识到科学的边界。科学不能解答所有的问题，正如它不涉及终极关怀，不能赋予人生意义。在科学不能解释的领域，它应该停住脚步，而不是企图攻城掠寨。"

本来面目的中医

在2012年4月9日的中国中医药报上有一篇题为《还中医本来面目》的文章。文章题目较大，但只是主要谈到了"还中医理论本来面目"这一个方面，我认为还有另一个方面，那就是中医行医方式的本来面目，同样也值得探讨。总的来说，现在在中医药理论上，可能是已经或多或少地被一些人曲解或弱化、异化了；而在行医方式或行医环境的改变上，也许是正处在一种不利于充分发挥其特色与优势的地位上。

那种所谓"评价其是否科学"的提法，本身就是错误的，就已经把科学当成了"正确"或"符合真理"的代名词，即当成了"标准"。因此使得现在的中医人，有许多都变得不自信或不那么自信了，有的甘愿拜倒在所谓"科学"的旗帜下，唯"科学"之马首是瞻，言必称科学，或称接受所谓"科学"的检验及符合所谓"科学的标准"。

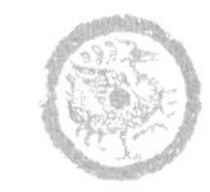

我认为，中医的本来面目还应当是：个体自由开业行医，没有建立什么联合性质的大医院，大家分散在各地，各得其所，各施其技，各显其能。他们自由行医在坊间、市井、乡镇，真诚地为患者服务，凭真本领吃饭。他们或有某种专长及独门绝技（如接骨、治疗疮发背等），完全凭疗效取得病人的信任，打开知名度。他们没有所谓职称及等级。然而就在这样一种自由竞争、优胜劣汰的环境中，产生了一代又一代、各地区不同特色、影响不一的"名医"。他们师徒授受，代有传人。他们本身并没有刻意地去追名逐利，或是把取得什么高级职称作为目标。这种本来面目的中医，是在具有深厚中华文化的土壤中滋养和成长起来的，没有受到近现代科学主义思潮的严重冲击，没有受到现代各种分科的知识体系即"科学"的新理论的迷惑与干扰。因此，他们一心一意地学习和钻研古人的经典、师傅的传授，加上自身的领悟，故而学业有专攻，专则能精，学而有成。古代的中医，没有统一的教材，各人又从师不同，因此他不是一个"模式"制造出来，更显示出高低不齐与风格各异。他们的出师，既有师傅的考察，更有由众多病员群众通过临床实践对他的检验，而不是让书本说了算。成就自有公论，名医都不是评选出来的。在长达两千余年的历史上，在中医学领域内，真正被大家公认的名医大家，且有代表性著作传世者不过数十人，哪有现在这么多？

本来面目的中医可以自己采药、制药，自制膏、丹、丸、散，自配自用，故能保证药物的质量与疗效。本来面目的中医有一份对中医特有的执着和热爱，他们不会因收入微薄而改从他业。弃文从医者有，而弃医从文或从商者盖寡，或未之闻也。本来面目的中医，没有要国家在经济上的投入或补偿。本来面目的中医许多时候都行走在为病人出诊的路上，或就坐在病人的床边诊脉、拟方，而现在这样的中医却少了。本来面目的中医，他们时刻以孙思邈的“大医精诚”为训，铭记不忘：“独有拳拳消未尽，同胞疴痒系私衷”。本来面目的中医，与现时代的中医确实有些不一样。时代变了，环境不同了，受的教育和所接触的人与事都差异太大。很怀念和敬仰那些本来面目的中医。

君子中医

余秋雨先生把中医提高到君子的高度来看待，这是很有见识的。他说：“君子大爱的人格是中华文化优秀传统”，“历史上有好多的名医，其实就是最好的君子，救人危难，日夜不停地去帮助别人，这就是一个最高的君子”。他认为，“君子之道，第一是大善，第二是不比，第三是中庸，第四是知耻”。(《中医药文化》2015 年第 4 期《从文化视域谈中医》)

下面，我就他的这个说法谈一些个人的理解。

首先，余秋雨先生所谓的君子形象，实际上在唐代名医孙思邈所撰的《大医精诚》一篇文字中已经作了清楚而生动的描述，即“凡大医治病……先发大慈恻隐之心，誓愿普救含灵之苦……，见彼苦恼，若己有之，深心凄怆……”，这就是所谓大善和大爱。

如清代医家王孟英就是这样的一位君子。彭兰媛在为《归砚录》所撰序言中就说：“王公孟英，博雅君子也。”他

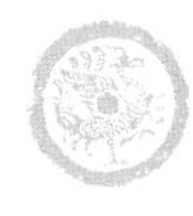

不仅“遇濒危之证，人望而却走者，必竭思以拯之……凡人有所求，力能者必应之”，而且“视病不受贫者之酬”，“肠热胆坚，极堪依赖”。尤为可贵的是，一些疑难杂症，诸治不应，而被王孟英治愈后，他并不自吹自擂，而是谦逊地说：“余侥幸成功，实深惭恧”，或云“余却愧抄来墨卷也”。虽然其妙术仁声，播于遐迩，而尤“清夜扪心，惭无实学，而虚名幸获，隐匿殊多”。这就是“不比”和“知耻”。正如孙思邈所说：“夫为医之法，不得……道说是非，议论人物，炫耀声名，诋毁诸医，自矜己德。”孔子曰：“君子周而不比”，即不计较个人得失，不拉帮结派，不排斥和贬低其他医生，不嫉妒他人。所以历史上各位中医师之间，中医师与患者及其家属之间，一般都能保持和谐与友好的关系，根本未出现过什么医疗纠纷。

又如清代医家邹润安也是一个君子式的人物。先生“以积学敦庸行，为世通儒”，品德高尚，著作等身。他曾多次拒绝乡人的推荐，不愿步入仕途为官，而甘隐于医，甘愿过清贫的日子。一部《本经疏证》灌注了他毕生的心血。汤用中在《本经序疏要》跋中说他“为人治病，必先单家而后巨室，非盛寒暑，未尝乘舆”。

还有近代江浙名医金子久先生，他虽享年仅 51 岁，但其医德与医术均享盛名。尝谓其门弟子曰：“医者之对于病家，天职所在，无可或亏。不拘于地，不限于时，有招必往，有法必施”，“虽风雨深夜不能阻”。对寡妇孤儿，免收诊金，且资助药费。故慕名而负笈从学者，先后达一百五十余人。他还说：“医之为道，既不可偏执一端，亦不当轻讥同业。学力心机，相资并用，庶多一经验，而后少一谬误。”

楼宇烈教授为《中医药文化》创刊三十周年所题写的贺词云："师天地心广大，顺自然致中和。"这算是讲到了中医的核心、内涵与实质。

中医，中医，就是以"中"为"医"。"中"是主位、君位、准绳、圭臬和核心；"医"为次位、臣位。孟子曰："执中无权，犹执一也。"就是说，紧紧地把握住"中"，在这个问题上来不得权变，犹如抓住唯一。这个"一"是什么？就是"道"，就是"损有余而补不足"的道，就是"因而和之，是谓圣度"的道。这个"和"，就是中庸，就是调和。中药的组合配方，就是要达到一个"和"的效果，使气血和，寒热和，表里内外和，阴阳和。

孔子认为，中庸之道是最高的道德，是至德。中医就是讲中庸的，就是把中庸之道当成自己的最高哲学或治病的最高原则。所以中医就是中和之医，就是要"致中和"。而"致中和"就是从效法自然得来的。《中庸》讲"致中和，天地位焉，万物育焉"。反之，如果不是"致中和"，则天地都不能各安其位，万物也不能生长发育，也就没有了生命，还谈什么医学？

由此看来，每一个中医都应该以君子的标准来要求自己，或者说要求达到君子的标准，这样才是一个名副其实的中医。

中国历代的许多名医，他们都是有着高尚人格的人，尽管他们没有什么文凭或职称，但他们都说得上有文化，他们有令人尊敬的、习惯的精神价值和生活方式。那就是敬畏自然，以自然为师，把人与自然融为一体，把人看成是一个小宇宙，完全尊重事物（包括疾病）的本来状态，由此而观察

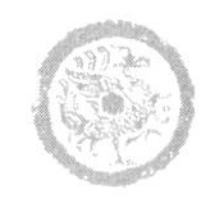

其变化，寻找其原因和规律。即“法则天地，象似日月”，“把握阴阳”，以和为贵，调其自和，唯顺而已。

当我们面对李时珍“乃敢奋编摩之志，僭纂述之权，岁历三十捻，书考八百余家，稿凡三易”，编修而成的皇皇巨著《本草纲目》；当我们得知龚庭贤“竭生平卒父业，著成此书（《万病回春》），盖愚者一得，医人本分事耳”的自白；当我们见到雷丰在《时病论》的自序中写道“成书数卷，聊以课徒，若云问世，则吾岂敢”；当我们读到张锡纯在其照片上自题的“独有拳拳消未尽，同胞痌痒系私衷”的诗句；当我们了解王孟英以一代赫赫名医的身份，竟然“贫无椎地，赁屋而居”，虽苟全性命于乱世，而仍痴心于医学事业与追求，时时不忘患者的献身精神……，敬爱的读者，您是否会对这些名医，这些君子，表示由衷的敬意？

余秋雨先生十分赞誉中医，他在上海中医药大学的演讲中还说：“在中国历史上，给无数人以君子形象的就是中医”。——好一个“君子中医”！这就是一位著名的文化学者、文化史学家对中医的评价和赞誉。我希望现时代的中医们不要辜负了这一称号，并希望大家都认真地思考一下：如何才能练成一个名副其实的君子中医？

中医学与那“十七根绳子”

——《医学远比科学复杂》读后

樊代明院士是我国著名的医学专家，也是西医界的一位领军人物，在业界影响很大。他对医学有较深刻的思考与认

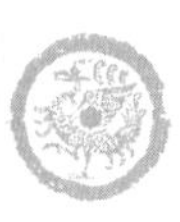

识，他旗帜鲜明地批评了现代医学中的某些错误与弊端，如说“我们不能沉溺在微观世界里孤芳自尝，由人在分子之间左右逢源”，他这个话说得多好啊！

从《医学远比科学复杂》一文（载 2016 年 6 月 11 日《中国中医药报》）的论述来看，作者樊代明院士连“西医是科学”的观点都持反对意见，那就更不用说中医了。即使他说“西医的整个体系是建立在科学基础之上的”，但他又说对于“医学就是科学这一观点，这是我坚决反对的”。对此我表示赞同。

既然医学与科学属于两个不同的“范示”，有不可通约性；既然“医学远比科学复杂”，那为什么有的人——尤其是中医界的许多人，总要把中医学归属到“科学”的范畴，生怕戴不上“科学”这顶帽子？实际上，这是没有搞清中医学的本质，所以糊里糊涂地替自己罩上一层“科学”的外衣。似乎这样才光鲜亮丽，才使人信服。虽然樊代明院士说“不常有中医科学的提法”，但我国却建立了“中医科学院”。这就是从政府的角度把中医当成了一种科学。樊院士认为：“但医学自从戴上科学的帽子后，其实好多问题不仅解决不了，反而导致医学与人的疏离，甚至越来越远。”

医学的全部问题，实质上是宇宙的奥秘问题。因此，无论中医还是西医都不可能完全解决，但中医比西医更接近于问题的真相。

关于医学的复杂性以及医学与科学的异同，樊代明院士从 17 个方面（也就是他后面所说的“17 种关系”或“17 根绳子”）进行了分析，如个体与群体、体外与体内、结构与功能、局部与整体、静态与动态、直接与间接、必然性与

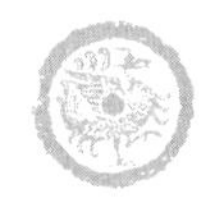

偶然性、生理与心理，等。这些内容，《中国中医药报》在摘编时把它省略了，然而它却是阐明医学与科学的区别的核心论述。

应该说，“如果说科学是无所不能的”这句话有拔高科学之嫌，因此是不能成立的。哪里有这个“如果”？比如自然界的风雨雷电，科学能够随心所欲地掌控吗？显然不能。

樊院士说未来医学应关注的几个问题，其中有“用科学的共识形成指南”。但我要问：什么是“科学的共识”？中医与西医之间有多少共识？如果这个共识存在而且比较多的话，中西医早就结合或融合在一起了。比如中药就不是“经过科学的方法研究出来的，其疗效是经过科学的方法计算出来的”，中药与西药的原理相差甚远，完全不在一条道上。

樊院士认为，科学与医学的关系，就像降落伞与跳伞员的关系，重要的是联系二者之间的十七根绳子，它就像整合医学，一定要抓好。通过它，可以构建新的医学知识体系。他认为“医学不是纯粹的科学”，但如果科学用“17 根绳子”把医学吊起来，即弄清了那“17 种关系”并正确处理之，就可以使降落伞平安着陆，这就是他所谓的整合医学。而且他把希望寄托在整合医学能构建出新的医学知识体系。这个愿望当然是好的，但能否实现还是一个未知数。

总之，樊院士认为医学的本质不应被科学修改，医学的特性不应被科学转变，复杂的医学不应被单纯的科学取代的观点，无疑是正确的，这是他全篇文章的亮点，值得肯定。

也谈中医药核心价值观

什么是中医药核心价值观?

我赞同刘更生先生所说:“只有那些能够贯穿中医理论与实践的、从古至今在中医学发展过程中起主导作用的思想理念,才能成为其核心价值观。”我的理解,这句话的主语应该是“思想理念”,即是“价值观”的“观”字,并且“中医药核心价值”与“中医药核心价值观”是两个不同的概念,不应该混淆。

然而,课题组(中医药文化核心价值观凝练研究)目前所草拟出的关于这个价值观的两条表述是不准确、不全面的,也未能充分体现中医学特色,因此应当完善及修改。

这两条表述是:“一是博大精深、真实有效、仁爱贵生、和合致中。二是医道自然、精诚仁和。”

我认为以上表述存在的问题是:①“博大精深、真实有效”是两个形容词,不是观念(或思想理念),也不是“在中医学发展过程中起主导作用的”,因此它不应属于“核心价值观”。②“医道自然”四个字,难以让人明白其确切含义,在文句上也是不通的,而且它与另一条中的“博大精深”都是说的中医理论特色,故没有必要分成两条来表述。③第二条之“精诚仁和”,与上一条之“仁爱”“和合”有重复表述之嫌,而且“精”不是指中医之德,而是指医术;“和”也不是指医德,而是指治疗原则及方法。④中医药的核心价值观中竟然未见“阴阳”二字,奇怪也哉!

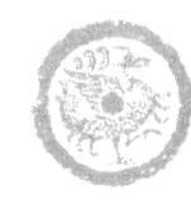

因此，相比较而言，我倒认为刘更生先生在《中医药核心价值之“生生”四端》一文（见2014年7月3日《中国中医药报》）中所提出的“天人合一”“纠偏求和”“取法自然”和“防治一体”这几个观念是更符合此核心价值观的——因为它们都是“在中医学发展过程中起主导作用的”，且“贯穿中医理论与实践”。

所谓“中医药核心价值观”是中医药文化所固有的，它与“学术界的观点”是两回事，我们目前要做的工作就是把它“凝练”出来。而从当前所“凝练”的情况看，很难令人满意。比如马海莉在《中医药文化核心价值观现代研究进展》（见2014年7月7日《中国中医药报》）一文中所说：“当前学术界对于中医药文化核心价值的观点主要有以下几个：天人合一；大医精诚、医乃仁术；以人为本。除此之外，还有少数学者将中医药文化核心价值概括为‘致中和’、‘形神合一’、‘阴阳平衡’、‘辨证论治’、‘道法自然’、‘治未病’等，但并未形成共识。”

对此，我要问：专家们有共识的“大医精诚”是“核心价值观”吗？它只不过是对于行医者的要求而已，好像与中医理论无关。而少数学者提出的“致中和”“道法自然”和“治未病”，我倒认为应该属于其“核心价值观”的范畴，而居然不被多数专家所接受。我建议，要“凝练”中医药核心价值观，就应该多多学习和研究《内经》，因为它是中医学的根基。比如说，这个核心价值观中如果没有“阴阳”二字，那绝对是一个缺陷，是不算完整的。

另外，我个人对于中医药核心价值观还要补充两条：一条是“化不可代，阴阳自和”；另一条是“执简驭繁”。对

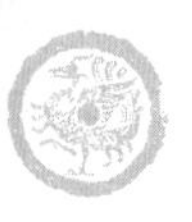

此，我特作如下说明：

《素问·五常政大论》云："化不可代，时不可违"；"无代化，无违时，必养必和，待其来复"。可见中医认为，"化"是自然界包括人体本身所固有的一种机能和活动，物质世界都处在"化"中；"化"有其自身的规律，它是依赖于阴阳的相互作用而得以实现的（中医认为阴阳为"变化之父母"）。人体的生、长、壮、老、已，正是这个"化"的必然过程和结果。它不是其他什么东西包括药物等所能完全代替的。人体本身具有自我调节、自我更新、自我修复的能力，这是生命的根本特征。正如有学者指出："疾病的痊愈终归还得依靠人体本身的自愈能力。"这是绝不应当忽视的，是治病的前提。然而医生能够用药物和其他方法（如针灸、按摩等）去参与人体内这一个"化"的过程，在一定程度上使疾病得以向痊愈的方面转化。这个参与在有时候或在若干情况下都是必要的和起相当作用的。因此从这个意义上讲，我们可以这样认为：此所谓"化"就是调理，就是"借方药之力，触发机体内在的自我调节能力"，以达到使机体向"阴阳自和"的方向转化而最终病愈。正如李冠仙在《求医必辩》中所说："善调理者，不过用药得宜，能助人生生之气。"这也正体现了中医治疗学的本质特征。所以中医没有取代疗法，没有器官移植等手术。医圣张仲景就是一个善于"化病气为生气"的大师，他说得好："凡病，阴阳自和者，病必自愈。"而诸药及其他中医治病方法之所以能"化病气为生气"者，盖本于此。

执简驭繁是一种认识事物和处理问题的优越方法，它在《周易》中很早就已提出来，并在中医学中得到了最充分和最出色的运用。

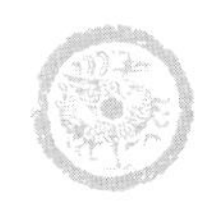

清代江笔花在其所著《笔花医镜》自序中说："天下之至变者病也，天下之至精者医也。欲极其精以穷其变，虽千万言不足以发明其绪"，"然至变者病，而可见者恃乎形；至精者医，而可据者恃乎理。以形求理，即以简驭繁，达乎此，通乎彼，固有千万言不能尽，而一二语足以赅之矣。"此话极其精辟地指出了疾病的一个显著特点就是变，而且是变之至。因此，人们要了解和制服它，就只有而且可以通过"以形求理"即以简驭繁的方法。你看《内经》中就有许多内容是讲如何以形求理的。

加拿大哲学博士林凡伟在称赞科学上有两个著名的模式，即波尔原子模式和DNA（脱氧核糖核酸）模式时指出："这两个模式的优点就是简单，只有简单才能导致易变性和普遍性，才能为一般人所接受。"中医学的阴阳两极模式也同样具有这个优点，所以它成为八纲辨证的总纲，而可广泛应用于辨治所有的疾病。张其成先生说："有人攻击我们中医太简单了：一个人生病了，就是阴阳不调。怎么治病？调和阴阳……他们说这也太简单了，我说这就对了，因为越简单的东西越接近事物的本质，越复杂的东西越是偏离了事物的本质……使复杂的问题简单化，这叫智慧。"所以，中医学就是渗透了古人智慧的医学。张先生还有一句名言："学中医就是开智慧"。他说得好极了！我的一个朋友也曾说过，像叶天士这样高明的中医，是在用智慧来给人看病。难怪薛一瓢也曾说过"人须修到半个神仙身份，才可当得名医二字"。这须达到何等高的境界啊！

另外，中医学特别重视病机而不是病名，临床上只要抓住了病机，就可异病同治或同病异治，无论内外妇儿科皆如此。所以中医分科不是那么细，许多医生都近似于担当着一个全科医生的角色。这也是由中医学本身具有执简驭繁的特色所决定的。

总之，“凝练”中医药核心价值观，就是要使我们更清醒地认识到中医学的本来面目，认识到中医学的基因和精髓是什么，因为这是它有别于其他医学的根本特征，舍此就没有中医学，就不是中医学。因此这个核心价值观是瑰宝，是我们特别应当加以保护和传承的。然而在我们现时代的中医队伍中，却有人对这个中医药核心价值观不理解，不感冒，甚至不认同。他们提出要“建构新的中医理论体系”云云，这不是从事实上对中医药核心价值观的否定吗？

我为中医下一个定义

我们都是中医，从事了多年的中医工作，阅读的中医书籍不少，看的病也不少，所使用过的中药如果积累起来不知有多大一堆。然而，中医究竟是个什么东西？它的定义应该如何来下？如果对于中医的本质和内涵没有深刻的认识和理解，是不可能对之作出一个深刻而完整的定义的。

毛嘉陵先生的《从文化角度定义中医》（载2012年3月9日《中国中医药报》）一文很好，对中医的定义作了一番有益的探索，能给人以启发。尤其是他不是从“科学”的角度来定义中医，我认为这是对的。中医就应当是一种文化，是人们的生活方式在医学上的反映。

什么是中医？有人说它是“中国人创造的具有独特理论

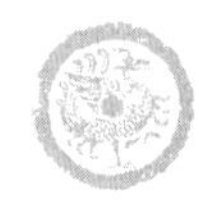

和诊疗特点的医学体系”。如何独特呢？这里没有说，没有概括，因而失之笼统。难怪毛先生说“从这些解释中很难看出中医与西医的区别”。于是他对中医下的定义是“‘中医’是由中国人创造的，在天人合一整体观念影响下，以象信息为主要认知依据，从属性及关系角度进行思维，充分利用人体内外自然资源，调控和平衡人体生命状态的一种医学知识体系。”

这个定义谈到了中医的创造者、中医的哲学指导思想及其诊治疾病的方法，其中有几个关键词，即：中国人、整体观、象信息、属性、关系、平衡、状态。

虽然它基本上讲到了中医的一些特点或特征，但仍然有些不够明确，有些地方使人不易理解，如什么“象信息”，什么“属性及关系”等，即使毛先生在后面的简述中又说了“‘中医’是以整体和象信息为认知思维依据，以自然为调控手段，以平衡和谐为目的”，但我认为这个定义仍失之粗略，不够精准，没有体现出中医最本质、最核心的东西（虽然他在其文章中已经提到了）。

我认为，中医学最大的优点即特点是：就其指导思想上说是效法自然，以自然为师；就其对人的生理和病理的认识上说是强调人的整体性、非实体性、自我感知与自我调和性，重视七情；就其养生及对疾病的诊治方法上说，它是顺天应时、执简驭繁的。

对“中医”的“中”字的最佳解释，莫过于《中庸》的第一章：“喜怒哀乐之未发，谓之中；发而皆中节，谓之和。中也者，天下之大本也；和也者，天下之达道也。致中和，天地位焉，万物育焉。”这“致中和”最后一句，也就是中医所追求的目标和所遵循的最高准则，即《内经》所谓的“阴平阳秘，精神乃治”与“必养必和，待其来复”。换句话说，“中”就是有节度，“和”就是调和而使之和谐。而这都是通过人体自身的调节功能来实现的，中医就是要调动和促进这种功能，但它绝不越俎代庖。

所以，笔者试对中医下一定义如下：

中医就是中国人的生活方式在医学上的反映，就是效法自然，以自然为师，以阴阳自和为基础，重视并强调人的整体性、非实体性、自我感觉及七情，以直觉思维、司外揣内的四诊方法做出判断，并以调理、治本与自和为治病原则，以防患于未然且执简驭繁的医学知识体系。

这个定义阐明了中医最本质的特征和最核心的内涵，其中的关键词是：道法自然，阴阳自和、整体性、非实体性、七情、直觉思维、治本、执简驭繁。这些在毛先生所下的定义中大部分是没有的。

总之，“中”与“和”是天下的根本，把它贯彻到医学和人们的生活中去，这就是中医。中医离不开人们的生活，正所谓“道也者，不可须臾离也，可离非道也”。因此，中医就是天下最根本、最符合自然之道的医学。

【按】这个定义阐明了中医学最本质的特征，是较为准确和概括的，每一个中医从业者（包括临床、教育、科研及业余自学者）都不妨认真加以思考，对此提出修正意见或重新加以定义。我认为这个讨论是很有意义的。这个定义也是我从医几十年的感悟，得来不易，愿与同道交流之，是为幸。

第四部分

中医现状反思

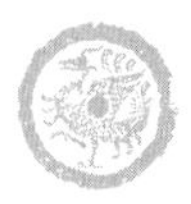

中医应走出自己的百年困惑

为了深入研讨“中西医结合”问题，我于近日又重新阅读了陈其广先生的《六大战略复兴中医药》（载2013年4月15日《中国中医药报》）和某君于十多年前写的《中医走向衰落之根本原因及中医发展战略》（百度可搜）这两篇长文，感触颇多。

首先我对此二文的印象是：虽然都是旧文（分别发表在五年前和十多年前），但在今天仍有现实意义。它们都是在为中医说话，为中医谋出路和为中医呼吁的文章。文章所提出的中医西化和衰落之现状，目前仍未得到根本的转变，尤其是在中西医结合问题上在中医界依然存在较大争议而使人困惑。这种困惑已经持续了将近百年。

我认为，像贾谦先生那样在《中医战略》一书中所发出的杜鹃啼血式的呼唤，依然未唤回中医药被彻底解放而蓬勃发展的春天。正如二文的分析所说，中西医结合使得中医西化；或曰“极有可能对国家、行业和从业者产生三重危害”。

概言之，“所谓的中西医结合，实质上是现代医学以科学的名义，在理论和意识形态上对中医实行的一场‘和平演变’。它潜移默化地改变着中医的思维方式”，使中医特色日益淡化而变质，最终变得名存实亡或名“中”实“西”。

陈其广先生说：“越是具有深厚历史积淀的民族特色文化，才越有显著竞争力和强大影响力。如果偏离中医药基本原理，违背其内在发展规律，把跟踪模拟西方医药作为现代

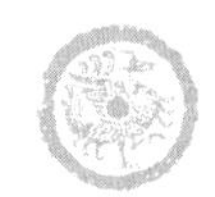

化、作为发展中医药的主要手段，结果必然舍本逐末……”

中医药这一为我国所原创且独具优势的核心竞争力，为什么在现时代却远远地未能得到发挥或发挥得很不如人意？比如我们的老祖宗所遗留下的两百多个中医经典方剂的专利却被日本所占有，而且日本和韩国竟然占去了国际中药市场的百分之九十几，这些难道不令人扼腕叹息？这些都不能不说是与我们在发展中医药的体制、机制和政策上出现失误有关，其中就包括争论不已的中西医结合。

就中医教育而言，“特别是在中医基础还远远没有打牢的情况下就同步学习西医，只会造成观点上的冲突和思维上的混乱”。就中医临床和科研来说，也“不是随便什么人都有能力或资格进行中西医结合的”。

目前在国内的医疗卫生领域，是明显的西医强，中医弱，很不对称，很不平衡。如果再来个不分范围的号召“鼓励中西医结合”，那传统中医的队伍和力量只能越来越缩小，还谈什么“中西医并重”？

洪虎先生说：“不能用中西医结合代替中西医并重……如果把中西医结合理解为一种完全创新的独立医学体系，至少在近些年中不具有现实意义。”我相信，这才是明白人说的话。

现在，就连担任国家中医药管理局课题“中西医结合政策与管理的研究”之研究者，也是某中医药大学的领导人兼博导都说“实现中西医结合是一件艰难的事情”且目前“尚在探索中”。既然如此，那我们为什么还要用行政管理的方式来在中医的临床、教育和科研中普遍地推行这种“结合”？目前在国内中医界，未被“结合”的传统中医已经越

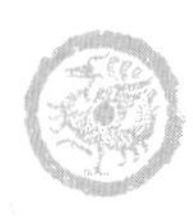

来越少，被“结合”的成了主流而且掌握着话语权。试问：在我们的中医药大学中，现在还有多少中医学子及教师对传统的中医药文化（包括其经典理论）还抱有坚定的信念？学生毕业后能坚持选择从事中医这一行吗？答案是令人担忧的。

就是前面那位“中西医结合政策与管理”的研究者也认为“中西医大不相同”。他在一篇文章中对此一共列举了七个“不同”，即学科来源、理论体系、诊断思维、治疗思维、优势病种、性价比及治学精神等。然而，他却没有谈到二者“不同”的最关键处，即没有从本质上辨别清楚中西医之间的根本区别。他认为中西医各有优势，似乎半斤八两，难分伯仲，也难分高下优劣。他说：“西医迫切寻求‘替代医学’，以寻求更为健康的医治手段，降低医疗耗费；中医则迫切寻求方法使其能紧跟时代步伐并能够得到现代科学证明。”这两个“迫切寻求”加在一起，似乎就有了“结合”的基础。

殊不知，中西医之间最大的不同在于它们的核心理念不一样。这分别体现在不同的自然观、哲学指导思想、文化内涵、研究内容及方法、治病观等诸方面。今概述如下：

中医的核心理念是天人合一，道法自然，顺应四时，精神调适，致中和，以人为本，以病为标，注重养生与预防，治未病，推崇“医乃仁术”、济世救人，注重个性化。它属于时间医学，强调从昼夜、四时的阴阳变化，从具体的时间过程研究人与万物。它研究的内容或对象是无形的“气”，是证候和病机。气是无形的，包含功能与信息，可无中生有，亦可有无相生。刘长林先生说：“气在人体内的升降出

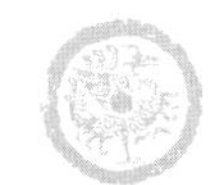

入及其规律，为无形的人体，是中医学研究的主要对象。”

中医学的研究方法是主客（即认识的主体和客体）相融，完全尊重事物（包括病人）的本来状态，不干扰，不破坏，由此而观察其变化，寻找其规律，司外揣内，取象比类，注重推理，所谓“五脏之象，可以类推”。中医学认为，人体有强大的、与生俱来的自我调节能力，有阴阳自和而使疾病自愈的功能。医生和医疗的作用不过是帮助恢复和增强这种能力，使其能更好地发挥出来，即《内经》所谓“唯其顺而已”。所以中医治病一定要注意保护这种自愈力，即时时顾护正气。《内经》上称之为“必养必和，待其来复”。因此，在中医学的旗帜上赫然写着八个大字：“化不可代，时不可违”！另外，还大写着一个字：“无”！（“无”就是气，就是“道”。）

而西医呢？西医是空间医学，它把疾病固定在某一空间（从组织、器官到细胞、分子乃至基因），即所谓的病灶。它注重于解剖和物质化学分析，把人看作一部机器，一切以看得见的有形物来说明。它研究的对象是动物模型和人的尸体（比如对尸体做病理解剖以寻找死因），故以实验为建立生理、病理学的基础。它的研究方法是主客对立，对客体实行预设、定格、抽取和控制，割断了对象的整体联系和流动过程。在临床上忽略现象，而只重视各种检查得出的影像和数据。

它的疾病观过于狭窄，注重于局部和微观，过于强调微生物的作用（如细菌、病毒、癌细胞等），重视了“病”而忽略了“人”。它不是以人为本，而是以病为本，唯病是求。所以临床上它一定要求所谓的“确诊”才能对病施治。它

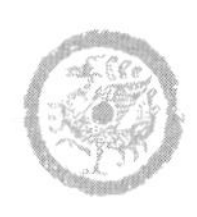

注重标准化和大样本，而忽视人的个体差异，因而不重视因人、因时、因地制宜，故在治疗上显得机械而单一。它以对抗、杀灭、置换（取代）或隔离等为治疗手段，过多地使用抗生素或补充人体的某种元素，或过多地使用外科手术来治疗内科疾病。

总之它是不大重视人体的自愈力，有时甚至是干扰和破坏了这种自愈力，造成一些隐患或后遗症。它要求某些病人（如高血压、糖尿病）长期服药，一辈子不断，结果顾此失彼，因旧病而添新病。西医还不太重视病人的自我感受，有时哪怕你病人感觉得相当难受，它也可能会否认你有病或漠然视之。

西医没有“天人合一”“致中和”及“道法自然”的思想理念，而是擅长于以科技为手段，人为地制造和改变人体的自然环境（包括对人体内部构造的改换），对一些非感染性疾病也缺乏预防和调治的手段，而重在病后的处置。故其对病的发现（尤其是一些无形之疾）往往滞后或发现不了，治疗也就处于被动而失掉了转机。因此说，西医学是一个不成熟、仅有“技”而没有“道”、经常在修正且不断淘汰其药物的医学。它至今没有自己的经典理论著作。

曹东义先生说得好：“西医的弊端，很多人看不到。它碎片化研究生命，只看到物质，‘细胞核同质化’，单一靶点干预生命自组织，都是死穴。这是一个依靠外力、高耗能、高污染、养不起的医学体系。”

与此相反，中医学则是一个依靠内求、自省和自修，低耗能、低污染、养得起且疗效佳的医学体系。

曹东义先生还说：复兴中医的标志是“理论自信，疗效

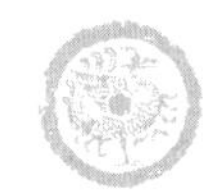

自强，传承自觉，体系自立”。

因此我认为，无论从“自信、自强、自觉、自立”这几方面来说，中医都不宜提倡与西医结合。

笔者在《新编中医启蒙三字经》中曾经这样来描述中医：

“中医学，是什么？法自然，致中和。整体观，天人合，论阴阳，奥义多，观天文，察时变，自感知，自调和。”“夫道者，上知天，下知地，中知人。”“道也者，不可离，入生活，即中医。大自然，无穷秘，教中医，变聪明。”“所有病，可自医；所有物，可当药……凡感觉，应重视。”“不服药，得中医。人患病，可自愈。自检测，自修复，自调节。养与和，是上策……”

像这样一个优秀的、平民化的、与生活密切联系的、对现代医药硬件技术依赖最少或无依赖的、成熟且久经考验的、执简驭繁的、属于本土原生态的原创医学，我们为什么不能让它独立地按照自己固有的传统方式及规律发展？为什么一定要与西医学“结合”才能发展？究竟哪一种发展方式对中医更有利或更有效呢？

有人把中医比作“羊”，把西医比作“狼”，说什么“狼有时不一定会吃羊，羊也不一定害怕狼，在如今这个时代，羊其实是可以爱上狼的。”请看，这是多么奇葩的比喻！虽然说这个话的人说自己是在开玩笑，但如果它出自一个中医药大学的领导者及“中西医结合政策与管理”课题的研究者之口，那实在是只能使人无语。我们认为，羊与狼各有各的生存环境和空间，完全没有必要把它们混合在一起；羊也不会爱上狼。说羊与狼可以“互相促进”，那是不符合事

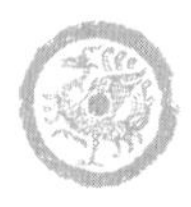

实的。

看来，我们的有些专家、学者、教授及某些中医管理者，他们对中医问题的认识，还不如像贾谦、陈其广等这样的非中医专业人士。他们至今还在高喊实现所谓的中医科学化和中医现代化。他们不承认中西医结合在实质上已经给中医造成的伤害。我要问：西医界对这个“结合”普遍地有兴趣和积极性吗？中医难道不能独立自主地在自己搭建的平台上“表现得更加优秀”吗？

已故民间老中医潘德孚先生曾说，中西医结合，好比是将一碗熟饭和一碗生饭混在一起吃，是很难吃的。我觉得他这个比喻很形象，很好。

最后，我要说：中医学是既有经验又有理论的医学，它是符合人类永续生存法则的。因为其核心价值观就是尊重、顺应、保护自然，并进而利用和效法自然，一切以自然为师，从而得“道”——充满了旺盛生命力的中和之道，这就是“法自然，致中和”。而西医还说不上有“道”，而仅有“技”或“术”，它还未上升至“道”的层面。因此二者是不能结合的。如果有人非要进行“结合”的话，那也是一些有研究能力和资格，中西医都学得比较好并对此有强烈愿望和兴趣的人（这种人应当不算多），那就让他们去探索吧。

中医何以谢贾谦？

中医何以谢贾谦？这个问题问得好！它是由诸国本先生提出来的，虽然提得略晚。不过，却的确值得我们思考。

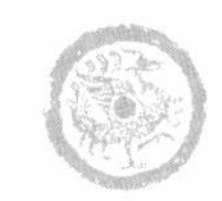

贾谦何许人也，值得中医人感谢他？

我说：贾谦不是中医界业内人士，但他深刻地了解中医，认识中医，并为中医药事业的前途和发展而不遗余力地奔走、呐喊、呼吁、筹谋。他通过深入的调研，提出了很多有开创性和前瞻性的见解与建议。以他为首的课题小组为我们留下了一部对中医发展很有指导意义的著作——《中医战略》一书。其对中医事业的拳拳之心和一片赤诚，感人肺腑。大家不妨去搜一下优酷网或土豆网上的视频《探秘贾谦》，就可对他有较多的认识。

贾谦先生有一句话时时萦绕在我耳边。那就是他在该书前言“我们为什么要为中医呼吁”中所说：“我们要尽我们一份力量来挽救中医。”“挽救”！说得多么沉重！中医真的是到了必须“挽救”的时候与地步了吗？我们现在究竟又“挽救”得如何了？有多少人，尤其是中医药业内人士在积极地参与“挽救”啊？更重要的是，《中医战略》一书所提出的若干挽救和振兴中医的有力措施与计划等被重视、采纳并实施了吗？

我认为，欲谢贾谦，莫过于实现他生前的愿望及许多好的建议，完成他的未竟之志。他的建议有很多，比如：

1. 解放中医，包括放开民间中医人士的手足。

2. 尽快设立中医部。

3. 中医药法要立足于“在全面继承的基础上自主发展”；立足点放在“管理”上不成，放在“保护”上也不成；“必须确立中医药在我国医疗保健体系中的主导地位”。

4. 教育必须培养真正的中医。重铸中华医魂。

5. 师徒传承和自学的教育模式，应与院校教育并重。

6. 中医药科研要走出实验室，以临床为主。

7. 重温四大经典，学习非药物疗法是拯救中医重要措施。

8. 中西医各司其职，做自己该做的事。

9. 中医的工作主要是在国内做好，解决13亿人的医疗保健问题。中医药走向世界还要假以时日。等等。

以上这些，我认为有的已经在开始做了，有的还未完全做到，有的还未尽如人意。总之，是比以前略有进步，但也有令人遗憾的地方。比如这次正在审议中的中医药法草案，就有不少缺点和缺陷，应该进一步修改。

诸国本先生在文中还说了一句引起我共鸣的话，他说："我总觉得，贾谦先生健在的时候，我们对他的意见，听取太少。"是的，而我还要说：我们现在对他的意见又听取了多少，又重视得怎样呢？比如他对中医西化问题的担忧，我们又解决得如何呢？

值得一提的是，贾谦先生退休后，依然不改初衷，不辞劳苦，在其狭小的居室里几乎不间断地、热情地接待来自各地的民间中医，同他们交流，听取他们的呼声。他甚至自费去外地对中医问题继续进行调研。他实事求是地指出，有的人就是"唱着发展中医药的高调，实行发展西医药之实"；"谏议大夫的职责绝非唱赞歌"。

可见贾谦先生岂止是"中医的诤友"，他简直就是我们中医队伍中的一员。他对中医爱之深，痛之切，忧之沉。诸国本先生说"他仗义执言，据理力争"。请问：在我们的中医药队伍中（包括医疗、教育、科研及管理层），有哪一位像他那样，发出过如此深刻感人的呐喊、呼吁、批

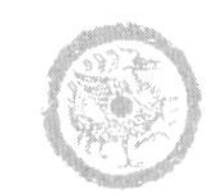

评与建议？当我每读到《中医战略》一书，头脑中就立即联想到“杜鹃夜半犹啼血，不信东风唤不回”这句诗。当我见到记者采访贾谦先生的视频，我就想到杜甫“文章憎命达”这句话是说得何等深刻。那些宦途通达、生活环境优裕、只热衷于谋取私利、沉醉于个人享受而不关心民生疾苦的人，能写出像《中医战略》那样有重要历史价值的著作吗？

张绪通博士在为该书所写的序言中说：“提到科技部，就必须提到贾谦先生。他一腔爱国家，爱民族，爱中华文化的真诚和热血，他和他的团队为中国医药学的无私辛劳和奉献……令人衷心敬佩。”

在这样一个把自己的晚年完全贡献给中医药事业的改革与振兴，呕心沥血，执着而又痴心不改的非中医专业人士面前，我们中医人，能无愧否？

呜呼！中医何以谢贾谦？

【按】我注意到，写出《中医战略》这部书的，不是中医药界的专家、学者或科研人员，也不是中医药的管理部门。张绪通博士在为该书所写的序言中，赞扬的是中国科技部和贾谦先生。

我在想，今天谁能代表我们中医药界发出最强的呼声与诉求？

贾谦！我认为，非贾谦及其《中医战略》课题组莫属！是他和他们，为遏止中医西化及萎缩而力挽狂澜，绝不随波逐流。

有同志说，凭你们课题组几个人挡不住西化的滚滚潮流。而贾谦说：“天下兴亡，匹夫有责！……我们要尽我们一份力量来挽救中医。”说得何其悲壮！这是何等的担当！他已经把中医复兴的责任完全融入了自己的血液和骨髓中。

中医西化是中医学面临的最大挑战

1. 中医学面临的挑战是什么

从某先生的文章“中医学面临的挑战”（见 2009 年 9 月 28 日《中国中医药报》）不难看出，这个“挑战”就是现代医学对中医学的强势挤压和冲击，就是某些人企图用现代医学的理论体系和实践全面改造中医学的严峻现实。作者不是提出了“需要建构新的中医理论体系”吗？“近年来的中医科研大量地引入了实验研究，有的研究已经达到分子生物水平”就是这样一种改造的很好说明，作者还美其名曰这是“与时俱进”。

作者在文章中说：“近二十年来，现代医学科学取得了长足的进步，在许多领域发生了革命性突破与进展，许多医学难题得到了根本的解决，使中医学的治疗领域日渐缩小。”这完全是不符实际和夸大其词，是在长现代医学的志气，灭中医学的威风。比如一个“非典”，一个甲型 H1N1 流感，就让现代医学手忙脚乱，显得有些力不从心，谈何“革命性突破”与“根本的解决”？

作者还说：“随着现代医学的飞速发展，必将有更多的医学难题被攻克，中医学施展本领的领域也会日益缩小……”这又是一个错误的论断！作者所要表达的意思很明

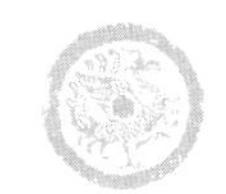

显，那就是：中医学实在是有些陈旧了，在“现代医学的许多新成果、新方法、新观点、新结论、新理念”面前，只能是“相形见绌，失去优势”。总之，凡是新的、现代的、总是胜过旧的、传统的。——呜呼，那些坚持沿着自己的发展轨迹前进的中医们，你们如果不改途易辙，不向所谓“中西医结合”（其实质就是中医“西化”）的方向转换，你们就没有发展前途，就日子难过。因为，据该文作者认为，现在的“治疗目标发生转换”，“中医学面对的治疗目标由中医病证转换到现在的西医疾病”，“而对那些尚未经过现代医学诊断的初诊患者，中医诊疗还首先必须增加现代医学理化检查这一不可缺少的步骤”。“首先”，“不可缺少”！如此看来，中医在临床上已经不能独立自主地诊断疾病了（更何论治疗），如离开了现代医学的理化检查，就好像只有摸不着北的盲人一般。中医真的这样“鼠目寸光”或“老眼昏花”了吗？

谁说“治疗目标发生转换”？这仅是一个中医“西化”论者的观点，并且极力向人们推销。他要临床中医工作者转移“治疗目标”，从中医的“证”转向西医的“病”，好像“病”才是实质，所谓的“客观指标”才是科学的和可靠的。所以，他强调中医药在临床辨证论治中“如何赋予其现代科学的理念和内容”，“达到医患共同企盼的‘证’与客观指标同步改善的疗效目标”。这就说明，该作者是一个典型的辨证与辨病相结合论者，难怪他期盼建立一个“既对证、又对病的全新的中医理论体系”，并以此为荣。

事实上，一个有真才实学的传统中医并不会围绕着现代医学的“病”来下药处方。临床上舍“证”求“病”不可取，尤其是对于现代医学所称的一些“病”。

2. 怎样应对中医学面临的挑战

今天，有人仍在坚持走异化中医的路，故中医发展的形势依然严峻。是抛弃中医学原有的理论体系和诊疗模式，向现代医学缴械投降；还是甘拜下风，自我从属，甘愿被其异化？我相信，真正的中医人是绝不会这样做的。道经千载益光辉。我们中医学的治疗领域或施展本领的领域，绝不会是“日益缩小”，而只能是日益扩大。“中医学，这种非常古老，充满智慧，丝毫没有欧洲特色的思维模式，正在成为新的时髦。”“神五航天需要中医，防治艾滋病和‘非典’需要中医，西医的诸多‘软肋’处都需要中医，中医的用武之地多得很，有待中医的优势去开拓、占领。中医的‘土壤’没有减少，反而在扩大。”有的人对此怎么视而不见呢？一切悲观的、自我贬低和自惭形秽的观点与论调，都是于中医的发展无益的。

十多年前，有人就曾提出过“重建”中医理论的这样一个有很大争议的命题。时至今日，又有人老调重弹，号召人们“勇敢地接受这一挑战”。即是说，有人总是希望将“欧洲特色”即包括所谓微观理念等行而下学的东西强加给中医学，使之变得不伦不类，甚至面目全非。说穿了，其实质仍然不过是要中医学向着现代医学“转换”和“改变”。但是，我们不应当忘记祝世讷教授说过的一段话：“中医学在几千年临床实践中所接触和认识到的许多复杂现象和深层规律，不但超出了西医学的视野，也超出了现代科学的已有

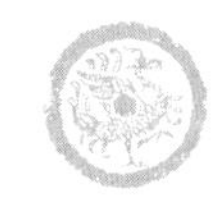

视野”；“事实证明，不是中医理论‘顽固不化’，而是‘以西解中’这种研究方式‘化’不动，也‘化’不了”。因此，所谓“重建”中医理论体系，实在是一种虚妄而天真的想法。

总之，西化中医的路线和行动必须纠正和遏止。中医西化是中医学面临的最大挑战，它是使中医队伍衰落的根源，是使中医不能自主和正常发展的强大阻力。目前这种阻力和西化中医的路线仍然严重地存在于中医的医、教、研、生产及管理的诸多方面。如不改变这种局面，中医在国内的发展前景就不容乐观。中医西化，即所谓中医“五化”（中医思维弱化、中医评价西化、中医学术异化、中医技术退化、中医特色优势淡化等）问题，还是中医药立法必须解决的最大难题！

中医还是那个中医

——评《中医的问题在于不再中医》

《中医的问题是不再中医》是王明华先生在十二年前所写的一篇文章。近日他又写了一篇“再论”，引起了一些争议。我拜读后也谈一点个人的认识。

首先，对该文应当一分为二来看。王明华先生对中医的态度还是支持和肯定的，也确实看到了中医存在的一些问题，并提出了解决办法。但他对中医问题的认识还比较肤浅，有的地方甚至是错误的。

他说得对的是：“目前的中医已经越来越远离中华文化

之根，越来越趋于被西化异化，越来越成为四不像的怪物，越来越失去最根本的、最难替代和模仿的、最持久的和最核心的竞争优势。”这就是他的文章标题所谓的“不再中医”。

应当说，他在十二年前所说的这句话有些还是基本上符合事实。比如现在在体制内的中医大多已经被西化，看病离不开西医的检查化验，有的甚至以开西药为主；中医院也普遍名不副实。还有，疗效突出的中医外科和中医骨伤科，在国内医院里也基本上见不到了。在全国的药店里也买不到像红升丹、白降丹那样好的化腐生肌药。

王明华先生说：“不开汤药方药，说明中医传人对汤药方药没有信心。”的确，在我们现在的中医药正规军中，有相当一部分人对中医药缺乏自信，在临床治病的疗效方面还难以称善。

王先生的文章较多地引用了贾谦等人的报告中的一些内容和数据，以说明中医现状和窘境，这应当是可信的。比如我们试统计一下，看我们今天纯粹以中医药方法来治病的中医师还有多少？是不是像贾谦先生所说的那样已经为数不多？这个比例恐怕已经落在了一些外国中医的后面。

虽然以上中医的问题现在已经引起了有关管理部门的重视并加以改进，尤其是国家现在正大力提倡继承和发扬中华传统文化，并制定了扶持和发展中医的《中医药法》，但积重难返，要使中医走上正轨还有很长的一段路要走。

其次，我认为王先生的文章里说得不当的是：

1. 他认为“中医的问题在于不再中医”之责任，“在于中医教育者和行医者”。我认为此说法欠妥。因为他只看到了问题的表面而没有找到深层次的原因。也就是说，他并

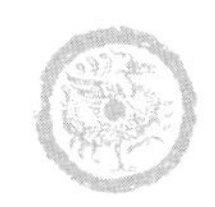

没有说到点子上。

我认为，中医之成为今天这个样子——总体上衰退，在医疗卫生体制内属于配角和附属的地位，缺少话语权，不能独立发展，从业人员减少，临床阵地萎缩，临床疗效降低，中药材质量堪忧。尤其是民间中医的潜能和积极性没有得到充分的释放和发挥，等等。这些问题的根源，归根结底在管理和行医体制，以及政策上的失误造成。如一部《中医药法》的艰难出台就是明证。该法酝酿、争论了三十多年，好不容易通过，但在实施大半年后，许多省、市、地区尚未出台某些实施细则（比如对中医一技之长人员的考核），让人翘首以盼。

2. 王先生的文章对中医的评价是矛盾的，他既说中医是“科学”“大智慧”“有宽阔的胸怀与各种学说和文化取长补短包容平衡”“颠扑不灭”，等等；而另一面又说“传统的中医中药因抱残守缺故步自封而成为‘旧医’遭到科学和历史的批判”。

这里我要请问：传统的中医不是中医吗？现代中医不是对传统中医的继承和发扬吗？“科学”有什么资格和能力“批判”中医？所谓的中医科学化又取得了哪些突出成果？另外，“批判”中医的也不是历史，而是历史上一些盲目崇拜科学、对中医和中华传统文化缺乏正确认识的人，他们大多是一些把“科学”视作真理和唯一正确的科学主义者。试想：如果中医真的被历史批判，还能够保存和传承至今吗？

3. 我们不能接受王先生对所谓“死中医”的看法。

他说：“死中医”就是“死脑筋中医”，“这些人言必提

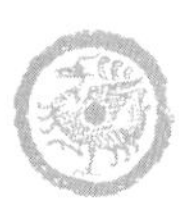

经”，“盲目继承，顽固守旧”，“以抱残守缺来排斥西医，反对科学进步”，“其顽固落后有‘保护国粹’之大盾牌——尊经守旧坚决不改”。看来，他并没有认识到学习中医经典的重要性，乃至于把作为“至道之宗，奉生之始”的《内经》也说成是“故纸堆里的霉旧东西”。这显然是不应该的。

他还说：一些中医“因缺乏自信，所以承认中医不科学”；“死脑筋中医也使中医和文化缺乏创新，停滞不前”。

我要说，王先生说得不对。说“中医不是科学”的人，他们不是对中医“缺乏自信”，而恰恰相反，他们对中医是充满了自信，认为中医学的本质是“法自然”的“道”，以及研究人怎样“法地、法天、法道”。“法自然”是没有止境的，无限的，因而这个“道”就显得无限的大和遥远。中医学的生命力盖在于此。在生命医学这门领域，应当是现代科学向中医“问道”，而不是中医“问道”于现代科学。只有对中医不自信的人，才硬要把中医往“科学的篮子”里装。

4. 王先生对“中和”一词的解释有些片面，也不知道他所谓的“中道”一词从何而来。（在《现代汉语词典》上查不到）他认为，所谓“中和”，是“与不同医学体系互补互通，互相学习和提高，而不搞互相封闭排斥、互相攻击和争斗”。他没有认识到“法自然，致中和”是中医学的最核心价值观，是中医学的本质特征，也是中医养生和治病的指导思想。

总之，我认为，中医还是那个中医，是传承了几千年依然屹立不倒而且枝繁叶茂的中医。表面看，似乎它已经变得

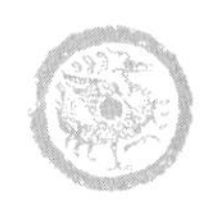

有些异样，披上了一些现代化的装束，被人为地打扮得有些变形。但从根本上讲，它的理论核心和基础没有变，也不可能变。只要《内经》《神农本草经》和《伤寒杂病论》能够继续传承，寿人功德自绵绵的中医药岂能消失或消亡！一个“道经千载益光辉”的医学，从来不缺乏信奉者、践行者和拥护者，而中医被西化的历史现象终将被彻底扭转！

中医宜定位在民间

中医药的正确发展方向，就是应当“藏医于民”，让中医在民间自由发展，让个体中医诊所遍地开花，让民间中医成为中医业的主流。中医药的历史就是这样走过来的。

目前中医在国内的现状是发展迟缓，人才匮乏，医疗阵地萎缩，明显“西化”，缺少话语权，在科学主义的强势挤压下已有被边缘化之势。因此中医亟待复兴，回归它应有的地位。中医要发展，必须要有全体中国公民的重视和参与。要振兴，首先就要从宣传上抓起，提高人们对中医的正确了解和认识。诚然，目前我国医学的确“有两个主流”：中医和西医。然而事实却是中医算不上主流，它已经被大规模地、普遍地“结合”了。它仅散落和散存在民间，或者是居于医院的一隅，居于附属或配角的地位。全国都没有几个真正的、名副其实的中医院。这能称得上是“主流”吗？

看来，总想用现代科学理论来转化中医理论的是大有人在，而且其能量和影响不可小觑。他们盼望着要建立一

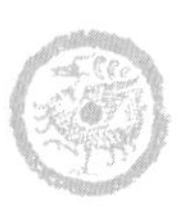

种“新医学”，寄希望于“中西医在理论上的统一”。他们对“中西医理论不可通约”仍持批判的态度。所谓“科学破解中医理论”，这只是一个虚妄的想法，是不可能实现的。

民间中医是一股强大的、自发的发展中医的力量。如果政策能放开，一个中医就可建立起一个中医诊所，一百个中医就能建100个中医诊所。推而广之……，如果把他们的力量汇聚起来将是多么大啊，将能治多少病人啊！而且他们不要国家一分钱的财政补助。

1981年11月，任应秋、路志正、方药中、焦树德等老专家曾向中央建议把中医药管理工作从卫生部门分离出来（参照“国家文物局”从文化和旅游部分离出来的方法），成立“中医药总局”，直接隶属国务院领导；又还建议“明确中医医院、中医学院、中医研究单位今后的方向是‘纯中医’，是为‘纯中医’服务的。”遗憾的是，这两条建议都没有实现。

诚然，“未来的中医风光无限”，但现阶段的中医在国内尚居于附属或配角的地位。要说“以我为主”，但现阶段中医连“自主”都未曾做到，更不要说“我主人随”。目前，中医队伍已经严重分流，大部分成了所谓“结合”医，只有少数幸存的纯中医和民间中医还在艰难的环境中前行。学院派中医主政，民间中医很难发展。中西医结合派实际上是在不自觉地帮助西医改造中医，从而削弱了中医的力量。

中国当前太需要发展数以万计的、小型的和民办的、不需要国家投资一分钱而又能让群众看得起病，且能深入街道

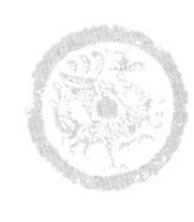

社区乃至于穷乡僻壤的个体中医诊所。仅有目前区区三千多个公立中医院是远远不够的，何况它们绝大多数都已经被“中西医结合”了，单纯或主要采用中医药方法治病的比例并不高，中医“西化”现象已越来越严重。

我认为，应当重视个体中医诊所在医卫事业中所能发挥的重要作用。看一看它们在国外是如何发展得红红火火的。比如“瑞士中医尽管刚刚兴起，但也已有了三四百家诊所”，而且“所有的诊所都是盈利的”。然而我们的公立中医院却要依靠国家的财政补助，还觉得有些艰难。这不已很说明问题了吗？据报道，澳大利亚已成为第一个以立法方式承认中医合法地位的西方国家。从 2012 年 7 月 1 日起，澳对中医、中药师进行全国注册管理。目前在澳大利亚有大约 5000 家中医及针灸诊所。不知我们国内的个体中医诊所有多少，我还未见到一个正式公布的数字。

实际上，历来对中医最大的扶持来自民间，民间有一股强大的、自发的发展和扶持中医的力量。如历代浩如烟海的中医书籍的刊刻与传播，都来自民间的资助和自发行动，只有很小一部分才是政府组织发行的。

一位学者曾指出：“医疗是一个垄断行业，现在基本上是‘国家垄断’。”因此说，民间中医问题，实际上是要打破这个医疗垄断的问题。医改之所以没有成功，就在于没有打破这种垄断。因为它牵涉到一些人的核心利益。浙江省政府前年出台《促进民营医疗机构加快发展的意见》，积极稳妥地将部分公立医院转制为民营医疗机构，适度减少公立医疗机构数量，降低公立医院比重。（见 2013 年 10 月 9 日《健康报》）我认为，这是一个可喜的现象，是向正确方向迈出的第一步。医疗改革的核心问题，是要打破公立医院的垄断地位。本月初，国务院常务会议提出要结合医疗体制改革，进一步推进和真心实意扶持社会办医，并部署了五大举措。我认为，医改的破冰之旅已经启动，虽然动作还不是很大，但这个大方向还是正确的。

中医需要什么样子的“鞋”？

——《莫让中医“削足适履”》读后

《莫让中医“削足适履”》一文（载2014年6月16日中国中医药报）中说：“只有为中医量身打造合脚的‘鞋’，中医的脚步才能跟得上时代，千万别让所谓‘科学’束缚了中医的发展。”

我完全同意作者的此一说法。但是我又想，中医需要什么样的“鞋”呢？什么样的“鞋”才合中医的脚呢？谁来“打造”这个“鞋”呢？这个“鞋”的具体含义是指什么？

下面，我们不妨先来议一议这篇文章中提到的几个问题。

1. 关于“中医不科学”的帽子很难摘掉

我认为，这不是“摘掉”与否的问题，而是应该在中医界内部开展一场关于中医本质的大讨论。让所有的中医人及管理者都明白，中医的本质究竟是什么，它与科学有何不同，二者有何关系，它们是否各成体系？不然，大家都会仍然如堕五里雾中，仍被“科学”的光环所笼罩，所迷惑。

2. 在现实中，科学化中医变成了中医西化

既然如此，我们是否还要继续让中医“科学化”下去，

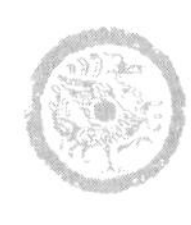

即继续“西化”下去呢？答案应当是否定的。刘长林先生曾说：“世上没有万能的方法，一切科学方法都有相对性和局限性。”这表现在中医学上尤其如此。

3. 由于投入高，回报低，好多医院只好选择放弃使用院内制剂

我认为，不是“投入高，回报低”的问题，而是根本没有必要那样做（即经过动物实验、药毒药理多项验证），中药院内制剂根本不应再经过什么审批。再由西医来管中医，只能管得你憋气，管得你衰退，管得你不死不活。现在的中医就是不自主地活着。

4. 关于“用西医的理论和方法解释中医，中医永远说不清，道不明……如果用现代科学改造中医，反而害了中医。”

然而，目前我们国内的一些人，包括一部分中医临床、教育、科研及其管理者，却坚持要这样做。虽然其精神可嘉，但方向不对。他们是想用所谓“科学性”来证明或说话，而不是根据“有效性”来说话。中医是否有效，只有亲自接受过它的人知道，他们才最有发言权。如果硬要坚持用“科学”来衡量中医，检验中医，就必然使中医走上“科学化”的歧途，从而害了中医，毁了中医。那种用“循证医学研究获得国际高度认可”的方法和步子也是不可取的。因为它仍然是用所谓科学的标准来验证中医，最终只能使之西化而变质。

目前还真有点“墙内开花墙外香”的样子。你看国外在发展纯中医，而国内却在搞科学化中医，有人甚至提出要创建什么“新医学”，要“建构新的中医理论体系”等。其

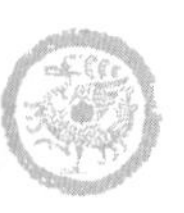

实那都是一些很不量力的妄语。国外的中医们已经在向国内的中医们叫板，要比试一下中医的真本事，形成了一种“倒逼”的态势。不知中医药的管理者们作何思考。

总之，如果说中医还真穿有什么“鞋”的话，那就是有关于它的各项政策法规。以往在这方面的确还存在许多问题，无论是医、教、研及中药的诸多方面皆有若干不尽如人意之处。譬如一贯的由西医领导中医，用行政手段在中医领域普遍推行中西医结合，中医执业医师考试必考西医内容，取消中医自学考试，人为地设定所谓盈利性与非营利性医疗机构等，这些无疑都对中医自由、自主地发展起到了限制作用。难怪邓铁涛教授呼吁要解放中医。所谓“解放”，我的理解就是不要拿那么多“小鞋”给中医穿，——穿着它，中医的步子就必然沉重而艰难，还谈何发展！历史上中医自有其固有的发展规律，比如个性化治疗，个体化行医，医药不分家，师徒传承，读经典，多临床，早临床，执简驭繁，等等。这些都是我们应当保持和发扬的。

时至今日，仍然有人坚持要为中医穿上“科学”的鞋，把中医箍死，这真是大错特错！

科学的篮子装不下中医！

第 83 个国医节来临前的思考

第 83 个国医节即将来临，然而中医在国内的发展依然未走上坦途，依然面临诸多艰难与困惑。比如在医疗领域，中医仍居于弱小的附属或从属的地位，《中医药法》酝酿了

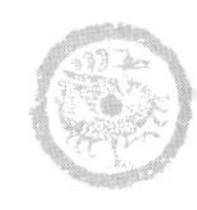

近三十年而尚未出台，出台后的前景也令人担忧，中医仍未能自主。

八十三年前，中医前辈曾为反对取消中医的法案而奔走与抗争，取得过一些胜利；但八十三年后的今天，中医面临的形势依然严峻。它面对的首先是“科学主义”的强势挤压与挑战，是被“科学化”的异化与改造，是中医队伍中一部分人的“弃中从西”而甘愿自我从属，即有许许多多的中医人现在并不“姓中”，中医院也并不“姓中”，这种情形还不可怕吗？

几十年来中医界最大的损失是：有着优秀历史传统和保持着中医特色的纯中医，被一大批所谓的“中西医结合”医所取代，以个体化行医为主的中医诊所被集体化的中医院所取代，从而使中医黯然失色。

中医现在虽然走在回归的路上，但是走得很慢很慢，显得动力不足，措施不力，羁绊甚多，阻力仍大。

国医节，还有多少中医人会牢记这个节日的来由及其光荣传统而自觉地担当起维护和振兴中医的大任呢？

也谈反中医思潮与事件

反中医思潮和事件已经经历了百年，直到今天仍然时有显露。即是说，对中医持怀疑和否定态度的人现在依然有，所谓“反中医人士”就是其中一小部分，但也并非个别。他们还得到一些人的附和与支持。搜索百度，在某社区就可见到不少这样的文章，甚至还有以“反中医为己任”作为网

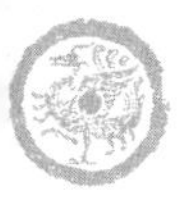

名的。那么，我们究竟应当怎样来看待和对待它呢？是仅仅说一通“发展中医不容任何置疑”的大道理就行吗？

我个人认为，问题不是“容”或“不容”质疑与争论那么简单，质疑与争论是一直都客观存在的，关键是应采取何种办法与措施去消弭它。这种置疑绝大多数还是属于认识上的问题，应当说服，也允许争论，更要加大对中医本质、特色和优势的宣传与推介。只有明了了中医的本质、特色和优势，置疑的人才会越来越少，有的甚至可能会转变成为中医的拥趸或粉丝。

光说大道理，作用还是有限的。

反中医不仅有其历史文化缘由，不可否认的在今天还有它的社会缘由，即社会环境的因素。因为文化从来都是与社会密切联系在一起的，没有脱离了社会环境的所谓历史文化。当然，这背后也不排除有某些大资本利益集团的阴谋。

疗效是中医存在的理由，但不是唯一的理由。中医还是一个中国人传统的生活方式与态度。一个土生土长的、原生态的、没有被科学主义侵蚀的中国人，必定是信中医，用中医，挺中医的。只有被西方科学洗脑、崇洋媚外、抛弃中华传统文化、忘掉祖先伟大发明和智慧的人，才会反中医。可以说，中医能生存至今，靠的不仅是疗效，还靠的是从祖先遗传下来的一种信仰和精神力量。这种信仰深入骨髓和血液，根深蒂固，牢不可破，是民族之魂延续了中医的千年传承。所以我说中医是效法自然的道，而法自然是没有穷尽的，因而这个“道”就显得无限的大和遥远。中医的生命力盖在于此。

科学是什么？科学不等于有效，也不等于真理。我们

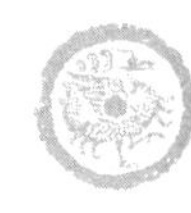

说，在治病问题上，“有疗效就是硬道理”，不是“科学就是硬道理”。科学在对待人类生命和疾病的问题上，还是一个刚刚启蒙入学的小学生，认识还很肤浅。因此，不能用它来衡量中医，评判中医。“非科学”也好，“伪科学”也好，都是拿科学为标准来衡量和评判中医，这本身就是错误的。

我曾经写过一篇文章，题为《中医学的本质绝不是科学》，发表在《国医论坛》2010 年第 4 期。但直到今天它仍然是中医学界的非主流观点，仍然不为大多数人所认同和接受。我在这篇文章中说：“在医学界依然为西方中心主义所支配的今天，中医学界不应当自我从属，硬要把自己归属于‘科学’的范畴中去，不能走西医实体化、技术化（机器化）和科层化（高度细化）的所谓‘科学范式’的道路。”今天，中医之所以被西化，之所以在一定程度上陷于发展的困境，正是由于犯了这样的错误——即用科学来改造中医，异化中医。如果把中医定位或归类于科学，则始终是未明确中医学的本质，是对中医学的误读。中医不是要“控制生命活动”，也不是要“改造生物界”，“控制”和“改造”都离中医的本质甚远。

如果硬要把中医归入到“科学”的范畴中去，那是说服不了那些反中医人士的。正确的态度应当是勇敢地、旗帜鲜明地、实事求是地承认并宣称中医不是现代意义上的科学（正如钱学森教授所说），但中医仍有存在的价值，它对人类健康的促进作用和治病的疗效是肯定的与不可替代的。当前科学本身的高度尚不足以理解中医的内涵。因此把中医当作一种科学来发展就发展不起来，也发展不好。只有把它当作一种生活方式和态度来对待，这种方式与态度，就是“致

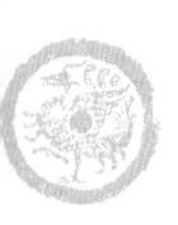

中和”，就是无太过与不及，就是中庸，就是顺其自然。它不是取代，不是杀灭，不是征服，不是越俎代庖，不是形而下者的器，不是分解了又分解，不是拆卸后又组装，不是千方百计地去“确诊”出一个所谓的病名，不是用人类科技压制、对抗疾病，它的治病观是基于人体自身有强大的调节能力和自愈能力，医药不过是起一定的辅助作用，唯其顺而已。

反中医的人士之所以反中医，是因为他们崇拜科学，迷信科学，唯科学之马首是瞻，把中医放在了科学的对立面。但他们不知道，“正是其（作者注：指中医）与西医和现代科技具有本质的不同，才为人类提供了另外一种解决自身健康的有效途径”。而且这种途径和方法，就实实在在地融化在人们的日常生活中。比如《内经》所谓的“饮食自倍，肠胃乃伤”；“二阳之病发心脾”；“志闲而少欲，心安而不惧，形劳而不倦”等。

既然宪法明确规定了“发展传统医药”，我认为这就是已经把发展中医药提高到了国家发展战略的高度。至于有文章说“如果要讨论也只能仅限于讨论如何将中医药事业发展得更好”，这个话固然说得不错，但面对这样一些对中医持怀疑和否定态度的人，还有那些已经用言行来反中医的人，我们还是应当做一些启发和说服的工作，包括批判他们的一些糊涂认识和错误的观点，以使他们转变对中医的错误认识与态度。当前尤其需要讨论如何制定出一套适合于中医药事业发展的政策和法律，比如《中医药法》，这是需要全体中医药人士参与讨论的。此外还应该做一些实实在在挽救中医的实事，比如尽快把已经濒于灭绝的中医外科、中医骨科恢

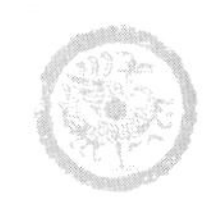

复起来，因为广大民众需要它。

目前国内的中医药资源并未得到充分发掘和充分发挥出其效用。虽然我国中医药事业资源总量“保持持续增长”，但西医强中医弱，西主中从，西医领导中医，中医被西化的大局面并没有得到根本改变，因而完全谈不上“中医药和西医药协调发展”，也谈不上“并重”。所以，解决问题的关键还是在于医疗卫生体制的彻底改革。

反中医思潮与事件使我们反思：中医学的本质究竟是什么？它是否就是“科学”？中医只有定位于“科学”，才能发展吗？

只要我们没有弄清中医学的本质，我们在与反中医人士的辩论中，就始终有一个经不起别人攻击的软肋。

历史会记住这一天

2014年1月19日，一群人在上海召开了“上海第一届反中医大会”。

从网上搜索到的照片看，会场的上方挂着一条红底白字的横幅，上面写着这样几个大字：“爱生命，反中医；信科学，去愚昧”。这大概就是大会的主题或中心思想——把中医看成了生命的祸害或对立面，要人们反对它，远离它。

这次会议不知是由何人发起，简直令人吃惊：目前有一部分人对中医暂时还不理解、不信任甚至持否定的态度，这也不足为奇——但像这样以公开的方式召开大会来反中医的，确属特例。因为它已旗帜鲜明地亮出了“反中医”的大

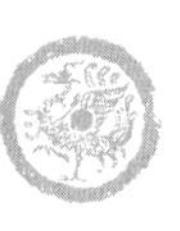

旗，似乎发出了号召，又有似当年张功耀在网上发起的要求中医退出国家医疗体制的签名活动之再一次沉渣泛起。这就不能不引起我们全体中医人的警惕和警醒。

我搜索了一下关于这件事在网上部分网民的回帖，其中既有人支持，也有人反对。

支持的如：①反的好，我支持！②支持废医验药。③以前中医大抵只是无意的骗子，现在可是有意的骗子了啊！……随着工作时间的延长，他们内心比谁都清楚中医就是一个大忽悠。

反对的如：①反对中医？这不是反对祖先的智慧结晶吗？②一群数典忘祖的人。③脑残没有治了。要反对假医、庸医和没医德的医生。片面地反中医的都是脑残！④我就不说小时候的股骨头坏死都是中医治好的，西医让我开刀，最好的结果就是坐轮椅一辈子。果断选了中医，5 年以后完全治愈了。一辈子不黑中医。

从以上回帖中可以看出，在现代的中国，支持中医、信任中医与反对中医的都大有人在，而且有时候还争论得相当激烈，各不服气。在网上像这样争论的帖子还真不少。这说明，中医依然面临着两种文化和哲学思想的斗争，以及并不那么顺利的发展环境。余云岫取消中医的主张之流毒和影响依然存在，中医要想真正复兴、上升为中国的主流医学，还有很长的一段路要走，路上还有许多干扰和阻力。

历史将会记住这一天：2014 年 1 月 19 日，一群人在上海召开了“上海第一届反中医大会”。这是一个有标志性的事件，说明反中医人在行动。

不知这一群人是些什么人，他们为什么对中医那么反感

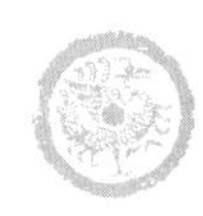

和厌恶并诉诸行动来反对它。也许他们是中了科学主义的毒而且中得太深罢！

然而，“青山遮不住，毕竟东流去”。这个大会最多只不过是一场闹剧或鼓噪而已，在汹涌澎湃的中医发展大潮面前，它甚至激不起一朵小小的浪花。任何以所谓“科学”的名义来反中医和贬损中医的人，都将被历史所唾弃。

不信东风唤不回

——中医的正道是什么？

中医的正道是什么？是中西医结合吗？是循证医学，或组分医学，或精准医学，或所谓整合医学吗？

中医应走出自己的百年困惑，现在已经走出来了吗？

是什么导致中医药不“守正”、难“守正”，即偏离了正道？

是什么导致中医院不“姓中”？

是什么导致中医药不能自主？

是什么导致中医被西医领导、管制并改造？

是什么导致“西主中从”“西强中弱”以及“名中实西”？

如今，中医西化已经到了使中医衰落、萎缩得后继乏人、学术退化且疗效降低的地步。——拿什么来拯救你，我可爱而又屡经磨难、屈辱的中医？

中医药振兴且发扬光大、扬眉吐气的春天真的来到了吗？

呜呼！邓铁涛老人所感叹并自嘲之中医“一代完人”！

呜呼！中医何以谢贾谦？

杜鹃夜半犹啼血，不信东风唤不回！

这些年来，医卫管理部门制定的关于医疗卫生事业的法律、法规可谓多矣（就以近日刚刚举行的全国执业药师资格考试的试题内容为例），然而存在的种种实际问题都得到了有效的解决吗？比如看病难、看病贵；比如因病致贫、因病返贫；比如医患关系紧张；比如被停止实行了多年的中医自学考试，比如大型的三甲医院门前人如潮涌，而基层医疗单位却门庭冷落、病人稀少，等等。

既然说“中医药发展基础和人才建设还比较薄弱”，那为何不广开中医自学考试这一条人才之源呢？——是不为也，非不能也！既然说中医药是“健康医学”，但又有什么“非医疗”［如“中医养生保健服务（非医疗）”］，岂不矛盾？还有什么“中医药循证医学”，它也是“中医药在疾病治疗中的优势”吗？我搞不懂。

中医药的自身发展规律是什么？我认为，至少要看到以下几点：

1. 不是拜倒在所谓“科学”的旗帜下，唯科学之马首是瞻，以科学为标准来作检验；不是离开了西医就手足无措，就不能诊断和治疗疾病，就没有了自信。

2. 师徒传承，以自学为主，或是家传，虽然没有统一的教材，但大多能重视经典著作及临床实习，其学术水平和风格各异，形成百花齐放的局面。

3. 医与药不分家，为医者必须识药甚至备药，乃至自己采药、制药，自备自用，以保证药材的质量，避免假冒伪

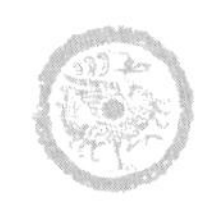

劣；所以应建立更多的个体中医诊所，他们不要国家一分钱的投资，不需要医院来养活。

4. 个体自由开业行医，不是建立什么大医院，也用不着许多检查设备或仪器，执简驭繁，以最低的成本解决复杂的疾病问题，根本不存在因病致贫；他们凭疗效取得病人的信任，凭真本事吃饭，靠口碑生存而不是靠什么头衔、职称；临床实践就是对他们最好的考试。

5. 中医首重医德，以精诚之心直面患者，医患关系融洽，随时奔走在行医的路上。因此，“悬壶济世”“杏林春暖”等就是对他们的写照。

总之，中医西化绝不是中医的正道。遏止中医西化是当务之急！

难道说：中医的正道就是让全国出现更多的中西医结合的医生及其医院吗？就是让中西医结合像现在这样成为中医的主流或主力军吗？就是在中医的刊物上大量刊登“实验研究、动物模型、还原分析、客观标准、定量数据”，从而“用西方的语言胡乱消灭和模糊中医的信息”吗？就是把这些作为中医科研的重点和主要内容吗？就是要重写《本草纲目》或者用所谓现代科学的语言“重构”中医基础理论吗？

中医西化的力量是如此之强，趋势是如此的难以逆转，而我们的一些中医人，却不思警觉，认识模糊，不能坚守中医的“魂”，不能坚守中医的“道”，而向所谓“科学”投降，甘愿自我从属于西医，甘当西医的配角，或“弃中投西”而随波逐流。

看来，中医要真正振兴和走上正道，还有很长的路要走！

中医发展问题50问

有人在网上说："中医快要亡矣，中医已成绝学！"

情形真的如此吗？我个人从事中医工作有年，认为有必要对此谈一点个人的看法，供大家思考与探讨。

有人曾发表过的一篇论文《变亦变，不变亦变》中说："目前肩负我国民众医疗保健的主力是西医而不是中医。造成这种局面的根本原因是中医学术本身的落后而不是其他。"你是否同意他这个说法？很难设想，一个"落后"的中医竟然在全世界130多个国家和地区中传播并受到越来越多的欢迎，出现了墙内开花墙外香的局面，岂非笑话！

有人说，现代医学如此发达，有无中医已经是无关紧要了。果其然乎？为什么"越来越西医西药化的中国医院"却"越来越不能满足中国现代化发展的人民群众的基本需求"？

有人说："中医院如果没有西医检查设备，老靠号号脉卖点中药能生存下去吗？"但是，我要问：中医几千年不就是这样走过来的吗？中医必须首先创造价值，或者说首先必须赚钱才能生存吗？才有存在和发展的必要吗？中医外科目前在医院中已经消失了，中医骨科也在逐渐淡出或消失，是因为赚不到钱或赚钱少吗？

有人说："现在是西医在朝，中医在野。"你认为这个话是否说得有些道理？不然为什么几乎在所有的医院里，都是西医药人员和科室大大地多于中医呢？一些中医院校的主要领导也是西医院校毕业的。中医药现在已经是一种"补充"

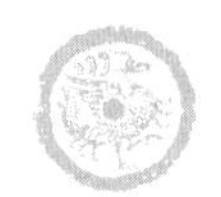

了，已经是非主流医学了，已经是偏居一隅了，然而幸运的是它现在还保留在国家医疗体制内，没有被打入另册。张功耀等人现在就是想掀起一场将它打入另册的运动，但可惜，从之者盖寡，民心不服，众怒难犯，奈何！

目前我国的中医师不是多了，而是少了。但为什么却会出现中医学生比西医学生更难于就业，并且多数改行呢？现在的问题是重西轻中，中西医二者并没有被“并重”，难道说，张功耀还要想站出来落井下石，必欲将中医驱除出国家医疗体制而后快吗？

医疗改革之所以失败或不成功，讨论来讨论去却始终未拿出一个可行的好方案，问题的症结在哪里？看病贵，究竟贵在何处？看病难，究竟难在何处？民众对医药费之昂贵而难以承受的反响意见之大，在历史上从来没有今天这么强烈和突出，这是为什么？如果把目前中西医二者的现状做一全面的对比，就可明白。

目前，相当多的中医大学生毕业后难于进入医院从事中医临床工作，有的只好继续留校考研，或改行另谋他职，连一些中医院本身都不支持中医的发展壮大，而宁愿聘用西医，采用西医的方法和西药治病，试问这又是何故？英国招收中医师的广告已在《中医杂志》上刊登过多次，这不是说明中医是“墙内开花墙外香”吗？

有人主张尽快用现代医学理论阐明中医药理论的科学内涵，早日实现中医理论的现代化。试问：这做得到吗？它能够阐明吗？许多疾病的原理，它连自己都还闹不清楚，又怎么能去阐明？这不是让糊涂僧去判葫芦案吗？

用现代医学实验室检查及制造动物模型的方法来研究中

医的某种病证（如小儿支气管哮喘），究竟于中医有多大实用价值呢？它与中医临床基础实际上相去甚远，如果把这种研究也称作是“中医临床基础研究”（如某中医药大学学报上就是这样刊登的）的话，是不是有些错位了？传统中医药的特色在当今的一些中医药期刊上越来越淡化，甚至有些模糊，中医与中医西化内容的文章比例，已经越来越明显地主次颠倒。当前中医生命力削弱之虞在哪里？是否在于其学术失真与异化？中医科研的切入点是什么？是研究中药如何作为西药的辅助药，以纠正或减少其毒副作用吗？中医形态学是否需要重建？为什么在我们的某些中医期刊上经常出现一些貌似讨论中医学而实际却与中医学基本原理不大相干的文字？图表、数字、化学符号及药物成分、百分比、动物实验、T 细胞、统计学等内容有时充斥全刊。某中医大学的学报竟然不以刊登传统的中医理论及临床方面的文章为主，不引导学生围绕中医教材和中医经典著作深入探讨，这样的办刊方向是正确的吗？这样的文章有多少中医师阅读并能读懂？又能对中医学的发展和提高起多大作用呢？不能让“用西方的术语胡乱消灭和模糊中医的信息”的做法再延续下去了！

有人说：“中医要想生存下去，必须向微观发展。”比如某某“证候到底缺少了什么物质，微观病理到底发生了什么变化……，把这些证候、物质量化”。但是这样做的结果，不是把中医西化了吗？当用还原分析方法把生命分解到基因，分解到蛋白质的时候，我们对生命现象的认识就已经很透彻很清楚了吗？那为什么对许多疾病的应对措施和治疗仍然不够理想呢？中医学虽然是从整体上看待疾病，有些模糊，缺少精确，但是否它对健康与疾病的认识就不能触及其本质呢？

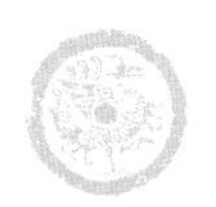

为什么古老的中医可以治愈许多现代医学无法治愈的疾病？为什么有的人总喜欢用“现代”一词否定“传统”？现代的东西就一定是百分之百的正确、完美或科学的吗？现代医学中就没有错误吗？

中医经典著作是否就应当抛开或抛弃？中医理论非得要“突破”吗？中医研究历来就十分重视临床，只是在现代在一定程度上受到了人为的干扰。中医药大学培养的硕士或博士研究生中的许多人，好像更热衷于在实验室中做动物实验和各种化学成分的检测分析。这种“借用了大量的现代研究方法和手段并获得一定成果”的研究，未必是真正意义上的中医学研究，或许它离开中医学的本来面目越来越远。难道我们需要的就是这样一种“突破”吗？现在的问题是：有些人就是想抛开古人的规矩，想当然地来画一些所谓的圆。中医科学院的一位教授说，他的研究生竟然不能看懂《本草纲目》的“序”，请问：这样的研究生水平是否差了一点？

医学的发展，至今仍然可以说尚处在较低级的水平和阶段，对许多疾病还是知其然而不知其所以然，甚至有的还不知其然。包括现代医学也有许多未知的东西，还有许多属于揣测的地方。如果说中医学能够自圆其说，又有什么值得过多指责的？归根到底，无论能否自圆其说，最重要的还是看其能否接受临床实践的检验。

你是否认为，“对于医学，过去、现在和将来的根本标准只有一个，就是有疗效、能治病、保全真，不致残、无毒副作用”？中医学的历史证明，它是否与这样一个标准比较接近和吻合呢？难道它还需要另外一个什么标准来衡量和检验吗？

有人说：“中西医结合便是使中医变相地西化。”你认

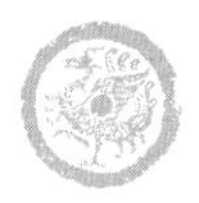

为呢？邓铁涛教授说："中西医结合自1958年到现在，到底出现了几位高明的理论家呢？……如果不能走自己的路，只套用西医之模式，则所培养的是中医的功臣还是中医药学的掘墓人，未可知也。"现在看来，有些事情证明邓老所说的话是不幸而言中了。

中医和西医到底有什么不同？我们可否把中医知识作为科普宣传的重要内容编入中小学教材，或在媒体上加强宣传，让更多的人了解呢？国家在扶持和发展中医药方面是否还做得不够，还没有做到使绝大多数中国人了解中医、认识中医，相信中医，走近中医？我们是否还没有真正认识到这个中华民族文化中的瑰宝的价值？2003年的非典灾难，中医药得以局部地闪亮登场，以其卓越的疗效，极低的死亡率和无后遗症的优势，赢得世界的瞩目与评价。但就是这样一个让世人深入了解中医药的大好机会，为什么却让它白白丢掉？岂不可惜！我们的宣传部门，卫生部门，中医药管理部门，为什么会坐失良机呢？这本来是多么有说服力的一个例证呵！

据说泰国官方拟制定法规，激励国人更多地采用草药，而我国是否也应采取一些类似的措施呢？建国50多年了，为什么我国还没有一部正式的"传统医药法"？

据说，我国天然药物仅占世界天然药物市场的3%～5%，中药出口额不到国际中草药市场的10%，这与我国天然药物大国的地位极不相称，与中医药发源地的地位极不相称。据统计，到2005年11月底，当年我国中草药出口总额为7.34亿美元，而在2003年我国进口的"洋中药"就达26亿美元，这是为什么？

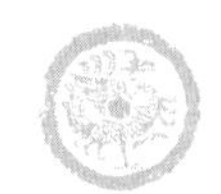

为了能打入国际市场，在开发新药时处处向西方标准看齐，把中药提取分离得越来越纯，这样做是否离中医治病的本质越来越远？中医药治病是靠什么成分吗？这样以扭曲中药的特性为代价去服从外国人的“标准”换取西方人的准入，值得吗？单单把中药的质量标准订得再精确，再纯净，是否就一定能与疗效挂钩？

近年来，为什么中药在国外引起风波的报道时有所闻？（据报道木通在西欧国家引起肾毒性而受到抵制；黄连、黄柏在新加坡引致新生儿溶血性黄疸；小柴胡汤在日本引起间质性肺炎等）这难道是中药本身的错吗？非也！不就是因为它脱离了中医理论的指导吗？须知中药离开了中医理论来应用，就不是真正意义上的中药了。不见其证，而用其方与药，当然会带来毒副作用。前辈医家王孟英早就说过：“用得其宜，硝黄可称补剂；苟犯其忌，参术不异砒硇。故不可舍病之虚实寒热而不论，徒执药性之纯杂以分良毒也。”

“人是大自然演化的产物，是宇宙全息的缩影，生命的奥秘原本就是宇宙的奥秘。”中医学正是基于这种认识来研究人体，研究健康与疾病，因而它必然是一门博大精深的学问，它就自然地带有模糊性和所谓“玄”的特征。但这“模糊”和“玄”中就含有“道”，就含有对人体健康与疾病客观规律的正确认识。如果它一点都不模糊，一点都不玄，一点都能精确计量得分毫不差，那倒才真是一门奇怪的、不知是不是“伪科学”的东西了。《老子》说，“道”（又名曰“大”）常常隐藏在我们的视野之外（即“大曰逝”）。“有物混成，先天地生，寂兮寥兮……”

把中医学当成“伪科学”来批驳、来攻击的是些什么

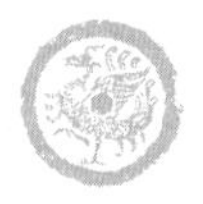

人？其中有没有一些所谓的知名学者、专家、教授，乃至于院士？为什么他们也骂中医陈旧、落后、不科学、不如西医，非革掉性命不可，非现代化不可？

如果我们不是主动地套用西医药的标准和管理办法对待中医学，不是力争与 FDA 接轨而是按照中医药自身规律特点和具体国情制订方针政策，主动地推广中华中医药这个大品牌，不是片面地强调中药出口创汇，会造成今天这样自己扼杀自己的局面吗？

你是否认识到，中医药是当今“中国经济成分中最具特点潜能，最有发展前景的战略性产业”？你是否认为应当“对中医药实行类似‘特区’的政策和求真务实的管理办法，真正保护中医药这一优秀民族文化，真正解放中医这一先进的生产力，切实地促进中药成果转化成现实生产力”？我们是否具有这种宏大气魄与战略性眼光？

我们的中医教育是否已经严重“西化”，办得半中半西，或亦中亦西，因而办得并不太成功？是到了应该大力改革的时候了。而且我认为，培养中医学徒不应当仅走大学教育这一条路，也不应当一定等到 18 岁高中毕业以后，而是可以提前（比如 15 岁初中毕业）。这样对学好中医更有利。

你怎样理解邓铁涛教授所提倡的在临床上“以中医理论为指导，能中不西，先中后西，中西并用”？以及他对于“中西医并举”所说的“真正做到并举，重点应大力向中医方向倾斜”？即“矫枉”是否应当“过正”？

西药是不断更新换代的，但是中药从来没有淘汰之说，有的已经延续使用了数百年甚至上千年。《伤寒杂病论》上的中药不是至今还在有效地使用吗？（距今已约 1800 年）为

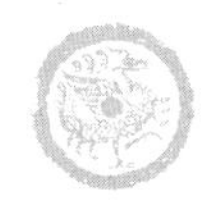

什么中药没有被淘汰呢？为什么西药的毒副作用、产生的抗药性和药源性疾病明显地高于中药呢？

我国中医药要实现快速、强势化发展，应该也必须重视农村市场的开发。但是，据对某地农村的调查，人们在生病时选择中药治疗的仅为35%（其中，中成药是26%，汤剂是9%），尤其是大部分青少年更远离了中医中药。从全国来看，中医药占医疗服务市场还不足30%。我认为，如果选用中药汤剂治病的比例越小，则中医辨证施治的特色和优势就越不能充分显示和发挥出来，其疗效也必然受到影响。但是许多人至今还没有清楚地认识到这一点。我们是否应当加大一点宣传和引导的力度呢？

有学者说得好："现代医学越发达，就越是容易显示其变态与畸形的一面！能克隆人又怎样？说不定有一天某位科学家心血来潮，将人和动物的基因混在一起，真的造出一个'人头马'来！能将猪的心脏移植于人体又怎样？这项'人面兽心'的成就难道不是一种讽刺？"而中医学则始终坚持自己的原则："化不可代，时不可违。"

张功耀说：中医的死亡是必然的，它已经"行将就木"了。而我则要说：中医虽然古老，但却又很年轻。中医药文化是有"道"的文化，"道"法自然。以阴阳为总纲进行辨证论治的中医学，无疑是符合天地之道的。天地永存，可以长久。符合天地之道的中医学岂能夭折？延续了五千年，"寿人功德自绵绵"的中医学术，岂能不"万岁"吗？

总之，中医药即将要大振兴、大发展的曙光已经初露出地平线了，让我们展开双臂去迎接它吧！

（本方发表在《亚太传统医药》2006年第12期，有删改。）

第五部分

坐堂医日记精选

日记1　　（1997年5月28日，晴）

取得《行医证》

上午我去卫生局，领到了《个体开业行医证》及其副本，上面明确写着我的行医地址为“某某药店”，开业范围为“中医儿科、内科、妇科”。这是自我前年7月递交申请至今将近两年后，才终于获准行医。领回后，药店的主人就帮我把它装在镜框内，挂在墙壁上。

当天上午，没有病人。只是在下午4点以后才来了三位，其中一位女病员还是抱着“你是否医得好”的怀疑态度来就诊的。我诊断她患的是肝气犯胃兼有湿热瘀阻的病状。

日记2　　（1998年1月5日）

学徒漏抓一味药

上午仅诊一人，但司药的学徒谢某不细心，将方中的杏仁一味药漏抓了，而店主亦一时疏忽，没有复核到。在病人离开后，我核对了处方，才发现此失误，告诉了他们今后要注意。

日记3　　（1998年5月19日，阴间晴）

自己的病自己医

因我近来在进食后常发生胃痞痛，故在家煎服了以下中药一剂：

白　芍30g　　赤　芍20g　　蒲公英25g　　黄　连12g

夏枯草 20g　枳　壳 24g　瓜蒌仁 15g　麦　冬 20g
沙　参 30g　郁　金 20g　麦　芽 30g　鸡内金 15g
炙甘草 15g　柏子仁 15g

日记 4　（1998 年 5 月 27 日，阴间小雨）

坐堂已一年

真是无独有偶，去年的今日我开始去某某药店坐诊，当日上午天下着小雨，全天仅诊 4 人。今天上午也同样是下着小雨，全天在药店也仅只看了 4 个病。看来，坐堂已一年了，但我的病人还是没有什么增加，平均每天大约有 5 人。这一年来共应诊 1746 人次。

日记 5　（1998 年 8 月 21 日）

变质的葡萄酒

今晚半夜时分，我突然发生急病：上吐下泻，胃腹中不时窜痛甚剧，大约呕、泻了七八次，所吐为当晚所食馒头及蛋花、清水所泻稀黄便及清水，且全身直冒虚汗，根本不能入睡，折腾了几个钟头。我估计是晚餐吃了不洁的食物，主要是一小杯已变质的葡萄酒。此酒放置已有大半年，是原先开瓶后剩下的（我以为不会坏），加之瓶盖未盖严，瓶颈周围有霉迹，我也并没有把瓶口内擦拭干净。

此病来势甚猛，挥霍缭乱，相当于中医所谓的“霍乱症”。次晨我甚感无力且心衰，有一人来看病，我只得谢绝了，让他次日再来。当天我几乎是卧床一整天，上午十时许

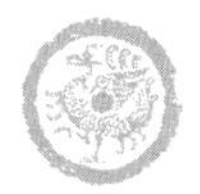

才勉强支撑起来熬服以下几味中药：

黄　连 10g　　广　香 20g　　白　芍 25g　　泡　参 15g

玄　胡 10g　　炙甘草 15g

日记 6　　（1999 年 4 月 30 日）

又来了一个要求你诊脉说病者

病人罗某，女，她这次来的目的就是要我为她诊脉后说病，而又不告诉我她自己的病情，最后她以一种不信任的态度离开，当然也未要我开处方。这样的病员，差不多每几个月就会遇到一两个。虽然不是很多，但这也说明，在一些人的头脑中存在着一些误解，以为中医仅凭脉就能认识和诊断所有的疾病，并以此来考验医生。其实哪有那么简单，哪有那么神。中医的四诊，望、闻、问、切，各有所用，不可或缺。

日记 7　　（1999 年 7 月 30 日）

医药之间要配合

药店主人欲聘一老中医刘某来坐诊，但他不是本地人，苦无此地卫生局颁发的个体行医证，故只好作罢。刘某与我交谈时说，他很重视医与药之间的配合，哪怕你医生“绞尽脑汁”开出的处方，如果药材质量差，或剂量未称准，或抓少了，或抓错了一两味，都会影响疗效。但病人却不认为是司药方面的问题，而认为是你医生的医术不高所致。

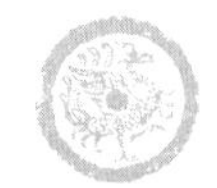

日记 8　　（1999 年 7 月 31 日）

中药、西药试比较

上午，有函大同学李某从药店经过，见我在此坐堂，就坐下来与我摆谈了一阵。我问他目前的境况，他说仍在某区医院门诊部上班，中西医皆看，但多数时候是开的西药处方。这几年在西医方面操练得有些成绩，也治好了一些危重病。其中包括一尿毒症患者，原来需每周透析 1 至 2 次，西医已嘱其回家，不过是等死而已，后经李某用中药治疗，有明显好转，已变为一个月才透析 1 次。所以他认为，尿毒症是可以治愈的。他说，治疗处方是用真武汤合五苓散加大黄，并重用黄芪、党参，攻补兼施。

日记 9　　（1999 年 8 月 22 日）

赠我一首五言诗

前日，钟佑杰老先生（本地前中山学校校长，诗人）送我一把折扇，上面有他用隶书体撰写的一首五律诗。由于其时他是在病榻上所书，又是在中风瘫痪的情况下，所以尤其可贵，我当永久保存之。其诗曰："君悬壶济世，岂是半城医？函秘灵枢籍，囊珍道地芝。与人惟朴质，临证善多思。蒿目时艰日，良良有所为。"其后落款是："昆文医生拂暑，八十叟钟佑杰，丁卯巧日。"

日记10　　（2003年2月11日）

电视台采访我

今天，我单位的某同事以本地电视台一个特约记者的身份对我作了采访，用数码摄像机摄了像——上午在某某药店门口，下午在我家中。主要内容是报道我一个残疾人怎样以坚韧的毅力来面对人生。这是为“盐都播报”专栏制作的一个节目。

日记11　　（2003年4月5日）

为书法家黄述尧看病

下午我去珍珠寺为八旬老人黄述尧看了病。见到他满面带青，气色较差，心累气喘，舌苔厚腻且略显黑色，脉滑数。证属湿热痰浊久蕴，且风象显露。我所拟方药与在8年前为其所拟方大同小异，因病因都大体类似。（这张8年前的处方他仍然保留着，另外还有一张是3年前开的）他虽然一直在病中，但仍然未放弃书法爱好，只要能够写字，他一般都坚持写，很少间断。今天，他又送了我一副行书条幅，是近日所写王维的七言乐府诗“桃源行”。

日记12　　（2003年8月12日）

为住院小儿出诊

4天前我去某市级医院出诊的那个7个月大的小儿肖某，今天由其母亲及外公、外婆带着来复诊。4天前，他因发烧

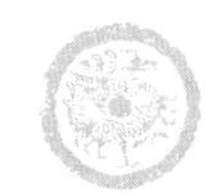

住进医院，已输液两昼夜，仍不能退烧。由于该患儿年幼，手足乱动，只能从头侧进行输液，而其血管又细，不容易进针。虽然只输了3次液，但每次都要刺好几针才能成功，已一共刺了11针。其外婆等人在旁边看着十分心疼，然后才来中药店找我去医院诊视。我诊断其为“暑温证”，据说服了中药后当晚即退了烧。于是，其外婆等人坚持要让小儿出院，甚至宁愿多出两天的住院费。

日记13　　（2003年12月26日）

复印一本旧医书

今日我在旧书摊上见到一本《中医痰病学》，很想买，但书摊主人想留着自己看，不愿意卖。我与他说了许久，提出复印一本后立即归还。他迟疑了好一阵才勉强答应。于是我马上拿到复印店去，一共花了16.40元（共计复印109页），然后将原书归还。因为此书的内容正是我目前正在研究的，我一直在酝酿写一篇“浅谈因痰生风证”的论文。

日记14　　（2004年11月15日）

治病效果不在于药价

一个60岁的农民陈某来药店看病。6天前他因口干苦、胃略胀、小便黄且痛等症来诊，已服中药一剂。目前其舌苔黄腻有所化减，解小便已不痛，但仍胀急而细，解不畅利。他一再要我给他“开好一点的药”，希望能早日治愈。我仍给他开了一张清化湿热及疏肝利尿的处方。他拿去一划药价仅为6元，于是有些不满意地把该处方签拿回来问我，说药价太便宜了，怎么能治得好，还说上一次的药价都是10元5角。我于是向他解释，治病的效果并不在于药价的多少，关键是要对症下药。这样他才勉强购药后离去。

日记15　　（2005年3月5日）

喉癌患者以笔代言

今日惊蛰，天气晴好，出了一天大太阳。

上午在药店诊治一老年男性喉癌患者（喉癌切除术后已4年多），因其口不能发音，故只能以笔代言（本人随身携带有一个小写字板），写出其病情及治疗经过。他主要是痰多且阻塞喉间，难以咯出，影响呼吸。我考虑到其病已及血，故拟方在豁痰通络的基础上还加用了活血及祛风药，如丹参、浙贝母、蝉衣、瓜蒌仁、丝瓜络等。

日记16　　（2005年5月14日）

八旬老翁患遗精

上午，我接诊了一位陈姓老翁，年龄已将满88岁，但其主诉患有遗精病症，且发生在白天。我诊其脉，左关尺滑数，按肾虚内热治之。

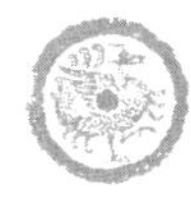

日记 17 （2005 年 8 月 18 日）

双足发烧的老人

上午一位姓张的老翁拄着拐棍来药店找我看病，虽然年已 82 岁，但头脑还是清醒的，能叙述病情和回答询问。自诉主要症状是双下肢发烧（不仅是足掌），连及阴囊，半夜也需起来用冷水洗，洗后稍好受。我凭经验知道这又是一个由于痰阻经络引起的发热，故为其拟一个有“下气开痰化热良”的经验方（出自《千金方》卷十六），另加了忍冬藤，知母、丝瓜络治之。

日记 18 （2006 年 8 月 6 日）

这种问法很忌讳

中午在回家途中，同行的某医生向我讲了一点他的看法。他说：你在给人看病时，往往第一句话就是问病人“你有什么不好?”。这种问法是很忌讳的，因为容易引起病人的不信任，认为你这个医生未动脑筋，从而对你产生怀疑，尤其是那种刚来的新病人。他还说，他们几个医生都不这样问，而是从侧面问起，或是在给人诊脉后，先给病人说出自己的认识，比如说他有湿热或其他什么的。如某医生就擅长于与病人套近乎，拉拢距离，使病人感到亲切。我认为某医生的这个建议还是有一定道理的，不妨参考。

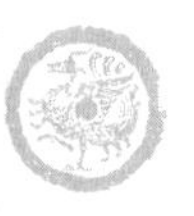

日记19 （2006年9月17日）

用其法而未必用其方

今日诊治一个未满4岁的小女孩，姓古，由其父亲及祖母带着来的。其病情是臀部有两块较大的紫斑，呈紫红色，左足背也有两块，触之则痛，稍显肿，另外还有喉间痰鸣，舌尖红，面色略青。我诊视后对其家人说：此症状可能与其近来吃了一些辛辣燥热的食物有关，如鸡、火锅、卤菜、烧烤等，要用清热凉血和祛痰法治之。患儿父亲说，孩子昨日流了鼻血。我认为这也可以作为因热迫血妄行的佐证。

中医对此证谓之“肌衄”。据郭文友撰《中医症治精华录》所述，小儿紫癜可分为风热伤络、湿热郁阻、热盛迫血、阴虚火旺、气虚不摄和瘀血阻滞等6种类型。此患儿则属湿热郁阻和热盛迫血两种证状皆有，但又有痰阻肺络之证，故需将书上介绍的方药综合加减以治之，用其法而未必用其方，总以适应病情为准。

日记20 （2007年3月31日）

处方或时难下笔

我在临床上也时有困惑。上午要下班时，老病人何某（女，60岁许）来诊。她说，前一剂药服了3次后即倒掉了，因为前天出现心慌等不适，似乎有些感冒，已在当地拿了点西药，服后退了烧。其丈夫对她说，你在那儿抓的药不见效就不要去了。她回答说“我有时吃了药又觉得有好转”。所以她今天仍然来找我看病。我见她一脸愁苦状，没

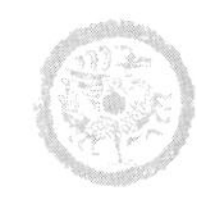

有一丝笑容（历来均如此），说明肝郁重，多数时候她都说其右侧乳房下痞胀，并连及胃脘，噫气。我在为其开处方时，她又有些疑虑地说“怕服药后又不见效”，因此坚持要我给她带着治感冒，不要用鸡内金、夏枯草，又要加利小便的药，等等，真使我有些难以下笔。因此在处方开好后，又不得不重新开了一张。我对她说：干脆你到医院里去治疗，我退还你的诊费（3 元）。但她又不愿意，还是拿着我开的处方离开。

日记 21　　（2007 年 7 月 15 日）

病人凭什么相信你

今日周某（男，50 余岁）来诊时告诉我，他上次（上个月）服了我开的中药汤剂后咳嗽即愈，但他没有打电话告诉我。后来其爱人咳嗽，也是将就用那张处方购药治愈的。大约八、九天前他出现右侧腰痛及小便出血，用西药止血消炎（据诉有卡巴克洛、头孢等）病情好转，但又出现后脑疼痛，故还有 3 天的西药也停服。他已做了 B 超检查，其左肾有一颗 0.5cm 之结石。

我根据其舌苔偏黄腻等症状，诊断为湿热下注所致，故照此拟方治疗。我想，病人凭什么相信你？不就是要靠疗效吗？又比如此前某大学教授罗某打电话给我，说其女儿感冒，有咳嗽及咽喉发炎等，已在当地输了三天液，但仍然咳。于是她要我为其拟一方（本人在四川自贡），然后她通过电脑给女儿把处方发过去。这真可谓是万里寄药方了。你能够辜负病人家属对你的信任吗？

日记22　　（2011年5月18日）

早上来诊的第一位病人是罗姓老翁，76岁，三天前初诊，今天是第二诊。他的第一句话就是，服药后足肿未消，似乎还更严重。我让他把初诊的处方拿出来看，上面是这样写的：反复足肿，心累，腹胀，嗝气，咳嗽，痰清且多，口干苦，脉弦滑数。处方：

泡　参30g	麦　冬25g	桑　皮30g	炒苏子30g
杏　仁20g	炙紫菀25g	鱼腥草30g	枯　芩15g（炒）
瓜蒌仁20g	丹　参30g	炙麻黄3g	蝉　衣15g
炒枳壳15g	北五味10g	丝瓜络15g	炙枇杷叶30g

二剂。

我再诊其脉，弦象稍减。询之，他说近日因服中药，就停服了利尿的西药，但晚间仍解小便四五次，每次的量也较多。我说，你这个病，不是单纯的水肿（已由足肿至腹），还有心累、气喘及咳嗽，比较严重，所谓“男怕穿靴”。所以，还要注意在饮食上尽量吃得淡些。

日记23　　（2011年7月26日）

《三国志·蒋琬传》上有一句话：“人心不同，各如其面。”由此，我联想到医病亦是如此，即“人病不同，各如其面”。所以，中医很强调治病的个体化，不能一概而论，也不能一成不变。

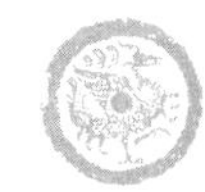

日记 24　　（2011 年 10 月 7 日）

昨日，《中华中医药论坛》网上公布了刚评选出的优秀会员名单，其中一等奖 5 名，我在此列。这是该论坛为庆祝其建立 5 周年举办的活动。我意外获奖，觉得该说点什么。于是，写了这样一段话：

论坛公正，管理有方，气氛热烈，人气亦旺。同道诸君，远各一方，爱我中医，汇聚一堂。发言踊跃，自由思想，谈医论道，其乐洋洋。奇文妙句，共同欣赏，有争有议，百花齐放。时历五载，初呈气象。中医复兴，吾侪有责，路漫漫兮，前有曙光。愿我论坛，再创辉煌。

日记 25　　（2012 年 4 月 18 日）

上午有一位极重的冠心病患者（女，64 岁）来复诊。十二天前她来诊时说，已连续一周晚上不能躺下，如躺下床则欲闭气，需立即坐起，整晚就这样坐着。诊其脉甚弱而有结象；略咯痰，舌后部苔白润。我用炙甘草汤合瓜蒌半夏汤加减。今日她说，前方服完二剂，现在稍能躺下床，但需睡高枕。我视其舌上已无白苔，脉仍虚且结，故仍步原法治之。大意在补心气、化痰活血，方中用了人参、阿胶、生姜、桂枝、丹参、法半夏、麦冬、五味子等。

日记 26　　（2012 年 5 月 1 日）

午后我正吃饭，邻居陈伯伯（85 岁）来求诊，其主症

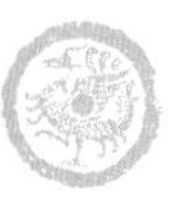

是体虚而有湿热，头晕、口苦、面色萎黄，舌苔略黄腻而干。孰知下午四点多钟，其妻子陈大嬢又来家要我去为他诊脉，说他自己喊“不好，我已经没有脉了，怕今晚都过不到”。于是，我只得又去他家中为他诊了脉，脉象虚弦有结象。我说：“不要紧。”他听了后说：“就是要你这一句话！”

日记27　　（2012年5月31日）

徐某，男，37岁，肾移植患者，换肾已9年，长期需服抗排斥的西药，难免有药毒蕴积于血分而发之于表。今日他因背部满布小疖略痒，甚密，中有脓点来诊，兼有睡眠不大好，舌苔略黄腻。我仍用化湿热解毒法以治之。

日记28　　（2012年11月9日）

邻人王某，男，75岁，今下午又来看了病。他每次咳嗽经西医输液（青霉素、头孢）后，虽然咳嗽止住了，但总是会失眠。所以后来都来找我吃中药，往往服一剂药即见效。今天我仍用祛痰清热佐安神之药治疗，因其目前有舌尖红、苔较腻和咯痰的症状。

日记29　　（2014年1月21日）

午后，应邀去附近的3号房为一位80岁的缪姓老妪出诊。其女儿说她母亲的“脑壳卡起了”，意思是脑筋有点不清醒。几年前，她曾经出现过同样的症状，服了我的中药

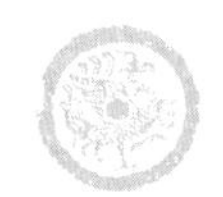

后，得以治愈。其病机主要是痰热闭窍，因为她每天咯痰多，脉滑，再加之便秘。

日记30 （2014年2月20日）

下午有一个姓吴的中年男子来到药店，对营业员小彭说要找老中医。于是，我接到电话马上去到店里为他看了病。该男子症状是右足后跟痛，多发生在下午及晚间；后足跟内缘有压痛，早上起来则不痛。其舌苔白稍腻，体略胖，腹部较凸出。我诊断为肾虚夹湿热下注，并为他开了一张处方。他拿去划价时又转回来问我：吃几剂药能够好？我答："你先吃两剂再说，很难准确地说要吃多少剂。"他又问：有无必要去大医院检查一下？我答：你那个情况恐怕也未必能检查得出个什么。但他最后还是没有划价抓药，并说怕这个药吃了不好，还是到医院去检查一下。于是他就离开了药店。我算是白开了一张中药处方。

日记31 （2014年2月26日）

我早上看的第一个病人就住在药店附近的某某花园，男，90岁，由其女儿来请我去她家出诊。她说其父亲睡在床上不能起来，卧床已有一个多月，开始时曾因发烧住过医院。目前食少体瘦，气略喘，略咯痰但难吐出，足冷，身痒，大便结燥且解不出，每次都是亲属用手为他掏出（曾用过开塞露等而无效。），舌干无苔，口甚干，脉甚虚。我诊断是高年气阴两虚，津烁为痰，气化不行而呈衰竭之象，当补气养阴豁痰，佐清虚热解毒开胃之药以流通气化。方拟：

白人参 20g	麦　冬 40g	北五味 20g	生　地 30g
百　合 30g	紫丹参 20g	炙桑白皮 30g	玉　竹 20g
栝蒌仁 20g	蒲公英 30g	银　花 30g（炒一半）	炒麦芽 30g
香　橼 20g	炙枇杷叶 30g	炙甘草 20g	

日记 32　　（2014 年 5 月 26 日）

今日的中医药报转载了一篇韩启德院士（中国科协主席）的讲话，题目是《我不太同意中医是科学》。我读后，马上就把其中的一段转发到了《中华中医药论坛》。说实话，现在真的是到了所有的中医人都应该认真思考一下中医学究竟是否属于科学的问题的时候了，不要再昏昏然、茫茫然地自寻一顶“科学”的帽子来戴在头上，以为那样才荣光，才有面子，才有地位。其实，非也！

日记 33　　（2014 年 6 月 26 日）

今日的中医药报上第 3 版刊登了两篇观点不一的文章，一篇是李致重的《中医学是成熟的医学科学》；另一篇是张效霞的《说中医不是“科学”未尝不可》。于是，我发了一篇帖子上《中华中医药论坛》，说我基本上赞同或倾向于张先生的观点，而不大赞同李先生说中医是科学的观点，也不赞同他把《周易》中“形而上者谓之道，形而下者谓之器”解释成是对人类科学的分类。我说：“道”与“器”都不应属于“科学”的范畴，“道”与“科学”不能画等号。

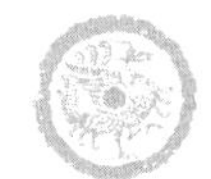

日记 34　　（2014 年 9 月 11 日）

上午，除诊病外，又读了一遍《邹润安对〈伤寒杂病论〉之研究》，依然觉得有意义。这是我二十一年前发表在《国医论坛》上的文章，应当说是用了心来写的，是学习邹氏《本经疏证》的心得总结。如果让我现在来写，恐怕没有那么多精力了。

日记 35　　（2014 年 12 月 24 日）

曹东义先生在《中华中医药论坛》上公布了他担任副主编的《国医年鉴》2015 年选录的“杏林故事”和“特色医案”的部分内容目录，其中有《身残志坚的老中医王昆文》和《王昆文特色医案 9 则》；另外也有我写的一篇介绍曹东义先生的文章，题目是《为中医学完整体系而守候》。

日记 36　　（2015 年 11 月 2 日）

中午我遇见王某某夫妇二人从一家刚开张的米线店里出来。他对我说，几天前他因失眠来诊，服了我开的第二剂药（其中用了生半夏 15g，先煎一小时）后见了效，所以这几天没有再来复诊。而我开的第一张处方（没有用生半夏，而用的法半夏）服后未见效。（当时他还来给我说，以往失眠只服我的药一剂即见效，这次怎么未见效啊?）

日记37 （2015年11月18日）

昨日下午我去新四医院肿瘤中心住院大楼看望了我的一位老病人路某，69岁。乍一见，他气色比以前差了许多，面色晄白而少神，正端着一小半碗面条但又吃不下去。他上个月去华西医院复查，说胆囊癌已多处转移，大便也解不出，做了直肠改道手术，又不能继续做化疗或放疗，只好回家休养。目前主要症状是呕吐，食纳甚少，疼痛。我看了他的舌象，光红无苔，属于伤阴较重。嘱其可炖点养阴的沙参、百合、麦冬、淮山及墨鱼、海参等，少量服之。

日记38 （2015年12月9日）

昨晚我统计了一下，几年来在《中国中医药报》上发表的文章，共计62篇：

2007年11篇；2008年10篇；2009年6篇；2010年6篇；2011年11篇；2012年11篇；2013年4篇；2014年2篇；2015年1篇。

日记39 （2016年3月15日）

下午一点多钟，我正吃午饭，有一老病员胡某（女，32岁）来诊。我把尚未吃完的一点菜汤重新放在锅里，然后为她看病。其主诉是：口干或苦，近期在长胖（体重为130斤多）。虽然每餐只吃一小碗饭，晚餐也没有吃，每晚还跑步一小时，但仍然在继续长胖。她问我是什么原因。我看她舌

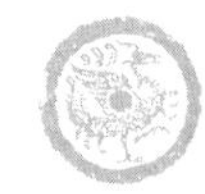

后部苔略腻，就对她说是脾虚而兼有湿热。

日记 40　　（2016 年 6 月 18 日）

下午，有一位 22 岁的男青年特意从成都到自贡来找我看病，说是在网上有人推荐我。他在成都已找过多位中医专家诊治，服药几十剂，无明显效果。其处方多半以知柏地黄汤加减，加了一些补肾药及收敛药。病人主症是九年来手心发热出汗明显，若天气稍热，气温在 25℃以上则出汗更多，兼有足心发热，且时有梦遗，舌苔偏白腻。我以“手足心烧火热方”合封髓丹加减治之，嘱先服三剂再论。

日记 41　　（2017 年 7 月 1 日）

午后有一人来药店，要我为其外孙（三岁多）开中药用快递寄到西安。我说，要问一下她的具体症状如舌苔等。他说，那我马上与她用微信视频对话。现在看病真是太方便了。从其视频中，我见到该小孩的舌尖红，舌苔腻，正在吃午饭。大人诉其目前略咳，口略臭，食纳不多，近日曾发烧。我拟方如下：

芦　根 25g　　桔　梗 15g　　杏　仁 15g　　生石膏 30g
枯　芩 15g　　炙紫菀 20g　　薏　仁 20g　　防　风 15g
藿　香 12g　　鱼腥草 20g　　薄　荷 8g　　黄　连 6g
化　石 20g　　炙枇杷叶 25g

二剂。

日记 42　　（2017 年 10 月 14 日）

下午郭某（男，三十余岁）专程从成都赶回自贡找我给他诊治眨眼一症。他说，大约在 2012 年找我治过，好了几年，但今年夏季又复发。已在成都某诊所请一中医治过（诊费 100 元），吃了几剂药，无明显好转。该医生说是肾阴虚而有肝风，所拟方为六味地黄汤加蝉花、红花等，还用了羚羊角 12 支（每支 1g），四剂药约 800 元。但是，我认为他没有考虑治痰的问题。因该患者郭某从小学时（大约 9 岁）就得此病，经我治愈。以后虽有几次复发，但来找我诊治后都能缓解。就其目前症状看，仍是因痰而生风。他本人说，平时早上常咯痰或有鼻涕。视其面色略青，目下暗，故我没有用滋养肾阴的方法，而所拟处方中有防风、钩藤、法半夏、胆星、蝉衣、僵蚕、石决明、紫丹参、黄连等药，嘱服四剂。

日记 43　　（2018 年 2 月 16 日）

今日是新年正月初一，一位邻居来找我去为其母亲看病。其母刘某已九十高龄，有心衰痼疾，我从她不到八十岁起就多次为她看过病（包括出诊）。目前她主要症状是不能进食，气喘心累，卧床输着氧，胸部起伏明显，舌红略紫而乏苔，脉虚大数。我去床前为她诊脉时，她问我，她“是不是要死了”，还问了我几次——看来她的脑筋还是很清醒的，只是喉间有痰鸣音。我的处方用的参麦饮加枣皮、炙桑皮、瓜壳、淮山、紫丹参、炒苏子、炙紫菀、谷芽、龙骨、牡

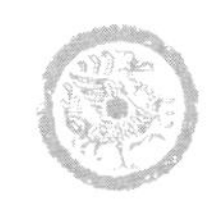

蛎、炙甘草等药。其病情、脉象和面色（略青晦而浮）都不大好，只能尽人事而听天命。

注：后服此方多剂病情好转，已经又活了两年，至今健在。

日记 44　（2018 年 3 月 7 日）

三月初，我与女儿、女婿、外孙等一家去西安旅游。归来次日，女儿突然生病，腹部胀痛，大便难解出，且逐渐加重，引起周身皆痛，不能食，也不能行动，卧床呻吟。我女婿怀疑她是肠梗阻，去医院照了片，显示肠中有许多大便。于是给开了一瓶通便的石蜡油。我也给她开了中药，处方是：

白　芍 25g　柴　胡 10g　麦　冬 20g　枳　壳 15g
黄　连 8g　玄　胡 15g　藿　香 15g　炙甘草 20g

当天还服了两支藿香正气液，但晚间仍痛甚，不能睡下。后来又去医院，用了开塞露，解出大便不多，腹仍胀痛。我又为她煎了第二剂中药，加大攻下清热之药（前方显然药力太轻）。处方：

酒大黄 15g　柴胡根 10g　白　芍 25g　枳　实 20g
蒲公英 30g　连　翘 20g　炒瓜蒌仁 20g　夏枯草 30g
丝瓜络 15g　炙甘草 15g

此外，还服了牛黄解毒丸及黄连上清丸等，但大便仍未解出多少，只是腹部胀痛逐渐减轻而终得痊愈。

【按】此证主要是在旅游途中饮食不调，过多地进食油炸熏烤及辛辣食品，肠胃积热且肿胀，气滞不通而致腹痛，故非重用攻下清热导滞之药不可。旅游途中，可不慎之？

日记45 （2018年6月27日）

今上午邻居宋大哥到药店来看病，他已81岁了，身体有点发胖，上半身未穿衣服，光着膀子，左肩上贴着一块膏药，还出着汗，有些不雅。他说，因自己左肩痛得睡不着觉，以往贴点膏药就过得去，但这次不行，兼左手指还有些麻。我诊其脉，双手皆滑，问其有痰否？他答，就是要咳痰。我于是开了一个指迷茯苓丸加减的处方给他。

日记46 （2018年8月3日）

有一位专门从成都坐车来自贡找我看病的女患者，姓王，42岁。她说，她是从网上搜到我的（通过"中医世家"微信公众号）。其症状是全身发荨麻疹甚痒，晚间为重，甚至影响睡眠。已有半年多，也服过一些中药及西药，效果不明显。她还在纸上写了她的一些其他症状：头晕，耳鸣，疲乏，脱发，或有足心发热等。询之，其月经多提前，大便欠成形，喉间或有痰。视其舌质偏淡，苔花白润，诊脉略弦。综合考虑，应属肝脾两虚，因虚而生风，兼有郁热及痰湿。治法宜养血健脾、祛风解毒，虚实兼顾。拟方：

当　归15g	赤　芍15g	炒白术20g	云　苓15g
车前子15g	防　风20g	白　芷10g	生　地30g（炒一半）
川银花40g（炒一半）	炒栀子12g	炒枳壳12g	连　翘15g
荆芥碳15g	升　麻12g	僵　蚕12g	苦　参15g

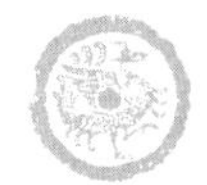

夜交藤 30g　　白鲜皮 20g

嘱其服药后，可通过微信告知病情变化，再议。

日记 47　　（2018 年 11 月 21 日）

上午，张某第八次来诊。她患的崩漏且比较严重，病程较长。这次她服了我开的七剂中药后，仍未见效。今日我又改用《杏林薪传》中介绍的一个验方，其中有益母草 120g，但我把它减为 60g。病人见到处方后说，她原来服过益母草，服后月经量更增多。于是我只好把它从方中去掉，而另增加了炒白术 30g，仙鹤草 50g。

注：患者较早就患有妇科病，至今已 37 岁仍未生育。曾做过两次清宫和两次试管婴儿，均失败。她们姊妹四人，其余三人都有了自己的小孩。

日记 48　　（2019 年 4 月 29 日）

上午诊 20 人，包括出诊 1 人，即：陈妪，95 岁，心衰，时作心难，夜不能寐，起床玩扑克牌。兼有时大便下坠，欲解而解不出，今已三日未解。头晕而站立不稳，足稍肿，舌光红无苔，似猪肝，口干而饮水不多，尺脉数大。此为高年气阴两虚，宜用滋养。拟方：

明沙参 30g　　生　地 30g　　麦　冬 25g　　知　母 15g
天　冬 20g　　紫丹参 20g　　花　粉 20g　　玄　参 25g
柏子仁 20g　　北五味 15g　　火麻仁 30g　　白　芍 20g
百　合 30g　　杏　仁 20g　　怀牛膝 20g　　炙甘草 15g

日记49 （2019年5月3日）

今日诊治一小男孩，十岁，其母说他常发口腔溃疡，西医检查说是缺锌。服了不少补锌药。患儿体稍胖，骨骼较粗，食量很好，常吃西瓜、冰激凌、芒果、肯德基等。我告诉他，不要再吃肯德基，因为鸡肉生风发毒；另外也不要再补锌。我为其拟方用封髓丹加清热解毒药，方中有桔梗、花粉、浙贝、蒲公英、夏枯草、黄连等。

日记50 （2019年12月10日）

我是从20世纪六七十年代开始学医，最早是担任单位（街道运输队）的业余卫生员，一直到后来成为一名中医师。那时候，我的本职工作是一个挑运工，每天挑着箩筐或砖夹子在工地或码头为其他建设单位搬运砖瓦、沙石等。在搞劳动的同时，我还挑着或背着一个木制的保健箱，里面放着一些常用的碘酒、纱布，以及治疗伤风感冒的西药和中成药，在工地现场为职工治点小伤小病。在此工作中逐渐对中医产生了兴趣。然而，我是一个自学却并不成才的中医，故自号曰“半医”。“半”字有两层意思：一是半路出家；二是指“一半”或“半个”，即所谓“半桶水”，因为我只能算作半个医生。

在学医的初始阶段，我曾经自愿去为本市有名的儿科医生白光裕抄过处方（他一天上午要看百来号病人），又去过新桥门诊部樊付春医师处见习；在区医院杜和风医师处借阅过许多旧医刊（如《上海中医药杂志》等，皆归还），又曾

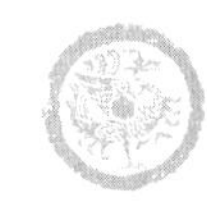

多次去到本市名中医喻洁仁先生家中向他请教……我至今还保存着1965年购买的《汤头歌诀》，1967年抄写的张锡纯的《医学衷中参西录》；1984年我考进了成都中医学院函授大学，取得大专文凭。但终因受到身体（肢残二级）及生活诸方面条件所限，未能继续深入钻研，几十年来学业依然未能精进，故深感遗憾。

不过，我认真地坐下来专心看病，还是这退休后坐堂行医的二十余年，也有些进步。我在自己七十岁生日时，曾写过这样一段话："今生我选择了中医，献身于中医，以中医为荣，谨以中医为职业，中医伴我尽余生。吾愿得以满足矣，夫复何憾！"

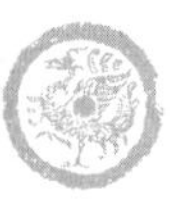

跋

回顾我的学医历程

我生于1944年，双手先天性畸形，手腕弯曲呈直角而短缩（似镰刀状），桡骨缺如，双手拇指功能丧失，左手其余四指也只能勉强活动，属于肢残二级。

我18岁高中毕业后未能考上大学。开始曾在本地几个小学代课，后来参加了本地东兴寺街道运输队，当过几年的挑运工。再后来，承得组织领导及单位群众的关怀与照顾，让我当上了运输队的业余卫生员（每月补助我6元——当时的人民币是比较值钱的，以后又增加为每月9元、15元）。每天我背着保健箱下工地一边劳动，一边为工地上职工发点治疗小伤小病的药。从此，我渐渐地在工作中对中医中药产生了兴趣，并开始自学。

后来，我又先后在运输队里担任过记分员、业务调度员、宣传员等职。但这期间我始终没有忘记学习中医，并为此耗去了大量的业余时间和精力，有点节省下来的钱都用来购买中医学书籍；平时也为别人看病，并写了不少病案和笔记，也抄录一些中医书（当时的中医书籍不大好找，需要向别人借阅），如唐容川的《本草问答》和张锡纯的《医学衷中参西录》等。

1983年，我考上了成都中医学院（现成都中医药大学）函授大学，成为自贡函授站的第一期学员（学员基本上都是

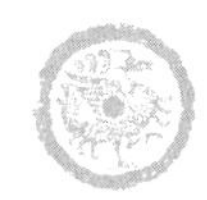

本市市区级医院和各乡镇卫生院及部分企业单位的医务人员)。那时候我已39岁，在我们那个函授班的56名学员中，我的年龄可能要算最大的（报考年龄限制在40岁以内)。

在函大的四年，我读得并没有同班的一些较年轻的同学那样轻松。因为我明显地感到记忆力不如人家，有的内容需要反复多次地记，要比别人多背诵几遍才能记住。就这样，我总算是毕了业，各科成绩尚可，但此时我已43岁有余。毕业后，我仍然在原单位医务室担任医生一职。

虽然我已取得中医师职称与大专学历，并在1981~1991的十年中，先后在《浙江中医药杂志》《四川中医》和《国医论坛》上发表过几篇医学论文或临床报道，又获得1990年全国农村中医药优秀学术论文评选三等奖，但这些都算不上什么突出的成绩，也不值得夸耀。因为我自己深知，在我所从事的专业方面，我有许多缺陷、短板和不足。首先，我是半路出家，没有幼而学，是在20岁以后才开始接触中医药，因此失去了许多宝贵的少年学习时光，也就浪费掉了许多良好的记忆力——而这却是学习中医必不可少的；加上我没有正式拜过师，缺乏名师指导。故我把自己称作“半医”（又含有半个医生之意)。其次，在自己多年的医疗实践中，我尚未形成个人独特的医疗特色，即在治病过程中还没有在某一个病种或专科上取得突破性的成就，而只是停留在泛泛地治疗一般的内科疾病的水平上。

回顾和总结自己的学医历程，我最深切的体会是：

一、一个残疾人，尤其是先天性和幼年残疾者，最好能在少年时代就选择好一门适合自己身体条件的技艺或专业，作为自己将来服务于社会和自立谋生的目标，并为之持续努

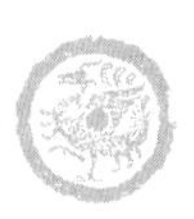

力学习和钻研，打下较为牢实的基础。这就是古人说的“幼而学，壮而行”。这对于残疾人来说，尤其显得重要。因为他们今后在谋求职业方面将要受到比健全人大得多的局限，故宜未雨而绸缪。这需要残疾人的家长、亲友们多为之考虑并出谋划策，既要考虑到社会和家庭环境，又要结合其本人的实际情况、兴趣与爱好，从而提出切实可行的办法（尽可能现实些）。当然，残疾者本人也应该多方面听取意见，深思熟虑。重要的是一定要起步早，最好是在12岁左右即小学毕业起就应该做好基本的规划，不要耽搁。

二、在选择好主攻方向后，就要专心致志，不要三心二意。今天想学这样，明天想学那样，就会岁月流逝而学无所成。我就曾经想自学写作和英语，也在上面花了一些时间（甚至还上过夜校的英语班），但后来都半途而废。

先贤曰：“学之道，贵以专。”就是说，要真正地学好及掌握一门手艺或技术，作一个行家或专家，非专心致志、穷毕生之精力不可。如清代名医王孟英先生14岁起就开始学医，其舅为其书房题名曰“潜斋”——即潜心学问，不为外事所惑的意思。从此他“足不出户庭者十年，手不释卷者永夜”，可见其用心之专。后来他终成温病学派的一代宗师。荀子《劝学》篇上也有一段话对我们很有启发意义，他说：“锲而舍之，朽木不折；锲而不舍，金石可镂。蚓无爪牙之利，筋骨之强，上食埃土，下饮黄泉，用心一也。蟹六跪而二螯，非蛇鳝之穴无可寄托者，用心躁也。”

总之我常想，如果我从小学毕业即12岁左右就开始学医，如果我后来不读初中和高中，如果从那时起我就有一位名师指教，或是直接拜一位老中医为师，潜下心来当一个中

医学徒，那么时隔几十年后的今天，也许我在中医学方面的造诣将远超现在的水平，当然也不至于在中学毕业时因未考上大学而彷徨，而感到前途茫茫了。然而，残疾人的人生道路，也许本来就不是那么理想和平顺的吧。

总结我的学医历程，应当说，是没有那么成功的。因为我没有自幼就规划、准备，也没人指导，半路出家，学医只是偶然。更是到了后来才知道学中医一定要背诵中医四大经典，方能登堂入室。因此，对于博大精深的中医学，我仅仅是学到了一点零星的知识而已，远没有达到古人所谓的“隔垣之视”和“闻病之阳，论得其阴；闻病之阴，论得其阳”的水平。

唯一使我感到一丝欣慰的是，近几年我写过两篇对于中医人多少有些参考价值的文章：一篇是《感悟中医——中医是用智慧看病》，另一篇是《新编中医启蒙三字经》。其文曰：“中医学，是什么？法自然，致中和。整体观，天人合。阴阳论，奥义多……”。

以上内容写于 1991 年 5 月，至今已过去了 29 年。此后的这些年来，我一刻也没有离开过中医，一时也没有停止过对中医的学习和钻研。在我退休（病退）后，我又分别在本地的三家药店担任坐堂中医，至今已二十余年。这些年的行医生涯，使我在理论知识和临床经验方面都有了不少体悟和经验。目前，我已出版了一本拙作《坐堂医笔记》（中国中医药出版社 2016 年出版），又在国内中医药报刊上发表文章约 100 篇，另有本书即将出版面世。

如果天假之年，让我能以残疾之躯继续走完这漫长的人生旅途，那我相信，在继承和发扬祖国传统医学的事业中，我仍将会不断贡献出自己的一分微力。